EXTREME
Verwandlung

SILKE KAYADELEN | HEINER ROMBERG

EXTREME *Verwandlung*

Das Abnehmprogramm für alle, die viel Gewicht verlieren möchten

riva

Bibliografische Information der Deutschen Nationalbibliothek
Die Deutsche Nationalbibliothek verzeichnet diese Publikation in der Deutschen Nationalbibliografie.
Detaillierte bibliografische Daten sind im Internet über http://d-nb.de abrufbar.

Für Fragen und Anregungen
info@rivaverlag.de

Wichtiger Hinweis
Dieses Buch ist für Lernzwecke gedacht. Es stellt keinen Ersatz für eine individuelle medizinische Beratung dar und sollte auch nicht als solcher benutzt werden. Wenn Sie medizinischen Rat einholen wollen, konsultieren Sie bitte einen qualifizierten Arzt. Der Verlag und der Autor haften für keine nachteiligen Auswirkungen, die in einem direkten oder indirekten Zusammenhang mit den Informationen stehen, die in diesem Buch enthalten sind.

Originalausgabe
1. Auflage 2019

Nymphenburger Straße 86
D-80636 München
Tel.: 089 651285–0
Fax: 089 652096

Redaktion: Katrin Koelle, Stefanie Heim, Caroline Kazianka
Textberatung, Lektorat: Katrin Koelle
Umschlaggestaltung: Manuela Amode
Umschlagabbildung: Vorderseite: shutterstock.com/niroworld, Fotolia.com/Eky Chan; Vorher-Foto: Mareike Giersberg; Nachher-Foto: Fotostudio Timo Maczollek; Rückseite: Rezeptbilder: Shutterstock/ MariaKovaleva, Olga Miltsova, Little Hand Creations; Sportbilder: Silvio De Negri
Layout: Christoph Dirkes · 4cSONS mediendesign · www.4cSONS.de
Satz: Christoph Dirkes · 4cSONS mediendesign · www.4cSONS.de
Druck: Firmengruppe APPL, aprinta Druck, Wemding
Printed in Germany

ISBN Print 978-3-7423-0692-0
ISBN E-Book (PDF) 978-3-7453-0275-2
ISBN E-Book (EPUB, Mobi) 978-3-7453-0276-9

Weitere Informationen zum Verlag finden Sie unter
www.rivaverlag.de
Beachten Sie auch unsere weiteren Verlage unter
www.m-vg.de

INHALT

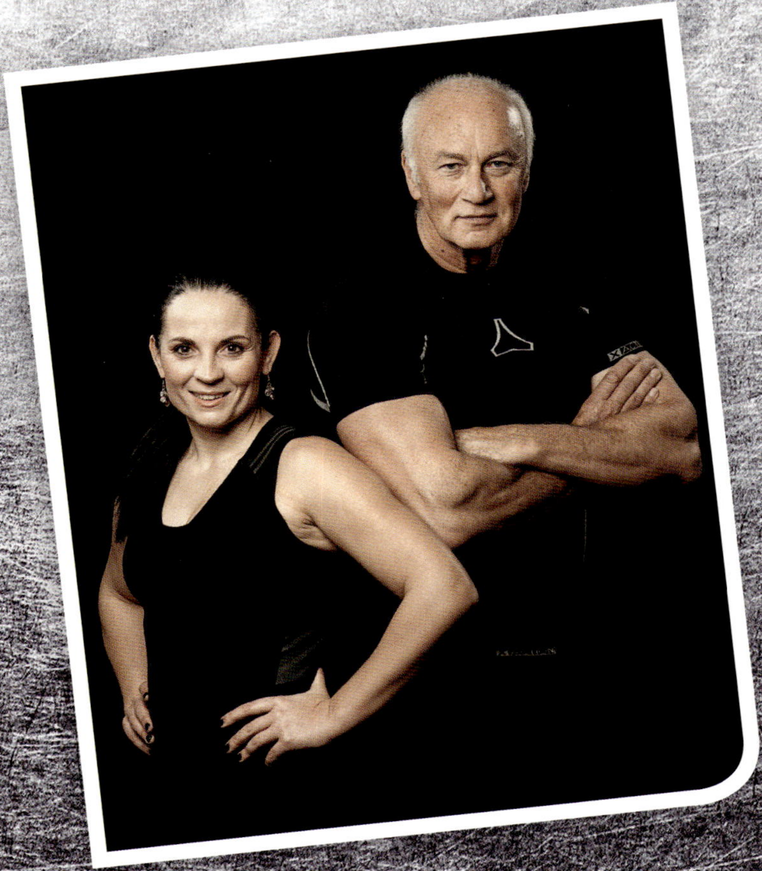

Einleitung

ZUR ENTSTEHUNG DIESES BUCHES

Wenn dieses Buch erscheint, sind ziemlich genau zwei Jahre vergangen, seit unser erstes Buch *Das Bikini Bootcamp* herausgekommen ist. Als wir uns damals entschieden haben, die Erfahrungen unserer täglichen Arbeit in Buchform zu fassen, haben wir nicht im Geringsten geahnt, welch sensationellen Erfolg wir damit haben würden: Vor Kurzem ist nun bereits die sechste Auflage erschienen.

Zwischenzeitlich haben einige Zehntausend Menschen mit unserem Konzept an Gewicht verloren, ihre Fitness verbessert und ihren persönlichen Lebensstil geändert. Dieser Erfolg hat uns nun ermutigt, ein Buch für die Menschen zu schreiben, welche in der Regel in Büchern über Sport, Fitness und Ernährung gar nicht vorkommen bzw. nur am Rande erwähnt werden. Es ist die Rede von den wirklich stark übergewichtigen (adipösen) Menschen. Wie kommt es zu Adipositas, welche Erkrankungen sind damit verbunden, und welche Wege führen zurück zu einem gesunden Gewicht, mit dem man sich wohlfühlt? Das ist das Thema dieses Buches.
Wir wollen dir dabei helfen, eine wirklich extreme Verwandlung zum Guten zu schaffen. Dazu gehören selbstverständlich auch ebenso leckere wie gesunde Rezepte sowie an das Leistungsvermögen adipöser Menschen angepasste Workouts.

Und nun wünschen wir dir viel Spaß beim Lesen des Buches und viel Erfolg beim Umsetzen unseres Konzeptes.

Eure Coaches Silke und Heiner

Über die Autoren
SILKE UND HEINER
DEINE COACHES

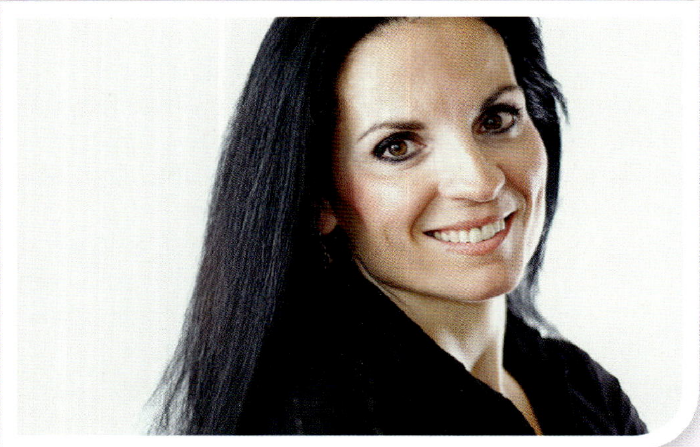

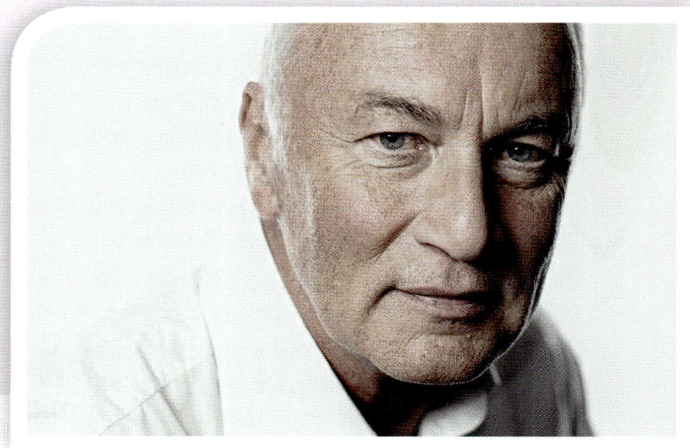

Silke Kayadelen, ehemaliges Mitglied der Taekwondo-Nationalmannschaft und WM-Teilnehmerin 1989 in Seoul, studierte Sport und Biologie. Seit mehr als zwölf Jahren ist sie erfolgreich als Personal Trainerin tätig und seit neun Jahren betreibt sie ein Zentrum für Fitness und Gewichtsmanagement in Velbert.

Mit ihrem Konzept haben in den vergangenen Jahren zahllose Menschen nachhaltig abgenommen. Ihr Buch *Das Bikini Bootcamp* war monatelang auf der Bestsellerliste. Silke war zudem in den vergangenen Jahren als Ernährungs- und Fitnesscoach im Fernsehen zu sehen, u. a. in den Formaten *The Biggest Loser*, *Secret Eaters* und *Besser Essen – Leben leicht gemacht*. 2015 wurde sie mit dem Neos Award, der wichtigsten Auszeichnung für Personal Trainer in Deutschland, ausgezeichnet.

Seit 2007 hat sie folgende Bücher/DVDs herausgebracht:

BÜCHER

- *Besser-Essen – Leben leicht gemacht*
- *Ich coache dich schlank*
- *Abnehmen mit Spaß*
- *Das Bikini Bootcamp*
- *Das Bikini Bootcamp Rezeptbuch*
- *Das Bikini Bootcamp Rezeptbuch mit und ohne Thermomix®*

DVDS

- *Das Abnehmworkout – ideal auch nach der Schwangerschaft*
- *Das Bikini Bootcamp*
- *Das Bikini Bootcamp. 10 neue Workouts für Kraft, Ausdauer und Beweglichkeit*

Dr. med. Heiner Romberg studierte Pharmazie und Medizin. Er war bis 2016 seit 35 Jahren als Allgemeinmediziner mit den Schwerpunkten Ernährungslehre und Sportmedizin tätig. Der ehemalige Deutsche Meister im Zehnkampf und erfolgreiche Kugelstoßer verfügt über eine langjährige Erfahrung in der Betreuung von Spitzen- und Breitensportlern. Seit mehreren Jahren erarbeitet er gemeinsam mit Silke Kayadelen Konzepte zur nachhaltigen Therapie der Adipositas. Zudem ist er Co-Autor des Bestsellers »Das Bikini Bootcamp«.

Erfolgsgeschichten UNSERE MODELS

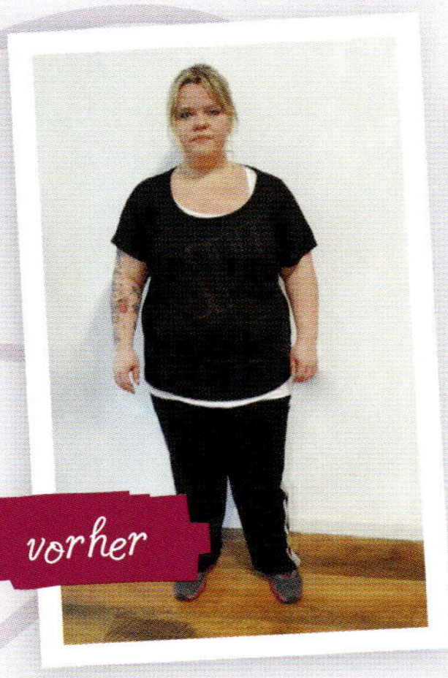

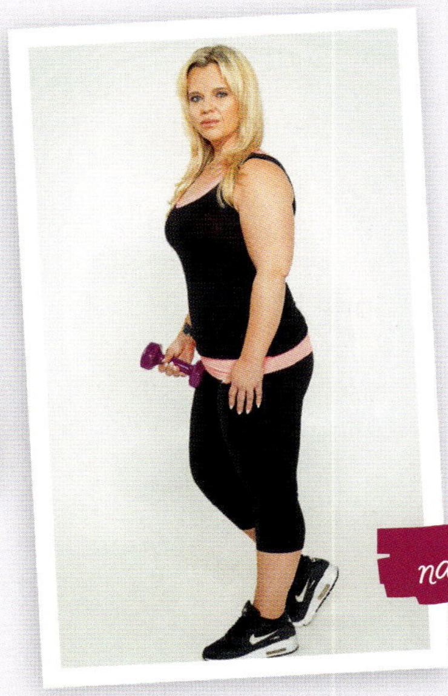

MAREIKE G., UNSER COVERGIRL

Mareike ist 37 Jahre alt und Mutter zweier Kinder. Sie kam im Herbst 2017 zum ersten Mal zu uns und hatte damals ein Körpergewicht von 117 Kilogramm bei einer Körpergröße von 1,63 Metern. Inzwischen wiegt sie knapp 75 Kilogramm.

Mareike hat sich damals auf unsere Methode eingelassen und ihren Lebensstil komplett geändert. Neben der angepassten Ernährung hat sie sich in unserem Club in Velbert angemeldet und nimmt dort regelmäßig am Training teil. Mittlerweile hält sie problemlos ihr Gewicht, Sport gehört nun ganz selbstverständlich zu ihrem Alltag.

Mareikes XXL-Transformation kannst du im Vergleich der Vorher-Fotos mit dem Coverfoto gut erkennen. Inzwischen gönnt sich Mareike auch mal ein üppiges Abendessen mit Freunden, und im Urlaub muss sie nicht mehr auf jede Kalorie achten.

Wir finden, Mareike ist ein tolles Beispiel für den Erfolg unserer Methode.

MARIA E., UNSERE FITNESS-QUEEN

Maria ist 29 Jahre alt und Mutter eines Sohnes. Nach der Geburt kam sie im August 2018 erstmals zu uns. Damals wog sie 95 Kilogramm bei 1,65 Metern Körpergröße. Zusätzlich besteht bei ihr ein Lipödem, das bereits medizinisch vorbehandelt war.

Zunächst haben wir Maria über die Möglichkeiten und Grenzen des Trainings und der Ernährungsumstellung bei einem Lipödem aufgeklärt. Gleichzeitig hat auch sie sich auf unsere Methode eingelassen und wiegt jetzt, nur vier Monate später, 82 Kilogramm. Auch bei ihr ist der Sport fester Bestandteil des Alltags geworden. Inzwischen ist auch ihr kleiner Sohn ständiger Gast bei uns und kontrolliert seine Mutter beim Training.

Maria ist ebenfalls ein toller Beweis dafür, dass man mit unserer Methode erfolgreich Gewicht verlieren und gleichzeitig körperlich fitter werden kann. Und ihr Beispiel zeigt zusätzlich: Ein bestehendes Lipödem ist kein Hindernis, um mit uns abzunehmen. Wir haben uns daher entschieden, Maria als Model für unsere Trainingsübungen zu engagieren, und wir können sagen, dass wir sehr stolz darauf sind, wie sie diese Aufgabe gemeistert hat.

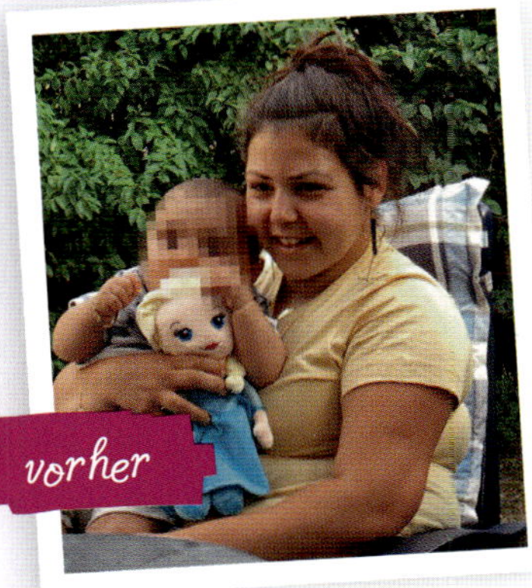

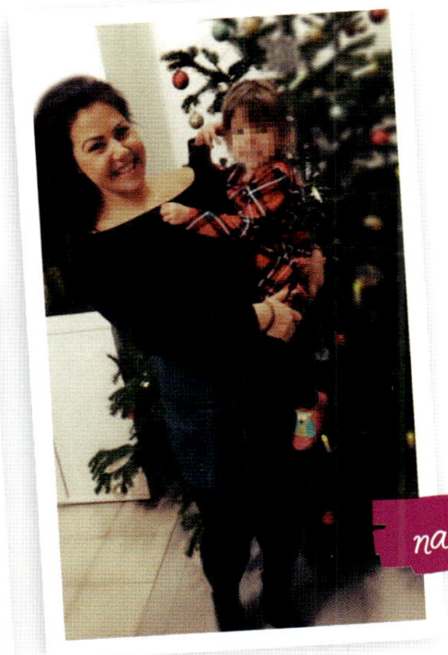

Unsere Models

Unsere Mitspielerin Miss Molly

Starkes Übergewicht ist besonders für die Gesundheit zweifellos eine ernste Sache, wie wir noch sehen werden. Trotzdem nehmen wir das Thema gerne mit Humor und erleben immer wieder, dass unsere Kundinnen und Kunden das auch so sehen. Darum haben wir Miss Molly ins Leben gerufen – als Stellvertreterin für die Fettzelle und ihre allzu zahlreichen Schwestern. Miss Molly taucht also in diesem Buch immer wieder mal auf, wenn es um überflüssiges Körperfett geht.

UNSERE METHODE

So arbeiten wir ...

Du hast nun uns, deine Autoren und Coaches, ein wenig kennengelernt. Zudem haben wir dir auch unsere Models vorgestellt. Mareike und Maria haben gemeinsam, dass sie sich vor längerer Zeit auf den Weg gemacht haben, um mit unserer Methode des sanften, aber nachhaltigen Abnehmens Pfunde zu verlieren. Und sie haben damit Erfolg. Aber was genau ist nun unsere Methode?
Nun, zum besseren Verständnis haben wir uns dafür eine ganz normale Zeitgenossin mit Namen Steffi ausgedacht, die stellvertretend für dich in unserem Buch eine wichtige Rolle spielt. Steffi wird dir an vielen Stellen dieses Buches begegnen, und vielleicht erkennst du dich in ihr wieder.

Zum Beispiel bei diesem Erlebnis:
Es ist früher Nachmittag, Steffi will shoppen und hat zum wiederholten Mal in ihrer Lieblingsboutique nichts zum Anziehen gefunden – alles ist zu eng und spannt. Nun reicht es ihr, am nächsten Tag steht sie mit entschlossener Miene vor uns. Sie hat sich entschieden, mit uns und unserer Methode der Lebensstil-Änderung endlich abzunehmen. Zudem hofft sie, auch ihren beginnenden Diabetes in den Griff zu bekommen. Insgesamt gute Voraussetzungen, um den überflüssigen Kilos den Kampf anzusagen!

Zuvor muss sich Steffi aber über folgende Dinge im Klaren sein:
Die Änderung des Lebensstils muss nachhaltig sein. Ohne diese Bereitschaft sollte sie erst gar nicht beginnen, sie würde scheitern. Das wesentliche Prinzip unserer Methode ist die negative Energiebilanz. Im Klartext heißt das: Steffi wird über einen längeren Zeitraum mehr Kalorien verbrauchen müssen, als sie zu sich nimmt.

Dieser Prozess unterliegt den Regeln des menschlichen Stoffwechsels und benötigt Zeit. Niemand ist in der Lage, diese Vorgänge im menschlichen Körper zu überlisten.
Die diesbezüglichen Versprechen von selbsternannten Ernährungsgurus, egal ob Fernsehmoderatoren,

ehemalige Tänzer oder Schönheitsköniginnen, gehören auf den Müll. Hinter diesen Heilsversprechen steht eine Industrie, die den verständlichen Wunsch nach einer schnellen Gewichtsabnahme ausnutzt.

Du brauchst also ein wenig Geduld und Durchhaltevermögen. Dafür gibt es bei unserer Methode aber nur sehr wenige Verbote. Im Wesentlichen gelten sie für Zucker, Alkohol und sogenannte leere Kohlenhydrate wie zum Beispiel Steffis Liebling, die Schwarzwälder Kirschtorte. Zudem berücksichtigen wir nicht nur die neuesten Erkenntnisse der Ernährungswissenschaft, sondern integrieren auch psychotherapeutische Denkansätze in unsere tägliche Arbeit. In diesem Buch findest du detaillierte Ernährungspläne und Rezepte für insgesamt sieben Wochen. Zusätzlich haben wir für jede Woche Vorschläge zur Entspannung und Eigenmotivation eingefügt.

Die zweite Säule unserer Methode ist das körperliche Training. Auch dazu findest du in diesem Buch zahlreiche Übungen, die sich vom Schwierigkeitsgrad her gerade für stark übergewichtige Menschen gut eignen. Wichtig ist, dass die sportliche Betätigung ein fester Bestandteil des Alltags wird. Noch entscheidender ist, dass du eine Sportart findest, die du mit Freude ausübst, denn nur so wirst du auf Dauer am Ball bleiben.

Aller Anfang ist schwer? Das stimmt – aber die ersten Erfolge kommen schnell, und nichts ist motivierender als ein stetiger Fortschritt. Hierzu haben wir in regelmäßigen Abständen Challenges eingebaut. Zusätzlich gibt es in Woche 1 und 7 einen Body- und Fitness-Check. Er ermöglicht dir, dich selbst zu kontrollieren und dich mit anderen zu messen bzw. auszutauschen.

So bietet diese Methode nicht nur eine abwechslungsreiche, gesunde Ernährung, sondern auch ein vielseitiges Sportprogramm, das du überall durchführen kannst. Damit du nicht alleine mit deinen Fragen und eventuellen Problemen dastehst, gibt es begleitend zu diesem Buch eine Facebook-Gruppe. Hier kannst du jederzeit deine Erfolge und Misserfolge sowie Rezepte und Verbesserungsvorschläge platzieren. Und natürlich auch Fragen stellen und dich einfach mit anderen Gruppen-Teilnehmern austauschen!

DENK DARAN

Wir denken also, dass du bei uns gut aufgehoben bist und wünschen dir viel Erfolg!

ADIPOSITAS
Ursachen und Therapie

ADIPOSITAS – WAS IST DAS EIGENTLICH?

Betrachtet man die vorhandenen Statistiken, so sind in Deutschland 15 bis 25 Prozent der Männer und 20 bis 35 Prozent der Frauen adipös. Gemeint ist damit: Sie haben starkes Übergewicht. Ab einem Body-Mass-Index (BMI) von 30 spricht man von einer Adipositas, und ab einem BMI von 40 von krankhafter Fettsucht.

Hierbei spielen Bildung, Ess- und Bewegungsverhalten eine entscheidende Rolle. Die Ernährung mit sehr kalorienreichen Lebensmitteln in Verbindung mit zu wenig körperlicher Bewegung ist die Hauptursache für die Adipositas.

Ab einem BMI von 25 spricht man von Übergewicht, ab 30 von Adipositas Grad I, ab 35 von Adipositas Grad II und bei einem BMI von über 40 von krankhafter Adipositas (Grad III).

Wichtig zu wissen: Diese Einteilung gilt nicht für muskulöse Menschen, da hier das »Übergewicht« zu einem nicht geringen Teil aus funktionsfähiger Muskulatur gebildet wird und nicht durch überflüssiges Fettgewebe. Die Einteilung nach BMI ist außerdem unterschiedlich je nach Geschlecht und Alter. Ältere Menschen können auch mit einem leicht über 25 liegenden BMI noch normalgewichtig sein.

Eine wirklich zutreffende und genaue Analyse kann nur eine hochpräzise Bio-Impedanzwaage liefern. Wir arbeiten beispielsweise mit einer Seca MBCA, die allerdings nur für einen hohen fünfstelligen Betrag zu haben ist. Für den Hausgebrauch und damit du dein Gewicht einschätzen kannst, genügt aber das Ausrechnen per Formel völlig. Auf 500 Gramm mehr oder weniger kommt es sowieso nicht an – wenn dein BMI sich einem Punkt unter 25 annähert, du dich wohlfühlst und wieder in deine Lieblingsjeans passt, weißt du auch ohne Hightech-Waage, dass du es geschafft hast.

Bevor wir uns mit der Entstehung und den Folgen des ausgeprägten und teils krankhaften Übergewichtes beschäftigen, wollen wir uns einen Moment mit der Entstehung und Einteilung der verschiedenen Grade der Adipositas befassen. Die Klassifikation erfolgt immer noch nach dem BMI, welcher Körpergewicht und Körpergröße zueinander ins Verhältnis setzt.

Weitere Kriterien sind der Hüftumfang und das Fettverteilungsmuster. Beide geben Hinweise auf das viszerale Fett im Bauchraum, das ein besonderes Risiko für die Entstehung von Herz- und Gefäßleiden darstellt.

All diese Fakten und Erkenntnisse bilden die Grundlage unserer Methode, dem Übergewicht den Kampf anzusagen. Wir freuen uns, dass du diesen Weg mit uns gehen willst.

Aber um diesen Weg mit Erfolg zu gehen, ist es sehr wichtig, möglichst alle der vielfältigen Faktoren zu kennen, die Ursache für dein Übergewicht sein können. Das Gehirn spielt dabei eine weit größere Rolle, als du vielleicht meinst, denn es hat sehr viel Einfluss auf unser Essverhalten.

Die Zusammenhänge sind natürlich sehr komplex, aber trotzdem leicht zu verstehen, wenn man sie etwas vereinfacht.

Was ist der BMI und wie errechne ich ihn?

Der BMI gibt ungefähr an, ob sich dein Körpergewicht im Verhältnis zu deiner Körpergröße in einem normalen und gesunden Rahmen befindet. Die Berechnung erfolgt nach einer Formel, die nicht ganz unkompliziert ist. Man rechnet dabei Körpergewicht geteilt durch Körpergröße im Quadrat.

Beispiel:
Du bist 1,70 Meter groß und wiegst aktuell 80 Kilogramm.
Daher rechnest du: 1,70 x 1,70 = 2,89

Nun teilst du dein Gewicht durch diesen Wert:
80 : 2,89 = 27,7

Dieses Ergebnis (27,7) ist dein BMI – du bist also übergewichtig.

DENK DARAN

Solange du im Kopf noch das dicke Kind bist, wirst du mit jedem Versuch dauerhaft abzunehmen, scheitern!

Adipositas

SUCHTVERHALTEN ODER VERHALTENSSUCHT

Wir kennen das alle: Neben uns im Café sitzt jemand und isst genüsslich ein Stück Schwarzwälder Torte, dazu duftet eine Tasse heiße Schokolade einfach verführerisch. Und schon spüren wir ein fast unwiderstehliches Verlangen.

Oder wir gehen am Bratwurststand vorbei, von dem es so verlockend riecht, dass wir am liebsten in die knusprige Haut beißen würden …

Hieraus entstehen eine Sehnsucht und ein Verlangen nach Befriedigung. Und genau an dieser Stelle trickst uns ein winziger Bereich unseres Gehirns oft genug aus: das limbische System, auch »Belohnungssystem« genannt.

So klein es auch sein mag, das Limbische System trägt ganz entscheidend dazu bei, ob wir zunehmen oder abnehmen. Es vereinigt eine Vielzahl von Schaltkreisen und Verbindungen, welche die Umweltreize in Motivation und Handlungen umsetzen. Dabei kommt es zur Ausschüttung einer Substanz, die uns noch häufiger beschäftigen wird, dem Dopamin. Leider können wir dir nicht ersparen, mit uns von Zeit zu Zeit in die Welt der Synapsen und Neuronen einzutauchen. Aber wir halten es so knapp wie möglich. Versprochen.

Bleiben wir noch einen Moment bei unserem Beispiel und lassen Steffi im Café sitzen. Jeder, der schon einmal eine Diät gemacht hat, kennt das: Die ganze Woche hat sie sich gequält, und dann sitzt die Freundin gegenüber und isst ein Stück Torte. Und auch noch ausgerechnet die Lieblingstorte! Prompt stellt sich das ein, was man Craving nennt: ein unstillbares Verlangen nach dem Verbotenen. Jeder Widerstand ist zwecklos – das Belohnungssystem hat sich Steffis bemächtigt und flüstert ihr zu: »Iss doch, nur dieses eine Stück. Dafür sparst du beim Abendessen. Du hast in letzter Zeit soviel geleistet, Zeit dich zu belohnen.«

Stimmt eigentlich, denkt Steffi, und schon gibt sie die Bestellung auf. Und zunächst geht es ihr auch super damit. Denn sowohl Hunger oder Appetit als auch Durst, Lust auf Sex oder die Suche nach irgendeinem ultimativen Kick sind Verlangensmuster, bei deren Befriedigung sich Glücksgefühle einstellen. Das klingt gut, ist aber genau die Falle.

Die Aussicht auf Befriedigung motiviert uns zum Handeln. Dabei wird unser Gehirn von Botenstoffen wie dem Dopamin überflutet. Das dabei entstehende Glücksgefühl verführt uns immer wieder zu den gleichen Handlungen. Es schafft auf diese Weise Wohlgefühl und Glück oder Krankheit und Sucht.

UNSER BELOHNUNGSSYSTEM

Die Kenntnisse über das Belohnungssystem reichen bis in die 60er-Jahre des letzten Jahrhunderts zurück. Zwei amerikanische Forscher hatten bei Versuchen an Ratten herausgefunden, dass diese Tiere immer wieder an den Ort zurückkehrten, an dem ihnen ein besonderer Reiz in Form eines leichten Stromschlages durch eine in ihr Gehirn eingepflanzte Elektrode verabreicht wurde. Dabei spielte es keine Rolle, an welcher Stelle im Gehirn die Elektrode steckte, entscheidend war nur der Ort des Käfigs, an dem der Stromstoß erfolgte. Die Theorie des Belohnungssystems war gefunden.

Auf uns Menschen übertragen heißt das: Ob es das Stück Torte, die Bratwurst oder etwas anderes wie zum Beispiel auch ein Schnaps ist – immer wird dieselbe Region in unserem Gehirn stimuliert, das limbische System.

Es spielt aber nicht nur eine Rolle bei aktuellen Entscheidungen, es ist auch für das Erlernen von Verlangensmustern bis hin zu Süchten zuständig. Ein Kind, das in den ersten Monaten und Jahren seines Lebens mit Süßem belohnt oder getröstet wurde, wird auch als Erwachsener immer wieder seine Befriedigung in der Aufnahme von süßen Speisen suchen.

Grund ist das oben schon genannte Dopamin als Botenstoff bzw. Überbringer der Glücksbotschaft. Das kann fatale Folgen haben, denn unser Belohnungssystem verändert sich mit den Jahren. Wir benötigen zunächst immer mehr auslösende Reize – egal ob Mahlzeiten, Schnaps oder Kicks – bis gar keine Reaktion im Belohnungssystem mehr stattfindet, weil es sich an die Reize gewöhnt hat. Dennoch führen wir die Stoffe, die uns vorher die Glücksmomente bereitet haben, immer weiter zu. Wir essen also zum Beispiel immer weiter, ohne eine wirkliche Befriedigung daraus zu erhalten, weil ja die Ausschüttung des Dopamins nicht mehr erfolgt. Willkommen im Reich des Suchtverhaltens, in unserem Fall der Sucht nach Essen.

An dieser Stelle beginnt sich nun der Rucksack zu füllen, der es uns so schwer macht, unser Essverhalten zu ändern. Denn es gibt noch weitere Big Player in diesem Spiel. Angefangen von der Genetik über unsere Hormone bis hin zu unserem Bewegungsverhalten und der Ernährung schleppen wir Probleme mit uns herum, die uns das Leben und speziell das Abnehmen schwer machen. Hinzu kommen noch diverse Erkrankungen und deren Behandlung sowie unser soziales Umfeld.

Die hiermit verbundenen Erfahrungen ziehen sich wie ein roter Faden durch unser Leben, und jeder reagiert auf seine Weise, um gewissermaßen einen Notausgang aus seinem Dilemma zu finden. Und nicht selten ist der Weg dorthin die unkontrollierte Nahrungsaufnahme, das Essen ohne Hunger und über die wahren Bedürfnisse unseres Körpers hinaus.

Beschäftigen wir uns einen Moment mit dem Chaos der Gefühle, die immer wieder zu einem nicht kontrollierbaren Essdruck führen. Wir reden hier vom »emotionalem Essen«, und der nachfolgende Abschnitt lässt uns etwas tiefer in seine Ursachen eintauchen.

DAS EMOTIONALE ESSEN – ESSEN OHNE HUNGER

In der Einleitung haben wir uns mit der Statistik und den gesundheitlichen Folgen der Adipositas befasst. Der Grund für das Übergewicht sind dabei die Aufnahme zu vieler Kalorien (wir nennen das »positive Kalorienbilanz«) und der Mangel an körperlicher Bewegung. Was aber ist die Ursache einer ungehemmten Nahrungsaufnahme, die sich teilweise völlig vom Hungergefühl gelöst hat?

Es geht hier um eine Nahrungsaufnahme, die nicht mehr der Energieaufnahme dient, sondern der Regulierung von negativen, in seltenen Fällen auch positiven Emotionen. Diese Form erfolgt häufig durch das Essen von Lebensmitteln mit hohem Zucker- oder Fettgehalt, sehr oft auch beidem. Verantwortlich dafür sind negative, meist frühkindliche Emotionen, die sich in akuten Stresssituationen wieder bemerkbar machen.

Denn solche negativen Erfahrungen aus dem Kindesalter speichert unser Gehirn als erfolgreich ab und führt uns in entsprechenden Situationen auch als Erwachsene immer wieder an den Schrank mit den Süßigkeiten.

Aber, und das ist ganz wichtig, wir können die Negativerfahrung »löschen«, indem wir bewusst erkennen, dass das von der eigentlichen Nahrungsaufnahme losgelöste Essen und Naschen der Emotionsregulation dient.

Emotionsregulation bedeutet in diesem Zusammenhang: Wir versuchen, unangenehme Gefühle und Erlebnisse mit den Mitteln zu bekämpfen, die uns in unserer Kindheit geholfen und uns ein Gefühl der Befriedigung verschafft haben. Es ist also von zentraler Bedeutung, dass wir uns klarmachen: Wir sind mittlerweile erwachsen und Schokolade oder Pizza helfen uns nicht wirklich, wenn wir Liebeskummer oder Stress mit dem Chef haben.

Uns ist es ganz wichtig, diesem Thema einen weiten Raum in diesem

Buch zu geben. Denn nur wenn du lernst, deine inneren »Verhältnisse« wieder zu ordnen, werden Ernährungsumstellung und Bewegungsprogramm den entsprechenden Erfolg haben.

Um dir diese Problematik zu verdeutlichen, wollen wir von Julia erzählen. Julia ist eine Frau von 35 Jahren, Single und seit vielen Jahren stark übergewichtig. Eines Tages erreichte uns folgende Mail:

»Liebe Silke,
ich ertrage mich einfach nicht mehr. Dieser extrem übergewichtige Körper ist nur noch ein Zerrbild meiner selbst. Seit meiner frühen Jugend traktiere ich mich mit Diäten, Tabletten, Fitnessstudios und Heilsversprechungen irgendwelcher selbsternannter Abnehme-Experten. Im letzten Jahr habe ich eine Psychotherapeutin aufgesucht, um die emotionalen Gründe für mein gestörtes Essverhalten herauszufinden. Seitdem ist mir vieles klarer geworden, dennoch hat sich an meinem Gewicht nicht viel geändert. Daher meine Frage: Wann komme ich endlich bei mir selbst an, wie lang ist der Weg, bis ich die bin, die ich sein will? Bitte helfen Sie mir, mich selbst zu verstehen.«

So wie Julia geht es vielen Menschen mit starkem Übergewicht. Jeder Betroffene möchte es lieber heute als morgen loswerden. Denn jeder Blick in den Spiegel zeigt uns nicht nur schmerzhaft unser äußeres Erscheinungsbild; er erinnert uns auch an die dahinter stehenden Probleme. In diesem Fall ist der Körper für uns kein Haus, in dem wir gerne wohnen, und so fehlt uns ein Ort zur Regulation unserer Emotionen. Wir kommen nicht zur Ruhe und Entspannung und suchen den Ausgleich für unsere gestörte Gefühlswelt beim Essen. Das Essen ist praktisch die Therapie und so wird diese vermeintliche Therapie zum eigentlichen Problem.

Daher ist es enorm wichtig, sich über die dahinter stehende Problematik klar zu werden. Im Fall von Julia war es so, dass Julia als die jüngere von zwei Töchtern geboren wurde. Ihre Schwester war zwei Jahre älter und wurde von den Eltern bewusst oder unbewusst bevorzugt. Am schlimmsten war dabei für Julia, dass sie ständig die abgelegte Kleidung ihrer Schwester auftragen musste. Die scheinbare Lösung bestand für Julia darin, so viel zu essen, dass sie zunahm und nicht mehr in die abgelegte Kleidung ihrer Schwester passte. Von da an war Julia übergewichtig, und auch als junge Frau reagierte sie auf emotionale Enttäuschungen immer wieder mit emotionalem Essen. Das bedeutet, sie reagierte auf schwierige Situationen und unangenehme Emotionen nicht wie eine erwachsene Frau, sondern wie das verletzte und wenig geliebte Kind, das sie früher gewesen war.

Es war für Julia also wichtig, die Ursache ihres Essverhaltens zu erkennen und die dahinter stehenden Probleme aufzuarbeiten. Mit der professionellen Hilfe einer Psychotherapeutin gelang ihr das schließlich. Gleichzeitig änderte Julia ihre Ernährung und ging regelmäßig zum Training. Nach drei Jahren hatte sie ihr Ziel erreicht und war ihrem Wunschgewicht ziemlich nahe gekommen. Inzwischen ist sie glücklich verheiratet und hat zwei Kinder. Der Sport ist ein regelmäßiger Bestandteil ihres Lebens geworden, die Ernährung spielt in ihrem Alltag keine entscheidende Rolle mehr.

So viel zum emotionalen Essen. Dieses Thema greifen wir bei den Wochenplänen weiter hinten im Buch immer wieder auf. So wird dir bewusst, dass die Gewichtsabnahme bei Adipositas mehr erfordert als Kalorien einzusparen und regelmäßig ins Fitnessstudio zu gehen.

Wir werden in den folgenden Kapiteln mehr oder weniger ausführlich darauf eingehen. Zunächst beschäftigen wir uns aber mit Glaubenssätzen und Affirmationen.

DIE ROLLE DER GLAUBENSSÄTZE

In bestimmten Lebenssituationen versuchen wir Menschen, uns an bestimmten Sätzen oder Redewendungen festzuhalten, um auf diese Weise Halt und Zuversicht zu bekommen. Hierzu dienen besonders Glaubenssätze, die wir zur Bestätigung unseres Verhaltens benötigen.

Glaubenssätze sind Meinungen und persönliche Überzeugungen, die sich auf Ereignisse in der Vergangenheit beziehen, häufig auf die frühe Kindheit. Typische Beispiel sind etwa Aussagen wie »Iss den Teller schön leer, dann scheint morgen die Sonne« oder »Wenn du nicht aufisst, wird Mutti ganz traurig«. Solche Glaubenssätze bestimmen dein Verhalten im Alltag, teils bewusst, teils unbewusst. Dabei spielt es keine Rolle, ob sie den Tatsachen entsprechen – wichtig ist nur, dass dein Gehirn sie gespeichert hat. Je früher das passiert ist, desto hartnäckiger halten sich die Glaubenssätze. Die gute Nachricht lautet aber: Du kannst aktiv an solchen Glaubenssätzen arbeiten. Die Methode der NLP (Neuro-linguistische Programmierung) hat bewiesen, dass man »einprogrammierte« Glaubenssätze und damit auch sein Leben verändern kann.

Was hat das nun mit der Adipositas und dem Abnehmen zu tun? Nun, auch das Abnehmen und besonders das Scheitern daran ist häufig von

DENK DARAN

Nicht vergessen: erst überlegen – dann essen!

falschen Glaubenssätzen geprägt, wie zum Beispiel »Einmal dick, immer dick!«. Du wirst sehen, dass du durch die Beschäftigung mit deinen eigenen Glaubenssätzen manch positive Erfahrung im Hinblick auf deine XXL-Transformation machen kannst.

Im Folgenden werden wir dich mit einigen Glaubenssätzen bekannt machen. Zudem bekommst du einen ersten Eindruck davon, wie du durch Umstellung der Glaubenssätze dein persönliches Leben positiv beeinflussen kannst.

WENN DIE EINSTELLUNG STIMMT, DANN GEHT ALLES

In unserer Arbeit mit übergewichtigen Menschen haben wir die Erfahrung gemacht, dass deren Glaubenssätze meist eine negativ bewertende Bedeutung haben.

Durch die enge Zusammenarbeit mit Iris Reichetseder (Diplom-Psychologin und Systemische Therapeutin) wissen wir: Solche negativen Glaubenssätze können einen Erfolg beim Abnehmen enorm erschweren oder sogar unmöglich machen. Umso wichtiger ist es, solche gedanklichen Hemmschuhe zu enttarnen. Natürlich sind Menschen sehr unterschiedlich und somit auch ihre Glaubenssätze. Aber viele davon hören die Psychologin und wir besonders oft:

- *»Ich war schon immer dick!«*
- *»Ich habe die Veranlagung dazu, dick zu sein.«*
- *»Ich kann mir gar nicht vorstellen, schlank zu sein.«*
- *»Ich bin viel zu dick und zu unsportlich, um abzunehmen.«*
- *»Ich werde es nie schaffen abzunehmen.«*
- *»Meine Familie und meine Freunde mögen mich auch so.«*
- *»Ich habe keine Zeit für Sport.«*
- *»Ich mag kein Gemüse.«*
- *»Ich esse nicht viel, ich habe nur einen schlechten Stoffwechsel.«*
- *»Eigentlich fühle ich mich ja ganz wohl so.«*
- *»Ich habe schon so oft versucht abzunehmen und bin immer wieder gescheitert.«*
- *»Ich bin sehr willensschwach.«*

Das sind blockierende Glaubenssätze, die dafür sorgen, dass du jedes Mal scheiterst, wenn du versuchst, abzunehmen – obwohl du es wirklich wolltest. Um voranzukommen, musst du solche Sätze ändern und umwandeln. Du wirst deine negativen und blockierenden Glaubenssätze erkennen, hinterfragen, auflösen und dann in positive Glaubenssätze umwandeln.

Bitte gehe hier Schritt für Schritt vor. Unsere Psychologin Iris Reichetseder erkärt dir, wie das klappt:

1. GLAUBENSSÄTZE BEWUSST MACHEN

Sehr viele Glaubenssätze haben wir schon in der Kindheit übernommen. Um diese zu verändern und loszuwerden, musst du sie dir erst einmal bewusst machen. Wir beginnen damit in unserem Programm in Woche 1. Dort werden dir Fragen gestellt, die du beantwortest. Allein die Beantwortung der Fragen, das Beschäftigen mit diesem Thema macht dir deine Glaubenssätze bewusst und hilft dir somit, deine unbewussten negativen Glaubenssätze zu erkennen. (Siehe typische Glaubenssätze oben.)

2. GLAUBENSSÄTZE HINTERFRAGEN

Nimm deine Glaubenssätze genau unter die Lupe. Überlege, woher sie eigentlich kommen: Stammen sie von dir selbst oder hast du sie von jemand anderen bewusst oder unbewusst übernommen? Haben sie dir schon mal im positiven Sinne weitergeholfen? Wer behauptet eigentlich, dass diese Glaubenssätze stimmen?

3. GLAUBENSSÄTZE AUFLÖSEN

Du hast nun deine Glaubenssätze erkannt und hinterfragt, und trotzdem wirst du sie nicht los? Zum Beispiel hast du den Glaubenssatz »Ich habe noch nie eine Diät durchgehalten« herausgefunden. Jetzt kannst du damit beginnen, dir vorzustellen, dass du die Sache aber auch anders sehen kannst. Stell dir vor, wie es wäre, wenn dieser Glaubenssatz existierte. Du hast ihn in einen Ballon gepackt und zum Himmel fliegen lassen. Wie würde sich das anfühlen? Wie würden jetzt deine Chancen stehen, dein Ziel zu erreichen (also abzunehmen)? Werde dir bewusst, dass deine Glaubenssätze einfach nur Gedanken sind, die du beeinflussen kannst. Nur du kannst entscheiden, wie du über dich selbst denkst. Erkenne, dass nur du dir die meiste Zeit unbewusst selbst im Weg stehst und dass du die Möglichkeit hast, neue Wege zu finden und deine Probleme zu lösen.

4. GLAUBENSSÄTZE ERSETZEN

Du kannst mithilfe von »... auch wenn ...« Sätzen damit beginnen, negative Glaubenssätze aufzulösen.

Zum Beispiel:

- *Negativer Glaubenssatz:* »Ich war schon immer dick.«

→ *Negative Realität:* Du wirst immer dick bleiben und bei allen Versuchen, auf Dauer abzunehmen, scheitern.

Ersetzen durch:

- *Positiven Glaubenssatz:* »Auch wenn ich schon immer dick war, kann ich dauerhaft abnehmen.«

→ *Positive Realität:* Du kannst dein Gewicht auf Dauer reduzieren und auch halten. Denn Glaubenssätze schaffen Realität, und das sowohl in positive als auch in negative Richtung.

DIE ROLLE VON AFFIRMATIONEN

Als Affirmationen bezeichnet man kurze Sätze wie zum Beispiel »Nur Mut« oder »Ich schaffe das, ich bin mutig«, die mantraartig wiederholt eine positive Wirkung auf die Psyche und auf den Körper haben.

Affirmationen sind erlernte Techniken, um sich in bestimmten Situationen selbst zu pushen. Gerade auch bei Rückschlägen im Verlauf einer Gewichtsabnahme helfen Affirmationen dabei, solche Tiefpunkte zu überstehen. Eine gute Affirmation wäre zum Beispiel: »Mein Körper ist es mir wert, dass ich ihn gut behandele«.

Ganz wichtig: Eine Affirmation ist immer positiv formuliert! Vermeide bei den Affirmationen negative Aussagen wie »Ich werde nie mehr ....«, sondern formuliere immer positiv wie etwa »In Zukunft werde ich immer ...«

TYPISCHE UND HILFREICHE AFFIRMATIONEN:

- *Ich liebe gesunde Lebensmittel.*
- *Ich esse am liebsten Lebensmittel, die gut für mich sind.*
- *Ich esse nur noch dann, wenn ich Hunger habe.*
- *Auch wenn ich mal mehr/falsch esse, bleibe ich auf dem richtigen Weg.*
- *Wasser schmeckt mir am besten.*
- *Wenn ich Durst habe, trinke ich Wasser.*
- *Ich esse, wenn ich Hunger habe und höre auf, wenn ich satt bin.*
- *Sport gehört für mich zum Leben.*
- *Ich liebe es, mich körperlich zu verausgaben.*
- *Ich erreiche mein Wohlfühlgewicht und halte es dauerhaft.*
- *Mein Verlangen nach fettigen, süßen Lebensmitteln löst sich auf.*
- *Ich liebe und akzeptiere mich so, wie ich bin.*
- *Mein neues Motto: »Statt zu leben, um zu essen, esse ich jetzt, um zu leben.«*

Rituale

Auch wenn es vielleicht für dich danach klingt: Mit Religion oder Sekten haben Rituale in diesem Fall wirklich nichts zu tun. Tatsächlich sind ja Rituale auch in unserem ganz realen täglichen Leben ein fester und wichtiger Bestandteil. Sie entwickeln sich meist über längere Zeit und bestimmen mehr oder weniger unseren Alltag. Das fängt mit dem Aufstehen an, wenn du als Erstes die Kaffeemaschine anstellst, und hört mit dem Zähneputzen vor dem Zubettgehen auf. Auch die Nahrungsaufnahme unterliegt gewissen Ritualen. Wir schlagen dir in unseren Wochenplänen einige hilfreiche und unterstützende Rituale vor, die du bei Bedarf einsetzen bzw. ersetzen kannst.

DENK DARAN

Zum größten Teil haben wir unsere Glaubenssätze von unseren Eltern, Großeltern, Freunden oder Lehrern übernommen. Diese beeinflussen unsere Wahrnehmung, unser Denken und unser Handeln schon seit der Kindheit, und dies oft unbewusst!

DAS SELBSTSÜCHTIGE GEHIRN

Nach unserem Ausflug in die Bio-Chemie und Psyche kehren wir kurz in das kleine Café und zu Steffi zurück. Hier sitzt sie also mit ihrer Freundin Ellen, die gerade aus dem Fitnessstudio kommt. Dort geht sie regelmäßig hin, und das sieht man ihrer Figur auch an. Zudem ist sie glücklich, hat einen tollen Partner und zwei gesunde Kinder. Von alldem kann Steffi derzeit höchstens träumen: Beruflich hat sie Probleme mit dem neuen Chef und ihr Partner mäkelt ständig an ihr herum. Der Sohn ist inzwischen ausgezogen und lässt nur sehr selten etwas von sich hören. Rund um die Hüften, den Bauch, Oberarme, Oberschenkel, also am ganzen Körper haben sich bei Steffi Miss Molly und Millionen ihrer Schwestern versammelt. Sie hat inzwischen diverse Diäten hinter sich gebracht, aber alle haben höchstens kurzfristig zu einer Gewichtsabnahme geführt.

Kein Wunder, dass sie neidisch zu Ellen schielt und sich fragt, warum es ihr einfach nicht gelingen will, ihr Wohlfühlgewicht zu erreichen. Vielleicht fragt sie sich auch, ob es außer den äußeren Umständen, den psychosozialen Faktoren, der positiven Kalorienbilanz und mangelnder Bewegung noch andere Ursachen gibt, die bei ihr eine dauerhafte Gewichtsreduktion verhindern.

Tatsächlich gibt es solche Ursachen durchaus. Die Antwort findet sich in der Leitzentrale unseres Körpers, also in unserem Gehirn. Hier fanden Forscher der Universität Lübeck einen zentralen Steuerungsmechanismus, der unser Essverhalten maßgeblich lenkt. Es handelt sich um die »selbstsüchtige« Eigenschaft unseres Gehirns, sich im Alltag und auch in Not- und Stresssituationen als erstes Organ mit Energie zu versorgen. Die Wissenschaftler stellten daraufhin die Theorie vom »Selfish Brain« (also dem selbstsüchtigen Gehirn) auf.

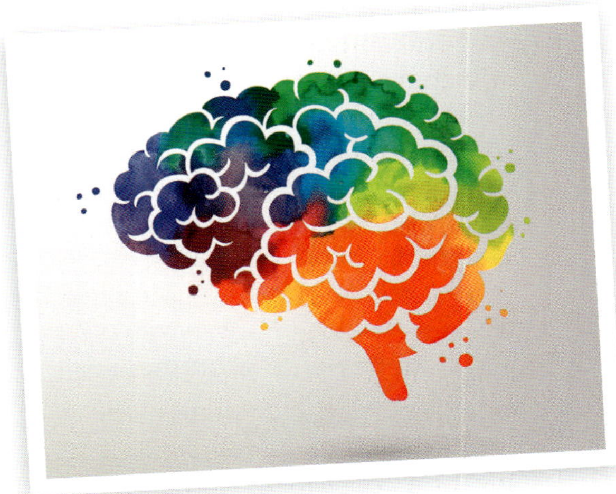

Sie dient seitdem als Grundlage aller Denkmodelle zur Entstehung der Adipositas und wurde durch zahlreiche Experimente bestätigt sowie 2004 von der Deutschen Forschungsgemeinschaft anerkannt und unterstützt. Inzwischen beschäftigen sich weltweit zahlreiche Wissenschaftler mit diesem Phänomen, das offenbar das Entstehen von Übergewicht fördert.

Um zu verstehen, wie das vor sich geht, müssen wir uns ein wenig mit diesem für die meisten unbekanntem Organ befassen.

Was die meisten nicht wissen: Obwohl unser Gehirn nur etwa zwei Prozent unseres normalen Körpergewichts ausmacht, verbraucht es etwa 60 Prozent der täglich zugeführten Kohlenhydrate. Schwierig wird die Sache aber dadurch: Das Gehirn kann diese Energie nicht speichern, sondern fordert sie bei Bedarf immer wieder neu an. Der »Egoismus« des Gehirns besteht nun darin, dass ihm völlig egal ist, in welchem Zustand der restliche Körper ist. Selbst bei Gewichtsabnahmen von 100 Kilogramm und mehr verliert ja das Gehirn nicht an Gewicht und auch nicht an Funktion. (Das ist übrigens gut so, denn so sind die wesentlichen Organe wie auch das Herz vor Mangelsituationen geschützt.) Der vom Gehirn ausgehende auslösende Mechanismus der Energieanforderung wird immer dann wirksam, wenn wir unter akutem, hochreaktivem Stress stehen. Das Gehirn gibt dann dem Körper den Befehl zur Nahrungsaufnahme, um sich selbst seinen Anteil holen und damit die Situation überbrücken zu können. Ist dieses Ziel erreicht, kehrt das Stressniveau auf ein normales Maß zurück, und das Gehirn stellt die Forderung nach Nahrungsaufnahme ein.

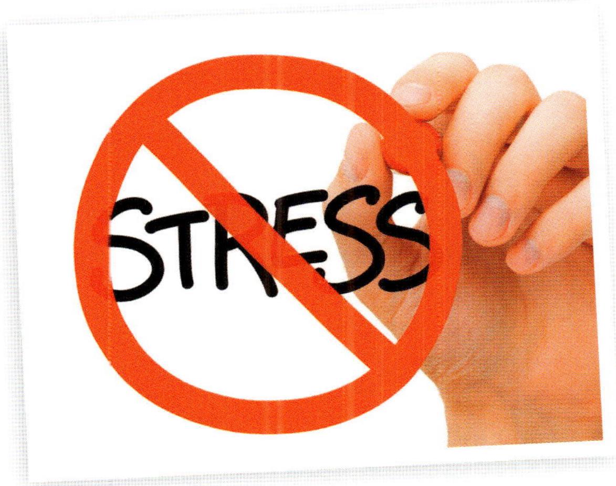

Das Problem ist aber: Stehen wir über lange Zeit unter Stress, wird aus dem ursprünglich akuten Stress ein niedrig aktiver Dauerstress – das Gehirn fordert dann nicht wie zuvor kurzfristig und vorübergehend die Aufnahme von Energie, sondern praktisch ständig. Doch die dann fast permanente Nahrungsaufnahme überfordert unseren Körper, der die zugeführte Energie nicht verwerten kann: Miss Molly und ihre Schwestern haben freie Bahn; wir nehmen zu.

Das Gehirn hat also einen Regelkreislauf, mit dem es unsere Organe und unser Hormonsystem steuert.

Dieses Verständnis des »Selfish Brain« wird in der Zukunft neue Therapieansätze in der Behandlung der schweren Adipositas ermöglichen.

Steffi hat davon wahrscheinlich bestenfalls eine dunkle Ahnung. Sie weiß zwar: Bedingt durch ihre unglückliche Lebenssituation in Familie und Beruf steht sie ständig unter Stress, und das seit Jahren. Was Steffi aber nicht weiß: Aufgrund der langen Dauer dieser Situation wurde aus dem früher hochreaktiven akuten Stress ein niedrigschwelliger chronischer Stress, bei dem das Gehirn die Stoffwechselsysteme ständig auffordert, Nahrung zu beschaffen, ohne sie eigentlich zu benötigen. Die Folge ist eine langsame, aber stetige Gewichtszunahme. Durch ihre Schwierigkeiten in psychosozialer Hinsicht kommt dazu noch eine insgesamt depressive Grundeinstellung, die auch eine Motivation zu mehr Bewegung und bewusster Kalorieneinschränkung verhindert.

Steffi befindet sich also in einer echten Zwickmühle. Aber es gibt einen Ausweg für sie: Wenn die Ursache für ihre bedauernswerte Lage ihre schlechte psychosoziale Situation ist, dann kann eine Lösung deren Änderung sein. In einem solchen Fall kann ein neuer Arbeitsplatz, die Trennung von einem Partner oder der Umzug in eine andere Stadt mehr bewirken als jede Diät. Auch eine psychotherapeutische Behandlung erweist sich häufig als sehr effektiv.

Als bestes Beispiel für Erfolge durch das »Verpflanzen« in ein anderes soziales Umfeld erweist sich das Abnehmformat *The Biggest Loser*. Hier werden stark übergewichtige Menschen, die meist in ihrer Umgebung sozial isoliert sind, in ein Umfeld gebracht, in dem sie zum ersten Mal in ihrem Leben im Mittelpunkt stehen. Die zusätzliche Nahrungsreduktion und die regelmäßige sportliche Bewegung tun ein Übriges, um innerhalb kurzer Zeit enorm an Gewicht zu verlieren. Der Nachteil dieser Formate ist allerdings die zeitliche Begrenzung, spätestens nach Ende der Staffel bleiben die Protagonisten wieder sich selbst überlassen.

Wir haben daher versucht, die Erkenntnisse zum »Selfish Brain« von Anfang an in unsere Methode des Gewichtsmanagements einzufügen. Neben der üblichen Änderung der Essgewohnheiten und der vermehrten sportlichen Betätigung gibt es Übungen zu Selbstreflexion wie »Teatime«, Motivationssprüche und andere Hilfen, die dir den Weg ebnen helfen. Die Änderung des sozialen Umfeldes unterstützen wir durch eine Facebook-Gruppe, in der jeder seine Probleme einbringen und von der Gruppe aufgefangen und motiviert werden kann.

ZUSAMMENFASSUNG

Die Theorie des »Selfish Brain« bezeichnet den wissenschaftlich belegten übergeordneten Regelkreis des Gehirns zur Steuerung unseres Essverhaltens. Die wichtigste Störung dieses Regelkreises ist anhaltender niedrigschwelliger Stress, der überwiegend durch psychosoziale Belastungen ausgelöst wird.

Um erfolgreich das daraus resultierende Übergewicht zu reduzieren, bedarf es nicht nur einer Änderung des Essverhaltens und vermehrter sportlicher Betätigung, sondern auch einer Änderung des sozialen Umfelds. Nicht zu vergessen sind auch die Eigenverantwortlichkeit und die Bereitschaft zur Veränderung.

KRANKHAFTE ESSSTÖRUNGEN

Das Wichtigste gleich vorweg: Mit »Essstörung« meinen wir hier nicht das Verlangen nach Süßem und Fettem oder Gewohnheiten wie zum Beispiel die, bei akutem Stress zum Schokoriegel zu greifen. Echte Essstörungen sind ernsthafte psychische Störungen, die grundsätzlich in die Hand eines Arztes bzw. Therapeuten gehören.
Du könntest dir sonst unter bestimmten Umständen mehr schaden als nützen, also nimm bitte diese Einschränkung ernst.

> ***Ganz wichtig!***
> Solltest du unter einer solchen Störung leiden, darfst du an diesem Programm nur nach Rücksprache mit deinem Therapeuten teilnehmen.

BINGE EATING – DAS ANFALLSWEISE UNKONTROLLIERTE ESSEN

Es handelt sich um wiederkehrende, mit Kontrollverlust einhergehende Essattacken, die länger als vier bis sechs Monate bestehen und mindestens zweimal pro Woche auftreten. Sie werden von meist schweren Schuldgefühlen begleitet. Binge Eating führt häufig zu Übergewicht, weil Betroffene in der Regel keine gewichtsreduzierenden Maßnahmen ergreifen.

BULIMIE – DIE ESS-BRECH-SUCHT

Was das unkontrollierte Essen großer Nahrungsmengen angeht, ähneln die Symptome auf den ersten Blick denen des Binge Eating. Um nicht zuzunehmen, führen daran Erkrankte aber absichtlich das Erbrechen von gegessener Nahrung herbei. Tatsächlich ist eine krankhaft übersteigerte Angst vor dem Zunehmen ein typisches Merkmal für Bulimie. Weitere klassische Symptome sind schwere Schuldgefühle wegen des Essverhaltens sowie meistens eine gestörte Selbstwahrnehmung im Sinne einer gespaltenen Persönlichkeit.

ANOREXIE – DIE MAGERSUCHT

Auch hier handelt es sich um eine Erkrankung mit gestörter Selbstwahrnehmung und einer krankhaft übersteigerten Angst vor Gewichtszunahme. Das Besondere bei Magersucht ist aber, dass die daran Erkrankten hungern und die Nahrungsaufnahme so weit wie möglich vermeiden. Das kann so weit gehen, dass Betroffene (vor allem sind das junge Frauen und Mädchen) sich buchstäblich zu Tode hungern: Die Anorexia nervosa stellt von allen psychischen Erkrankungen die mit der höchsten Todesrate dar. Begleitet wird die Erkrankung auch von massiven körperlichen Störungen wie extremem Untergewicht und dem Ausbleiben der Menstruation (Amenorrhö).

Zusammenfassend ist zu sagen, dass es sich bei diesen drei Essstörungen um schwere psychische Erkrankungen handelt, die unbedingt von Fachleuten behandelt werden sollten.

DAS GESTÖRTE ESSVERHALTEN

Hierzu gehören alle anderen, nicht zu den krankhaften Essstörungen zählenden, aber auffälligen und schädlichen Arten des Essverhaltens. Die häufigste Form ist das Night-Eating-Syndrom, das heißt die Aufnahme größerer Kalorienmengen nach dem eigentlichen Abendessen – das können bis zu 50 Prozent der gesamten, bereits zu den Hauptmahlzeiten aufgenommenen Kalorienmenge sein.

Bei uns hat sich dafür im Sprachgebrauch das Wort Snacken eingebürgert, das sich gleichzeitig auch auf das Essen zwischen den Mahlzeiten des Tages bezieht. Insgesamt ist diese Form des Essverhaltens sehr oft für die Entstehung einer Adipositas verantwortlich. Die Nacht-Nascher verdrängen meist die zusätzliche Kalorienaufnahme und sind dann ehrlich davon überzeugt, gar nicht so viel zu essen, weil sie lediglich die Hauptmahlzeiten im Bewusstsein haben.

Es ist klar, dass diese und andere Störungen des Essverhaltens nicht unbedingt weniger problematisch sind als ernsthafte Essstörungen. Das Gute dabei ist aber: Man kann sie selbst in den Griff bekommen.

ANERZOGENE UND ANGELERNTE ESSSTÖRUNGEN

Zum Glück sind die wenigsten der von uns betreuten Übergewichtigen von den im vorigen Abschnitt kurz beschriebenen krankhaften Essstörungen betroffen. Meistens geht es bei ihnen um ganz »normale« Störungen des Essverhaltens wie das beschriebene Night-Eating-Syndrom. Natürlich ist jeder Mensch anders, die Ursachen für Übergewicht können wir aber dennoch auf ein oder zwei hauptsächliche Faktoren zurückführen. Diese Erkenntnis unserer langjährigen Praxis hat letztlich zu unserer Methode der »Extremen Verwandlung« geführt.

An dieser Stelle begegnen wir erneut unserer Steffi. Steffi steht hier, wie gesagt, stellvertretend für die meisten, die tagtäglich gegen ihre Pfunde kämpfen. Steffi ist 45 Jahre alt und hat mit den Jahren ein erhebliches Übergewicht zugelegt, unter dem sie jetzt zu leiden beginnt. Bei einer Körpergröße von 1,60 Metern wiegt Steffi 110 Kilogramm, und jährlich zeigt die Waage mehr an. Immer wieder hat sie mit irgendwelchen Diäten und Fitnessprogrammen begonnen – mit dem einzigen Erfolg, dass sie danach stets mehr als ihr ursprüngliches Ausgangsgewicht wog. Woran liegt es aber, dass Frauen wie Steffi immer fülliger statt schlanker werden?

Schauen wir uns einen typischen Nachmittag von Steffi an: Die Kinder sind noch in der Schule, Steffis Mann in der Arbeit. Steffi fühlt sich allein und langsam breitet sich in ihr ein Gefühl von leichter Unzufriedenheit und körperlichem Unwohlsein aus. Da fällt ihr der Schokoladenkuchen ein, der noch vom Vortag in der Küche steht. Nur wenige Minuten später lässt es sich Steffi gut gehen. Bei einer Tasse Tee genießt sie ihr Stück Kuchen – so sehr, dass zwei daraus werden. Schon geht es ihr viel besser, und zufrieden wendet sie sich danach wieder anderen Dingen zu.

Natürlich wird Steffi diese Teepause spätestens dann bereuen, wenn sie sich auf die Waage stellt. Aber was genau lässt sie und viele andere Menschen in bestimmten Situationen zu meist kohlenhydrat- und kalorienreichen Lebensmitteln greifen? Meistens handelt es sich um ein frühkindlich erlerntes und anerzogenes Verhalten, das sich durch die sogenannte Konditionierung bzw. Gewohnheit verstärkt. So kann Steffi sich noch genau erinnern, dass sie stets ein Stück Schokolade oder Kuchen von ihrer Mutter bekam, wenn sie hingefallen war. Und Mutters Motto »Wir stehen erst auf, wenn der Teller leer ist« hat Steffi auch nicht vergessen.

Die Konsequenzen aus Steffis Vorliebe sind klar: Kurzfristig kommt es zu einer Lösung der Situation, Steffi ist zunächst zufrieden und fühlt sich wohler. Die langfristigen Konsequenzen, nämlich die weitere Gewichtszunahme, spielen bei ihrem Verhalten keine Rolle.

Genau diese Gewichtszunahme hat Steffi aber etliche weitere Probleme eingebracht. Zunächst verlor sie nach viel Ärger mit dem Chef ihren Job, danach stellten sich einige Erkrankungen ein. Auch ihre Ehe litt, weil Steffis Mann sehr sportlich ist und sie einfach nicht mehr folgen konnte.

Den anfänglichen Sorgen um ihre Ehe folgte eine nun schon längere Phase der Resignation und Depression. Diese war immer wieder von Phasen der Gewichtsabnahme durch Reduktionsdiäten unterbrochen, die aber letztlich erfolglos blieben. Kurz gesagt: Das lange Verweilen in dieser Situation machte aus akuten einzelnen Stresssituationen bei Steffi den schon erwähnten niedrigschwelligen psychosozialen Stress. Bewusst nimmt Steffi dabei gar nicht wahr, dass sie unter ständig anhaltendem und wirksamem Dauerstress steht. Dennoch besteht er und führt zur auf Seite 25 beschriebenen Störung des Regelkreises der Energieversorgung.

Und so ist Steffi in einen Teufelskreis geraten, aus dem sie ohne Hilfe nicht mehr herausfindet. In genau diesem Zustand kommen Frauen wie Steffi zu uns und wollen als Erstes alles über Trainingspläne und Diätvorschriften erfahren. Unsere Methode beruht allerdings auf einem völlig anderen Vorgehen, und so stellen wir immer zuerst unsere komplexe Änderung des Lebensstils unter Einbeziehung der oben genannten psychologischen Aspekte in den Mittelpunkt. Dabei arbeiten wir gemeinsam bestimmte Verhaltensweisen auf und durchleuchten auch das Essverhalten kritisch. Wichtig sind zum Beispiel die Anzahl der täglichen Mahlzeiten und der Ort, an dem sie eingenommen werden. Um die tatsächliche Energiemenge des Tages zu erfahren, empfehlen wir grundsätzlich das Führen eines kleinen »Essenstagebuchs« bei gleichzeitigem Einbau von Sporteinheiten in den Tagesablauf. Besonders wichtig ist natürlich auch die Umstellung der Ernährungsgewohnheiten.

DEN TEUFELSKREIS DURCHBRECHEN

Nehmen wir also mal an, Steffi käme tatsächlich zu uns und würde unsere Methode ausprobieren. Vorausgesetzt, sie wäre wirklich entschlossen und würde alle unsere Tipps und Regeln beherzigen, dann wäre ziemlich sicher dieses das Ergebnis:

Steffi gewöhnt sich nach und nach an den neuen Lebensstil. Sie macht sich sogar sehr alte Konditionierungen aus ihrer frühen Kindheit bewusst und schafft alte Glaubenssätze ab oder wandelt sie positiv um. Gleichzeitig setzt sie sich realistische Ziele bezüglich ihres Gewichtes, isst drei Mahlzeiten am Tag und nimmt sich dafür ausreichend Zeit.

Sie gewöhnt sich wieder an, nur am Tisch zu essen und die Nahrung bewusst zu genießen. Das abendliche Naschen vor dem Fernseher gehört der Vergangenheit an, die tägliche Sporteinheit ist jetzt fester Bestandteil ihres Alltags.

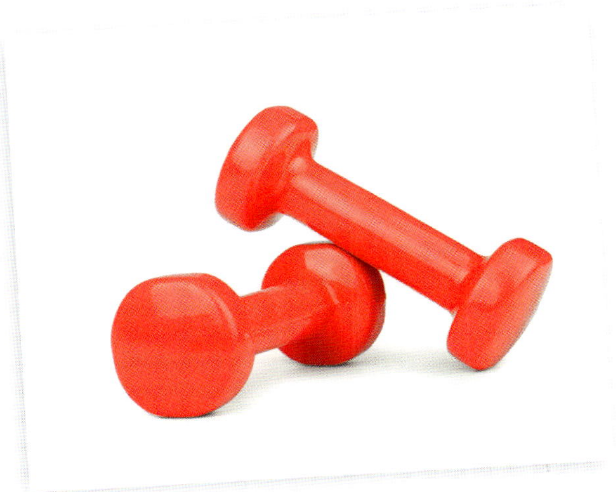

Auf diese Weise nimmt Steffi 30 Kilogramm ab. Sie kommt regelmäßig zum Training, und wenn ihr nachmittags oder abends der Sinn nach Naschen steht, greift sie zu Gemüsesticks oder selbstgemachten Chips aus Früchten oder Gemüse. Als Getränk kommen bei ihr überwiegend mit Zitrone oder anderen Früchten aromatisiertes Wasser oder ungesüßte Tees in Glas oder Tasse.

Trotz allem kommt der Genuss bei Steffi nicht zu kurz: Sie gönnt sich auch einmal ein ausgiebiges Essen mit der Familie oder Freunden, ohne danach wieder in alte Muster zu verfallen. Geburtstage oder andere Feste kann sie ebenfalls unbeschwert genießen, denn sie weiß: Übergewicht bekommt man nicht von einem Festessen an besonderen Tagen, sondern vom falschen Essen im Alltag dazwischen.

Dieses Beispiel zeigt, wie wichtig die Einbeziehung von psychosozialen Faktoren in die Therapie von Adipositas ist. Steffi ist auf jeden Fall auf dem richtigen Weg. Und damit entlassen wir dich wieder aus den Gefilden der Psychologie, denn es gibt weitere wichtige Faktoren, die unser Übergewicht mitbestimmen können. Einer davon ist die Genetik, von der wir nun sprechen wollen.

DIE GENETIK – ÜBERGEWICHT ALS VERANLAGUNG?

Zahlreiche Forschungen konnten nachweisen, dass auch unsere genetischen (ererbten) Anlagen großen

Einfluss auf unser Körpergewicht und unseren Körperfettanteil ausüben. Ernstzunehmende Mediziner betrachten darum Patienten mit starkem Übergewicht (Adipositas) nicht einfach nur als Menschen mit gestörtem Essverhalten und unzureichender Selbstdisziplin, sondern beziehen die Genetik bei der Ursachenforschung mit ein. Das Ziel moderner Adipositas-Forschung ist es, diejenigen Gene zu identifizieren, die unser Ernährungsverhalten und vor allem die Speicherung von Energie beeinflussen. Dahinter steckt die Hoffnung, Möglichkeiten zur besseren Behandlung zu finden.

Welche Rolle die Gene spielen können, zeigt unser Beispiel von Steffi und ihrer Freundin Ellen im Café: Während die eine mit Genuss und ohne Folgen ihr Stück Kuchen isst, wird die andere sofort von ihrem schlechten Gewissen getrieben. Denn sie weiß, ihr Stück Torte wird direkt auf ihren Hüften landen. Dabei isst sie gar nicht so viel mehr als ihre Freundin. So wie Steffi geht es vielen, und auf die Frage nach dem Grund hört man immer wieder den Satz: »Ich kann nichts dafür, dass ich so dick bin. Das ist Veranlagung.«

So oder ähnlich entschuldigen viele Übergewichtige ihr Übergewicht und versuchen sich damit nach Meinung vieler Schlanker, aus der Verantwortung zu ziehen. Dabei liegen sie durchaus oft richtig. Denn in der Tat haben manche Menschen eine Erbsubstanz, die das Übergewicht quasi vorprogrammiert.

Es ist beispielsweise kein Zufall, dass dicke Paare auch überdurchschnittlich häufig fettleibige Kinder haben. Verschiedene Studien lieferten bereits den Beweis, dass nicht nur die Erziehung und die Ernährung, sondern auch genetische Veranlagungen dafür verantwortlich sein können.

Dazu untersuchten Wissenschaftler beispielsweise Adoptivkinder, die schon sehr jung von ihren Eltern getrennt wurden, und verglichen das Gewicht der leiblichen Eltern mit dem der Adoptiveltern. Dabei wurde ein deutlicher Einfluss der Gene der biologischen Eltern festgestellt. Auch Studien mit eineiigen Zwillingen, die getrennt voneinander aufwuchsen, bestätigten dies. Forscher schätzen mittlerweile den Einfluss, den die genetische Veranlagung auf die Körpermasse eines Menschen hat, auf bis zu 60 Prozent. Normalgewichtig zu sein bedeutet für diese Menschen, einen lebenslangen Kampf gegen ihre Neigung zum Übergewicht zu führen.

Was heißt das für Steffi im Hinblick auf ihre heiß geliebte Schwarzwälder Kirschtorte?

Klar ist: Sie steckt in der Falle ihres Belohnungssystems, von dem sie sich (unbewusst) Glücksgefühle erhofft. Bleibt nur noch die Frage, ob sie Trägerin eines der heute bekannten »Dickmacher-Gene« ist. Handelt es sich »nur« um eine durch das limbische System beeinflusste übermäßige Nahrungsaufnahme, so stehen ihre Chancen gut, auch mit ihrem Hüftgold fertig zu werden. Denn hier können wir ja vieles über die körperliche Bewegung und das Zusammenspiel von Kalorienangebot und -bedarf regeln.

Der erste Schritt ist sicherlich der Vorsatz, eine Änderung in der Lebensführung vorzunehmen. Bezogen auf Steffi bedeutet dies, dass sie beschließt, künftig bewusster mit Naschereien umzugehen und sich mehr zu bewegen. Dieser Entschluss entsteht wieder in unserem jetzt schon bekannten limbischen System. Über mehrere Zwischenschritte, die wir uns hier ersparen wollen, kommt es dann schließlich zu dem, was wir die Motivation nennen.

WAS IST EIGENTLICH MOTIVATION?

Du hast es schon mehrfach gelesen, und wir kommen immer wieder darauf zurück: Motivation spielt eine besonders große Rolle beim erfolgreichen Abnehmen. Aber was genau versteht man unter Motivation? Von Grundbedürfnissen wie Hunger, Schlaf und der Lust auf Sex über Bedürfnisse nach Zugehörigkeit, Anerkennung und Status bis hin zum Wunsch nach Selbstverwirklichung – immer ist der Motor zur Befriedigung die Motivation, und dahinter stecken unterschiedliche Faktoren:

- der mentale Faktor der Motivation, der durch deine Gedanken, deine Ziele und deine Sorgen entsteht.
- der körperliche Faktor der Motivation, ausgelöst durch Hunger, Durst, sexuelles Verlangen, Angst oder »positive« Energie wie Bewegungsdrang.
- der intrinsische Motivationsfaktor, der in uns selbst entsteht – beispielsweise, wenn uns ein bestimmtes Verhalten Spaß macht oder wir durch ein Verhalten eine Verbesserung spüren.
- der extrinsische Motivationsfaktor, bei dem uns die Außenwelt zur Verhaltensänderung anregt. Beispiel: Es steht ein wichtiges Fest an, vielleicht sogar deine Hochzeit, und du möchtest in ein bestimmtes Kleid passen.

An dieser Stelle soll es genug sein mit unserem Mittelhirn und dessen Treiben. Wenden wir uns nun weiteren wichtigen Mitwirkenden im Kampf gegen das überschüssige Körperfett – vertreten durch unsere Mitspielerin Miss Molly – zu.

DIE ROLLE DER HORMONE

Im folgenden Kapitel werden wir uns mit den wesentlichen Hormonen beschäftigen, die das Gewichtsverhalten sehr erheblich beeinflussen. Beginnen wollen wir mit einem machtvollen »Big Player« in diesem System, dem Insulin.

INSULIN

Insulin wird in bestimmten Teilen der Bauchspeicheldrüse, den »Langerhansschen Inseln« gebildet. Seine wesentliche Funktion besteht in der Regulation des Blutzuckers: Insulin kann als einziges Hormon den Blutzuckerspiegel senken. Nach Aufnahme von Kohlehydraten wird Insulin aus der Bauchspeicheldrüse ausgeschüttet und sorgt dafür, dass die enthaltene Glucose in die Zellen aufgenommen wird. Auf diese Weise sinkt der Blutzuckerspiegel. Die Aufnahme der Glucose erfolgt bevorzugt in die Muskelzellen.

Aber es gibt Zellen in unserem Körper, die Glucose auch unabhängig vom Insulin aufnehmen, dazu gehören vor allem die Nervenzellen. Diese Tatsache spielt bei der Theorie des »Selfish Brain« (siehe S. 24) eine bedeutsame Rolle.

Eine weitere wichtige Aufgabe des Insulins ist die Regulation der sogenannten Lipolyse, also der Umwandlung von gespeichertem Fett in freie Fettsäuren und somit des Abbaus von Fett. Ein erhöhter Insulinspiegel im Blut hemmt die Lipolyse und den Fettabbau. Ein normaler bis leicht erniedrigter Insulinspiegel führt dagegen zu einer gesteigerten Lipolyse und Freisetzung von freien Fettsäuren. Diese stehen dann durch die sogenannte ß-Oxidation der Energiegewinnung zur Verfügung. Mit anderen Worten: Wir befinden uns im Fettabbau und nehmen ab.

Der Eiweißspiegel im Körper profitiert ebenfalls von der Wirkung des Insulins. Neben der Aufnahme von Glucose schleust es nämlich auch Aminosäuren in die Zellen, die dann dem Muskelaufbau zur Verfügung stehen. Das hat natürlich große Bedeutung bei der Zusammensetzung der Nahrung zur Verhinderung des Muskelabbaus, der bei einer Reduktionskost leicht eintreten kann.

So viel zu den positiven Wirkungen des Insulins. Aber jede Medaille hat bekanntlich zwei Seiten, und daher werden wir uns später mit der negativen Seite dieses Superhormons im Rahmen der Krankheiten befassen.

Auf jeden Fall agiert das Insulin nicht völlig losgelöst in unserem Körper, sondern arbeitet sozusagen im Team mit einem weiteren Stoff, der ebenfalls in der Bauchspeicheldrüse beheimatet ist, dem Glucagon.

GLUCAGON

Die Hauptwirkung des Glucagons ist die Stabilisierung des Blutzuckerspiegels. Hierzu wird die Speichersubstanz der Glucose, das Glycogen, vorwiegend in der Leber in energiereiche Glucose zurückverwandelt.

Im Gegensatz zum Insulin ist der Serumspiegel des Glucagons über den Tag relativ gleichbleibend. Nur starke Unterzuckerung und sehr eiweißreiche Mahlzeiten führen zu einer starken Ausschüttung von Glucagon.

Hier kommt die zweite Hauptwirkung des Glucagons zum Tragen, die Gluconeogenese, das heißt die Neubildung von Zucker vorwiegend aus Proteinen. Auch diesen Effekt des Glucagons sollten wir uns merken, da er für den Muskelabbau bei extremer Low-Carb-Ernährung oder beim Fasten mitverantwortlich ist.

Was bedeutet all das ganz konkret im Alltag? Schauen wir uns einfach noch mal Steffi und Ellen an: Dank guter Gesundheit muss sich Steffi um ihren Insulin- und Glucagonspiegel grundsätzlich keine Sorgen machen. Allerdings ist sie, wie wir wissen, fest in der Hand ihres Belohnungssystems, das ihren Blick auf das Stück Torte im Café fixiert. Verantwortlich hierfür sind sogenannte Neurotransmitter: Botenstoffe, die die Informationen von einer Nervenzelle zur nächsten transportieren. Im Wesentlichen handelt es sich um vier dieser Sendboten, von denen wir zwei genauer ansehen wollen, Dopamin und Serotonin.

DOPAMIN

Der wohl wichtigste Neurotransmitter ist das Dopamin. In unserem Belohnungssystem löst es Begehren, Antrieb, Aufmerksamkeit, Interesse, Lust, Freude, Begeisterung und Glücksempfindungen aus. Dabei wirkt es ähnlich wie ein Scheinwerfer, der unsere Aufmerksamkeit auf alles denkbar Angenehme, Erfreuliche und Vergnügliche lenkt und uns zur Erreichung unserer Ziele vorwärtstreibt. Die daraus entstehende Motivation ist der Schlüssel vielfältigen menschlichen Handelns.

Steffi im Café wird geradezu von Dopamin überschwemmt und ist entsprechend guter Laune. Die Aussicht auf den bevorstehenden Leckerbissen hat sie dabei so im Griff, dass sie all ihre guten Vorsätze vergisst.

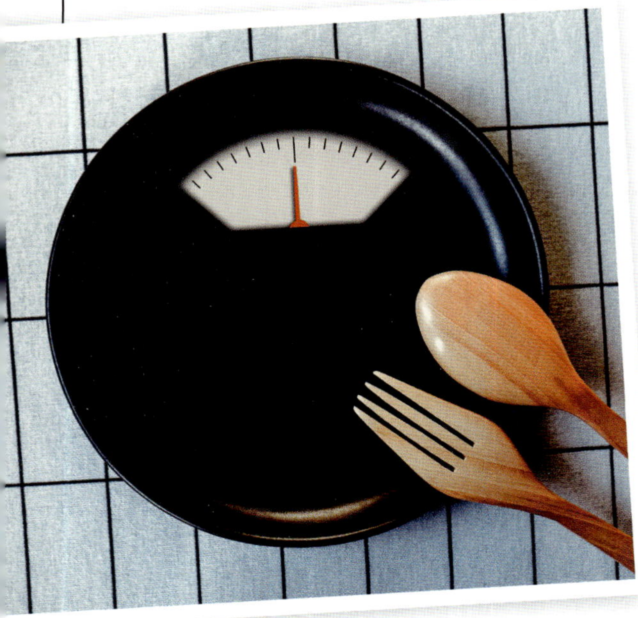

An dieser Stelle betritt jetzt ein weiterer Darsteller die Bühne, der ihre Hochstimmung noch mehr steigert, und zwar das Serotonin.

SEROTONIN

Dieser oft auch als Glückshormon bezeichnete Neutrotransmitter hat sowohl im Gehirn als auch im übrigen Körper eine Reihe von teilweise dramatischen Effekten, wobei wir uns hier auf die Auswirkung auf die Gefühlslage konzentrieren. Dazu schauen wir uns wieder an, was Steffi erlebt: Nachdem sie das Stück Torte aufgegessen hat, spürt sie ein intensives Wohlbefinden. Dieser Zustand ist auf die entspannende und stimmungsaufhellende Wirkung des Serotonins und seiner Vorstufe, des Tryptophans, zurückzuführen und hält eine gewisse Zeit an.

Es scheint aber noch weitere Mitspieler im großen Spiel von Nahrungsaufnahme, Sättigungsgefühl und Gewichtszunahme zu geben. Zwei davon sind direkte Gegenspieler und erst in den letzten Jahren in den Fokus der Forschungen nach der Entstehung der Adipositas gerückt. Die Rede ist von Leptin und Ghrelin.

LEPTIN UND GRHELIN

Leptin wird in unseren Fettzellen gebildet und sorgt im Gehirn für das Gefühl der Sättigung, weshalb man es auch Sättigungshormon nennt. Sobald der Leptinspiegel im Gehirn wieder sinkt, entsteht ein Hungergefühl. So weit, so normal. Nun gibt es dabei aber eine fatale Ausnahme: So wie viele adipöse Menschen einen hohen Insulinspiegel haben, der mit einer Insulinresistenz einhergeht, gibt es auch beim Leptin eine Resistenz. Im Klartext bedeutet das: Das Belohnungssystem ist überreizt und reagiert nicht mehr auf diesen Neurotransmitter. Die Folge ist ein Ausbleiben des Sättigungsgefühls; man fühlt sich praktisch nie satt und könnte ständig essen.

Das Hungergefühl entsteht wiederum durch das Hormon Grhelin, das im Magen und der Bauchspeicheldrüse gebildet wird. Es ist der Garant dafür, dass wir unseren Körper ausreichend mit Energie versorgen, denn wenn er Nahrung braucht, steigt der Ghrelinspiegel an, und das signalisiert uns: »Bitte essen«. Sobald genügend kalorische Energie vorhanden ist, sinkt der Ghrelinspiegel ab, der Leptinspiegel hingegen steigt. Beide Reaktionen spielen sich wieder im Belohnungssystem und Hypothalamus ab.

Solange dieses Zusammenspiel funktioniert, findet ein steter Ausgleich zwischen benötigter und zugeführter Energie statt. Wir nehmen genau soviel Nahrung zu uns, wie wir brauchen, und unser Körpergewicht bleibt konstant. Gerät aber die Balance zwischen dem Hungerhormon Ghrelin und dem Sättigungshormon Leptin außer Kontrolle, beispielsweise durch eine Leptinresistenz, essen wir mehr bzw. viel mehr, als wir verbrauchen können. Die Folge ist, wir nehmen zu – und das kann zu deutlich Schlimmerem führen als einfach nur der Unzufriedenheit mit dem eigenen Spiegelbild. Starkes Übergewicht bzw. Adipositas macht auf Dauer nämlich krank.

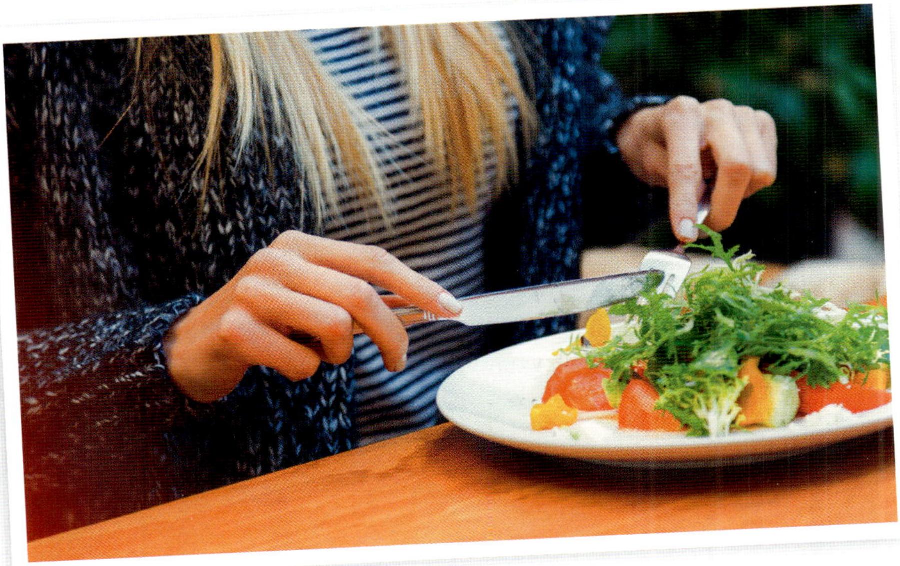

DICK GLEICH KRANK
– krank gleich dick?

Aber erhöht langanhaltendes schweres Übergewicht automatisch das Risiko zu erkranken? Führen umgekehrt bestimmte Erkrankungen immer zu einer Gewichtszunahme? Hierzu schauen wir uns im folgenden Kapitel vier unterschiedliche Erkrankungen hinsichtlich ihrer Entstehung und Folgen genauer an.

Die häufigste Erkrankung, die mit der Adipositas in Verbindung gebracht wird, ist der Diabetes mellitus.

DIABETES MELLITUS (ZUCKERKRANKHEIT)

Der umgangssprachliche Name Zuckerkrankheit leitet sich von der Tatsache ab, dass die Diagnose früher durch den süßlich schmeckenden Urin von Erkrankten gestellt wurde. Das übernahmen hierfür ausgebildeten Spezialisten, sogenannte Urin-Schmecker. Die Diagnose war deshalb sehr treffsicher, weil der Körper bei Diabetes aufgenommenen Zucker nicht mehr verarbeiten kann und ihn teilweise über die Nieren ausscheidet.

Das ist natürlich lange her; heute gibt es eine wesentlich einfachere Methode, einem Diabetes auf die Spur zu kommen: Teststäbchen für Blut und Urin verraten ein Erkrankungsrisiko in Minutenschnelle. Weitere Blutuntersuchungen klären dann verlässlich, ob tatsächlich Diabetes vorliegt.

Leider ist die Diagnose ziemlich oft positiv: Der Prozentsatz der an Diabetes erkrankten Deutschen liegt bei etwa 8,5 Prozent. Dabei entfallen ca. 90 Prozent auf Diabetes Typ 2 und zehn Prozent auf Diabetes Typ 1. Um den Unterschied zu verstehen, reicht es zu wissen: Während der Typ 1 angeboren oder die Folge einer Veranlagung ist, »erwirbt« man sich Typ 2 fast immer selbst durch falsche Ernährung und Lebensgewohnheiten. Kein Wunder also, dass etwa 40 Prozent aller adipösen Menschen mit einem BMI über 30 als Diabetiker in der Arztpraxis landen.

Im folgenden Kapitel beschäftigen wir uns ausschließlich mit dem Diabetes Typ 2, da dieser im Wesentlichen durch die Adipositas hervorgerufen bzw. beeinflusst wird.

Zum besseren Verständnis wenden wir uns wieder Steffi zu. Was passiert nun, wenn sie genüsslich ihr Stück Torte isst? Ungefähr das: Schon im Magen, aber spätestens im Darm werden die Kohlenhydrate aus der Torte zu Glucose abgebaut und über den Darm vom Körper aufgenommen. Unmittelbar danach produziert Steffis Bauchspeicheldrüse das Hormon Insulin, welches die Glucose zur Energiegewinnung in die Muskelzellen schafft. Zusätzlich wird überschüssige Glucose im Körper als Glykogen und danach als Fett in Form von Triglyceriden gespeichert.

Bliebe es bei dem einen Stück Torte ab und zu, und würde sich Steffi ansonsten ausgewogen und gesund ernähren sowie regelmäßig körperlich bewegen, hätte sie kein Problem mit diesem Vorgang. Tatsächlich aber genießt Steffi nicht nur ziemlich regelmäßig Torte oder Kuchen, sondern sie isst auch sonst gern und viel Süßes und Fettes – und bewegt sich kaum. Und so kommt es mit der Zeit zu einer ständigen Gewichtszunahme, weil ihr Körper immer mehr Insulin benötigt, um den Blutzuckerspiegel konstant zu halten. Dabei gerät auch das Zusammenspiel der Hormone (vor allem Leptin und Ghrelin) aus dem Gleichgewicht. Es entstehen eine Leptin- und eine Insulinresistenz – und auf Dauer immer größeres Übergewicht.

Stellen wir uns ein Brett vor, dessen Enden auf zwei Blöcken liegen. Legt man nun in die Mitte des Brettes ein Gewicht, beginnt das Brett sich zu biegen und bricht schließlich eines Tages, wenn es das Gewicht nicht mehr tragen kann. Ungefähr so ist es auch mit unserer Gesundheit. Irgendwann wird die Belastung durch das hohe Körpergewicht so groß, dass das vom Körper produzierte Insulin nicht mehr ausreicht. Anfänglich produziert die Bauchspeicheldrüse immer mehr Insulin, bis der Körper nicht mehr darauf anspricht. Die sogenannte Insulinresistenz ist da und mit ihr wenig später der Diabetes Typ 2.

Zusätzlich hat das jetzt reichlich vorhandene Insulin noch die Wirkung, das Fett in den Fettzellen zu speichern und an seiner Freisetzung zu hindern. So schließt sich dann der Kreis und unsere Steffi ist nicht nur stark übergewichtig, sondern wird mit großer Wahrscheinlichkeit irgendwann auch Diabetikerin werden.

Hier handelt es sich tatsächlich um eine Erkrankung, die, von Ausnahmen abgesehen, durch einen falschen Lebensstil hervorgerufen wird. Die gute Nachricht jedoch lautet: Umgekehrt kann man diese Krankheit durch eine Änderung des Ess- und Bewegungsverhaltens wieder bessern oder sogar heilen.

Dabei spielt neben einer kalorienreduzierten, kohlenhydratarmen und ausgewogenen Ernährung die körperliche Bewegung eine wichtige Rolle. Vor allem Krafttraining kann helfen, weil es den Muskelaufbau fördert – und Muskelgewebe wiederum erhöht den Verbrauch von aufgenommenen Kohlenhydraten, sodass sich automatisch auch der Fettabbau steigert.

WAS KANN MAN TUN? – UNSERE VORGEHENSWEISE

Wenn Menschen wie Steffi zu uns kommen, empfehlen wir ihnen, künftig auf das Stück Torte zu verzichten und dreimal pro Woche zu trainieren, dabei an zwei Tagen mit Gewichten zu arbeiten und an einem Tag ihre Ausdauer zu verbessern. Die Gewichte beim Krafttraining sollten so beschaffen sein, dass ein Muskelwachstum erfolgt. Denn wir wissen, dass die Muskulatur das Organ ist, welches in der Lage ist, zugeführte Kohlenhydrate schnell und effektiv zu verbrennen. Auf diese Weise senken wir eine vorhandene Insulinresistenz, das heißt der Körper spricht wieder besser auf Insulin an. Entsprechende Übungen findest du ab Seite 114.

Je nach Gewichtsverlauf und Blutzuckermessung passen wir außerdem die Menge und Zusammensetzung der Nahrung an. Wir empfehlen eine kalorienreduzierte Ernährung, die etwa 500 bis 750 Kalorien unter dem Grundumsatz liegt. Wichtig ist, dass sich dieser Grundumsatz nicht auf das vorhandene (Über)- Gewicht bezieht, sondern auf ein Gewicht, welches im normalen Bereich liegt.

Beispiel: Eine 1,70 Meter große Frau wiegt 110 Kilogramm. Ihr »Normalgewicht« liegt irgendwo zwischen 60 und 80 Kilogramm, und genau auf diese 60 bis 80 Kilogramm bezieht sich der rechnerische Grundumsatz.

Diese beiden Maßnahmen – kalorienreduzierte Ernährung und konsequentes Training – reichen in der Regel aus, um einen Diabetes Typ 2 entscheidend zu bessern und entweder ohne Medikamente oder mit wesentlich weniger auszukommen. Parallel dazu erfolgen eine Gewichtsabnahme und Verbesserung der körperlichen Fitness.

SO ERMITTELST DU DEINEN GRUNDUMSATZ

Unter Grundumsatz verstehen wir die Energiemenge, die der Körper zur Erhaltung seiner elementaren Funktionen wie Atmen, Verdauen, Verstoffwechselung etc. benötigt.

Es gibt mehrere Formeln zur Errechnung, die aber teilweise sehr verwirrend sind.

Die einfachste und beste Formel für Frauen ist, das Körpergewicht mit dem Faktor 20 zu multiplizieren. Dabei bitte unbedingt beachten: Grundlage ist das angestrebte Zielgewicht, nicht das aktuelle Gewicht! Beispiel: Du wiegst derzeit 100 Kilogramm und möchtest als Wunschgewicht 75 Kilogramm erreichen. Du multiplizierst also 75 x 20 und erhältst als Ergebnis 1500. Dein Grundumsatz beträgt ca. 1500 Kcal/Tag.

Wohlgemerkt: Das ist dann die ungefähre Energiemenge, die dein Körper braucht, um in absoluter Ruhestellung seine Funktionen aufrecht erhalten zu können. Da du aber regelmäßig trainierst und dich auch sonst bewegst (z. B. bei der Hausarbeit oder im Job), erhöht sich dieser Wert entsprechend. Um die tatsächlich benötigte Energie zu ermitteln, berücksichtigen wir darum zusätzlich deine körperliche Aktivität. Als Faustregel gilt hier: Je mehr Bewegung, desto höher der Energiebedarf. Im Schnitt ergibt sich ungefähr ein Gesamtbedarf von 2000 Kcal/Tag. Wenn du abnehmen möchtest, musst du davon allerdings wieder etwas abziehen, damit die Kalorienbilanz negativ wird. In unserem Programm arbeiten wir mit 1200 bis 1500 Kcal am Tag. Das ist die richtige Menge, um den Körper mit der nötigen Energie zu versorgen und zu verhindern, dass der Stoffwechsel auf einen »Hungermodus« umschaltet, aus dem der gefürchtete Jo-Jo-Effekt entstehen würde.

METABOLISCHES SYNDROM („TÖDLICHES QUARTETT“)

Als Metabolisches Syndrom bezeichnet man die Kombination aus mehreren Risikofaktoren, die allesamt zur Entstehung von Arteriosklerose, Herzinfarkt, Schlaganfall und anderen gefährlichen Folgekrankheiten beitragen können.

Als Risikofaktoren gelten:

1. Taillenumfang über 88 Zentimeter (Frauen); über 102 Zentimeter (Männer)
2. Nüchtern-Blutzucker von über 100 mg/dl
3. Triglyceride von über 150 mg/dl nüchtern
4. HDL von unter 40 mg/dl bei Frauen und unter 50 mg/dl bei Männern
5. Blutdruckwerte von über 130/85 mmHg

DENK DARAN

Jeder Fall ist anders, und jede Regel hat Ausnahmen – also sprich grundsätzlich immer mit deinem behandelnden Arzt und lass dir von ihm grünes Licht geben, bevor du startest!

Dick gleich krank

Treffen mindestens drei dieser Faktoren zu, gilt die Diagnose Metabolisches Syndrom als gesichert. Unter dieser Erkrankung leiden etwa 25 bis 30 Prozent der Bevölkerung Westeuropas und Nordamerikas. Hierbei spielt die Fettverteilung zusätzlich eine wesentliche Rolle, besonders bei Männern.

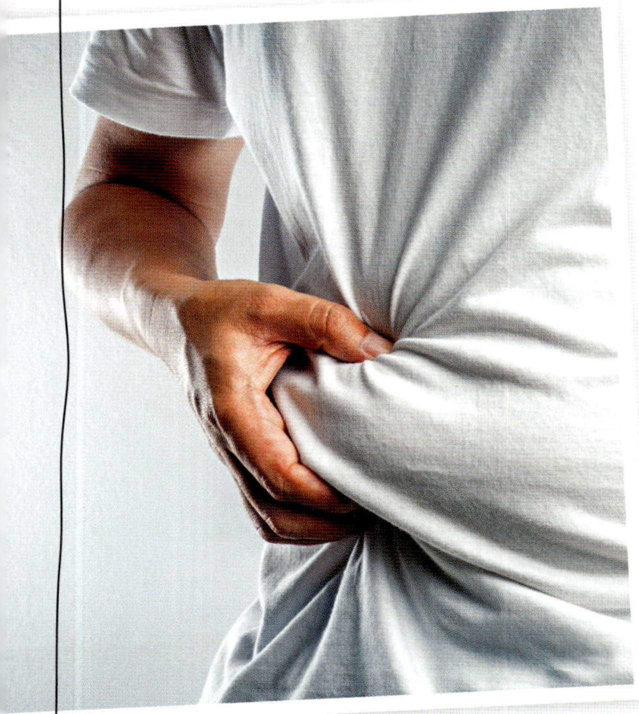

Als riskant gilt die sogenannte Apfelform, das heißt, die Ansammlung von Fett im Taillenbereich. Noch gefährlicher ist aber das Fett im Bauchraum, das sogenannte viszerale Fett, denn es produziert Hormone, die sich negativ auf unseren Glucose- und Fettsäurespiegel auswirken. Um die Menge an viszeralem Fett im Körper ungefähr einschätzen zu können, reicht die Messung des Taillenumfangs. Je größer dieser ist, desto höher ist auch die Wahrscheinlichkeit, dass die Menge an viszeralem Fett ebenfalls erhöht ist.

Alle anderen Parameter resultieren aus dem vorhandenen Übergewicht. Somit ist auch diese Erkrankung eine Folge des Lebensstils, von wenigen Ausnahmen einmal abgesehen. Die rechtzeitige Umstellung der Nahrungs- und Bewegungsmuster kann entscheidend dazu beitragen, das Metabolische Syndrom und daraus entstehende Folgeschäden zu verhindern.

WAS KANN MAN TUN? – UNSERE VORGEHENSWEISE

Wohl keine Erkrankung wird in einem solchen Maße vom Lebensstil gefördert wie das Metabolische Syndrom: Mangelnde Bewegung in Verbindung mit sehr kalorienreicher Ernährung über längere Zeit lassen Miss Molly und ihre Schwestern bzw. die Fettzellen immer mehr von uns Besitz ergreifen.

Umso wichtiger ist gerade hier eine Änderung der Ernährungs- und Bewegungsweise. Daher stehen ausführliche Gespräche bei uns immer am Beginn der Änderungsphase. Wir legen Wert darauf, dass zu diesem Zeitpunkt der Hausarzt mit eingebunden wird und seinen Patienten ebenfalls mit Rat und Tat zur Seite steht. So stellen wir sicher, dass bestehende Vorerkrankungen rechtzeitig erkannt werden. Falls erforderlich, empfehlen wir eine begleitende Psychotherapie, um die Ursachen des emotionalen Essens zu ergründen (siehe S. 18).

Ganz wichtig!

Bitte besprich mit deinem Hausarzt bzw. behandelnden Arzt, welche Änderungen du vorhast. Nur so lassen sich eventuelle gesundheitliche Risiken ausschließen. Starkes Übergewicht und speziell Folgeerkrankungen wie das Metabolische Syndrom darfst du nicht allein und nur mit unserem Buch angehen!

An dieser Stelle unterscheidet sich unsere Methode übrigens ganz erheblich von vielen bekannten TV- und Online-Programmen zur Gewichtsreduktion. Es reicht eben nicht aus, dass ein Moderator Liegestütze und Squats vorführt oder Fitnesstrainerinnen ihren Core stärken. Hinter all diesen Programmen stehen finanzstarke Unternehmen und Fernsehsender, die sich nach Belieben C- oder D-Promis einkaufen und hüpfen lassen. Hinter unserer Methode stehen nur Silke und Heiner und sonst niemand. Wir lassen in unser Vorgehen unsere langjährige Erfahrung und Sachkenntnis einfließen, und die nachhaltigen Erfolge geben uns recht.

Doch zurück zum Metabolischen Syndrom und unserer Vorgehensweise. Nach den Eingangsgesprächen entwerfen wir einen individuellen Trainings- und Ernährungsplan. Das Training besteht aus vier Einheiten in der Woche, und zwar je zwei Kraft- und Ausdauereinheiten in Form von HIIT-Einheiten (High Intensity Intervall Training). Diese bestehen aus Fitnessboxen, Tabata und Funktionaltraining. Begleitet werden sie von einem Ernährungsplan, der arm an Kalorien und Kohlenhydraten, dabei aber ausgewogen ist. So stellen wir sicher, dass du genügend Nährstoffe zu dir nimmst.

Die langfristig angestrebte Gewichtsabnahme liegt bei einem halben bis einem Kilogramm pro Woche. Nach etwa drei Monaten erfolgt eine erste Kontrolle, wobei wir eine Bio-Impedanz-Analyse mittels der seca mBCA durchführen. So erhalten wir ein genaues Feedback über die Gewichtsabnahme sowie den Muskelaufbau.

Ansprechen möchten wir hier noch eine weitere Erkrankung, die häufig mit starkem Übergewicht in Verbindung steht.

HASHIMOTO THYREOIDITIS

Dabei handelt es sich um eine Autoimmunerkrankung der Schilddrüse, bei der unser Immunsystem das körpereigene Schilddrüsengewebe als fremd erkennt und angreift. Dadurch entsteht eine chronische Entzündung des Schilddrüsengewebes, das dadurch zum Teil oder sogar gänzlich zerstört wird.

Die daraus entstehenden Symptome sind sehr vielfältig. Typisch sind starke Müdigkeit, depressive Verstimmung und vor allem eine ebenso rasche wie hohe Gewichtszunahme. Diese kann mehrere Kilogramm betragen, schon bevor die Hashimoto Thyreoiditis entdeckt wird. Betroffene haben es wegen der Erkrankung besonders schwer, diese Pfunde anschließend wieder loszuwerden.

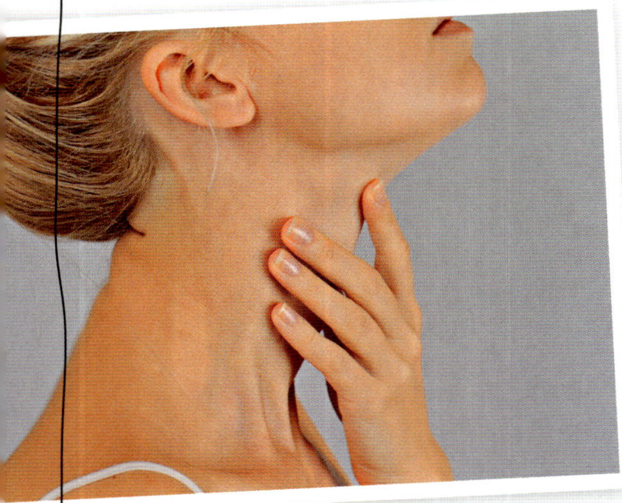

Bevor wir in die Diagnostik einsteigen, müssen wir uns einen Moment mit dem Regelkreis der Schilddrüse beschäftigen. Diese wird von der Hirnanhangdrüse überwacht, die ständig den Gehalt von Schilddrüsenhormonen im Blut analysiert und je nach gemessenem Wert der Schilddrüse das Kommando gibt, Hormone auszuschütten bzw. deren Produktion zu drosseln. Das geschieht über ein Vermittlungshormon namens TSH (Schilddrüsen stimulierendes Hormon). Bei den Schilddrüsenhormonen handelt es sich um die Hormone fT3 und fT4 , wobei »f« für freies, nicht an Eiweiß gebundenes Hormon steht. Die Hirnanhangdrüse misst also sowohl die Höhe des TSH als auch die der Hormone fT3 und fT4. Sinkt nun der Wert der Schilddrüsenhormone im Blut ab, steigt der TSH-Wert, und die Schilddrüse bekommt das Kommando, mehr Hormone zu produzieren. Genau dieser Prozess liegt bei der Hashimoto Thyreoiditis vor. Wir haben es also mit einer Unterfunktion der Schilddrüse zu tun, der sogenannten Hypothyreose. Zusätzlich misst man für die Diagnose im Labor die Antikörper, die der Körper gegen die Schilddrüse bildet.

Die Gesamtheit dieser Blutbefunde ergibt dann die Diagnose Hashimoto Thyreoiditis. Um die Diagnose abzurunden und abzusichern, kommen noch eine Ultraschalluntersuchung sowie eine Feinnadelbiopsie (Gewebeuntersuchung) hinzu.

Fehlen ausreichende Mengen von Schilddrüsenhormonen, verlangsamt sich der gesamte Stoffwechsel, vor allem aber der Abbau von Fetten im Körper. Hierdurch kommt es zu einer langsamen, aber stetigen Gewichtszunahme. Zusätzlich erfolgt eine Wassereinlagerung zwischen den Zellen, die das Gewicht ebenfalls erhöht.

Sobald Arzt oder Ärztin die Diagnose Hashimoto Thyreoiditis gestellt haben, ist die Therapie relativ einfach: Sie besteht in der Gabe der Schilddrüsenhormone fT3 und fT4 in Tablettenform. Diese müssen meist ein Leben lang eingenommen werden, da die Erkrankung nicht ausheilt.

Meistens dauert es eine Weile, bis die richtige Dosis gefunden ist und sich der Hormonhaushalt wieder einpendelt. Die typischen Beschwerden sollten dann verschwinden. Die überflüssigen Pfunde sind da leider hartnäckiger, besonders, wenn es sich um starkes Übergewicht handelt. Doch auch da ist natürlich Besserung möglich: Bei einer gut eingestellten Behandlung mit Schilddrüsenhormon-Tabletten in Verbindung mit einer kalorienreduzierten Mischkost und regelmäßiger sportlich fordernder Bewegung steht dem Erreichen des Wohlfühlgewichts nichts mehr im Weg.

Eine Adipositas bei Hashimoto muss also nicht sein, wenn man sich an diese Empfehlungen hält. Da der Körper in diesen Fällen aber selbst kleine Sünden nicht verzeiht, ist besondere Disziplin angesagt.

WAS KANN MAN TUN? – UNSERE VORGEHENSWEISE

Man kann es nicht oft genug sagen: Bei dieser Erkrankung der Schilddrüse ist die wichtigste Voraussetzung für eine nachhaltige Gewichtsabnahme die exakte Einstellung der Schilddrüsenhormone durch den Facharzt (Endokrinologe).

Erst dann kann eine Umstellung der Ernährung richtig »greifen«. Wobei man wissen muss: Die Gewichtsabnahme geht bei Hashimoto deutlich langsamer als bei Stoffwechselgesunden – trotz der Tabletten und deren exakter Dosierung. Falls du zu den Betroffenen gehörst, möchten wir dich aber ermutigen: Hab Geduld! Es mag langsam gehen, aber du wirst Erfolg haben, wenn du dich an unser Programm hältst.

Eine spezifische Diät oder Verbote gibt es bei der Hashimoto-Erkrankung übrigens nicht; nur bei Fischgerichten ist eine gewisse Zurückhaltung angesagt. Besprich dies am besten mit dem behandelnden Arzt. Nahrungsergänzungsmittel sind überflüssig und belasten nur dein Bankkonto. Das gilt auch für Selen, welches in Blogs immer wieder als eine Art Wunderwaffe diskutiert wird. Eine ausgewogene Ernährung nach den Rezepten in diesem Buch ist absolut ausreichend.

Auch der Trainingsplan unterscheidet sich bei Hashimoto nicht von dem eines Stoffwechselgesunden. Es ist übrigens nicht selten, dass Hashimoto Thyreoiditis zusammen mit einer weiteren Erkrankung auftritt, dem PCO.

PCO – DAS SYNDROM DER POLYZYSTISCHEN OVARIEN

Hierbei handelt es sich um eine der häufigsten Stoffwechselstörungen bei Frauen. Betroffen sind etwa zehn Prozent aller Frauen im gebärfähigen Alter. Die beiden wichtigsten Symptome sind der fehlende Eisprung und die damit verbundene Unfruchtbarkeit. Bei den meisten Betroffenen liegt außerdem eine Adipositas vor. Das starke Übergewicht und die daraus meist entstehende Insulinresistenz scheinen die Hauptursache für das PCO-Syndrom zu sein. Vereinzelt sind auch normalgewichtige Frauen betroffen, hier ist die Entstehung des PCO ungeklärt. Die Therapie von PCO besteht im Wesentlichen aus einer Gewichtsreduktion mittels veränderter Ernährung sowie sportlicher Bewegung. Hierdurch kommt es meist zu einer Normalisierung des Zyklus. Bei bestehendem Kinderwunsch werden zusätzlich Hormonpräparate zur Förderung des Eisprungs gegeben.

WAS KANN MAN TUN? – UNSERE VORGEHENSWEISE

Ebenso wie bei der Hashimoto Thyreoiditis gibt es keine spezielle Ernährungsform. Wichtig ist aber auch hier, dass Betroffene die Änderung ihrer Lebensgewohnheiten in Zusammenarbeit und Absprache mit einem Facharzt durchführen. Gerade eine ausgeprägt fett- und kohlenhydratarme Ernährung kann sonst rasch zu weiteren Störungen des Hormongleichgewichtes führen.

Wir achten daher auf eine ausgewogene Mischernährung unter Berücksichtigung der individuellen Unverträglichkeiten. Die Zusammensetzung der Nahrung kann sich durchaus an den Rezepten dieses Buches orientieren.

ZUSAMMENFASSUNG

Alle in diesem Kapitel beschriebenen Erkrankungen haben eines gemeinsam: Sie werden durch eine bestehende Adipositas hervorgerufen oder verschlimmert. Diabetes mellitus und das Metabolische Syndrom lassen sich durch eine konsequente Umstellung des Lebensstils deutlich bessern oder sogar ganz beseitigen. Die immer wieder gehörte Klage, bei Hashimoto nicht abnehmen zu können, lässt sich so kategorisch nicht halten. Gleiches gilt für das PCO. Bei beiden ist die Gewichtsabnahme zwar erschwert, aber durchaus nachhaltig möglich.

Wir haben mit unserer Methode schon einigen Tausend Frauen und Männern zur Gewichtsabnahme verholfen. Darunter waren viele, die unter den oben beschriebenen Erkrankungen litten oder leiden. Unserer Erfahrung nach lässt sich bei konsequenter Anwendung unserer Methode fast immer eine deutliche Gewichtsreduktion erzielen; in vielen Fällen bessern sich auch die Folgeerkrankungen von Adipositas deutlich. Voraussetzung ist aber dabei die Einhaltung unserer Ernährungsempfehlungen sowie regelmäßiger Sport in Form von Kraft- und Ausdauertraining.

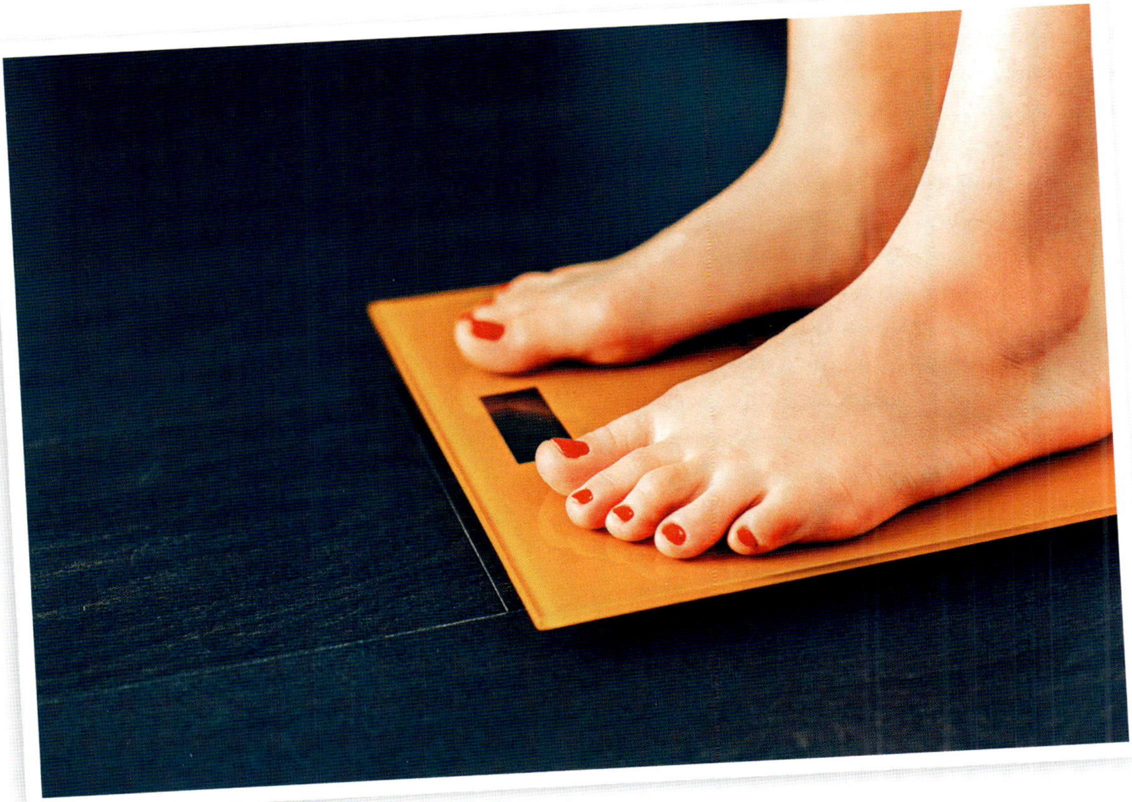

FETTVERTEILUNGS-STÖRUNGEN

DAS LIPÖDEM

Steffi geht natürlich auch nach ihrer erfolgreichen Gewichtsabnahme weiter zum Training, damit alles so bleibt, wie es nun ist. Dort hat sie sich mit Britta angefreundet. Britta ist total verzweifelt: Seit über einem Jahr geht sie regelmäßig ins Studio, strampelt auf dem Fahrradergometer und hat ihre Nahrung komplett umgestellt. Sie hat auch tatsächlich insgesamt schon 22 Kilogramm abgenommen – aber an den Hüften und Oberschenkeln reduziert sich das Fett um keinen Zentimeter. Ihr Trainer hat ihr empfohlen, die Kalorien noch mehr einzuschränken und auf vegane Ernährung umzusteigen. Auch das hat sie brav mitgemacht, aber wieder ohne Erfolg.

Eines Tages hat sie im Fernsehen eine Sendung gesehen, in der eine Erkrankung im Mittelpunkt stand, die genau auf sie zuzutreffen schien: Es ging um das Lipödem. Drei Wochen später hatte Britta einen Termin bei einem Spezialisten, der ihren Verdacht bestätigte und auch, dass ein Lipödem schuld an ihren hartnäckigen Fettpolstern war. Bevor wir Britta weiter begleiten, wollen wir uns mit dieser gar nicht so seltenen Erkrankung beschäftigen, die ungerechterweise fast nur Frauen betrifft und die mit Übergewicht ursächlich nichts zu tun hat.

Denn bei Lipödemen handelt es sich um eine Fettverteilungsstörung an Ober- und Unterschenkeln, Ober- und Unterarmen sowie im Hüftbereich und am Po, die durch krankhaft veränderte Fettzellen entsteht. Da fast ausschließlich Frauen Lipödeme haben, vermuten Experten hormonelle Ursachen; auch eine genetische Ursache wird diskutiert.

Die typischen Symptome sind:

- negatives Stemmersches Zeichen (die Haut zwischen dem dritten und vierten Zeh lässt sich abheben)
- Neigung zu Besenreisern
- Neigung zu Blutergüssen
- symmetrische Schwellungen
- Berührungs- und Druckschmerz

Wenn du vermutest, an einem Lipödem erkrankt zu sein, dann kann dir der folgende Selbsttest erste Anhaltspunkte geben.

Aber Achtung: Dieser Test ist nur ein erster Hinweis auf das Vorliegen eines Lipödems. Endgültige Gewissheit bringt nur eine fachärztliche Untersuchung bei einem Phlebologen (Venenarzt), Gefäßspezialisten oder Lymphologen. Auch ein erfahrener Hausarzt kann manchmal weiterhelfen, allerdings kennen sich viele Allgemeinmediziner mit dem Krankheitsbild kaum aus.

Mehr zu diesem Thema auf: www.infomedizin.de/krankheiten/lipoedem

FRAGEN	JA	NEIN
Sind deine beiden Beine und/oder Arme gleichermaßen von den Veränderungen/ Schwellungen betroffen und sind dabei deine Hand- oder Fußrücken nicht geschwollen?		
Sind deine Beine sowie evtl. auch Füße schwer und schmerzen schon bei kürzerem Stehen?		
Verschlimmern sich die Beschwerden bei Hitze auffallend?		
Bilden sich bei dir schnell blaue Flecken, ohne dass du dich verletzt hast, oder hast du auffällig viele Besenreiser?		
Hast du bereits bei leichtem Druck auf die geschwollenen Stellen Schmerzen?		
Lässt sich die Haut zwischen der dritten und vierten Zehe abheben?		

THERAPIE DES LIPÖDEMS

Für Britta hat sich der Besuch beim Spezialisten gelohnt, denn er konnte ihr nicht nur erklären, was ein Lipödem ist, sondern gab ihr außerdem klare Therapie-Empfehlungen.

Ab jetzt muss Britta so oft wie möglich eine Kompressionshose tragen, die das Gewebe festigt und entlastet. Zusätzlich sind weiterhin drei- bis viermal in der Woche Kraft- und Ausdauersport sowie eine intensive Hautpflege angesagt. Auch den regelmäßigen Gang zur Lymphdrainage hat er ihr empfohlen. Auf diese Weise kann man die Erkrankung meist Jahre ganz gut in Schach halten.

Irgendwann wird Britta allerdings trotzdem mit hoher Wahrscheinlichkeit größere Probleme bekommen: Das Lipödem ist leider nicht heilbar, und in vielen Fällen sammeln sich trotz aller Gegenmaßnahmen die krankhaft veränderten Fettzellen immer weiter und geballter an. Dann hilft nur noch ein chirurgischer Eingriff, die Liposuktion, bei der man bis zu zwölf Kilogramm Fett absaugt.

An dieser Stelle ein Wort zur Fettabsaugung: Es handelt sich um einen notwendigen medizinischen Eingriff und nicht um eine Schönheitsoperation. Dies muss man wissen, damit man von dem optischen Ergebnis nicht enttäuscht wird. Erst in einer Folgeoperation kann die optische Anpassung erfolgen, meist in Form einer Hautstraffung. Leider dauert der Streit über die Kostenübernahme für die »Verschönerung« durch die Krankenkassen seit vielen Jahren ohne eindeutige und positive Entscheidung an. Inzwischen hat das Bundesministerium für Gesundheit gemeinsam mit dem gemeinsamen Bundesausschuss der Ärzte und Krankenkassen entschieden, die Operation des Lymphödems ab Stadium 3 in den Leistungskatalog der gesetzlichen Krankenkassen aufzunehmen.

Britta hat sich inzwischen operieren lassen und ist auch mit dem kosmetischen Ergebnis zufrieden. Sie wird nun ein Leben lang Kompressionshosen tragen und weiterhin regelmäßig Sport treiben müssen. Aber ihr Leben ist wieder beschwerdefrei und selbst super enge Slim-Jeans kann sie jetzt tragen.

WAS KANN MAN TUN? – UNSERE VORGEHENSWEISE

Wenn ein Lipödem zusammen mit starkem Übergewicht auftritt, ist es zunächst wichtig, dass ein Spezialist die Diagnose »Lipödem« stellt. Erst dann untersuchen wir umfassend die Körperzusammensetzung mittels einer speziellen Bio-Impedanz-Analyse. Sie ist die

Grundlage für einen individuellen Plan zur Gewichtsreduktion und zum gezielten Muskelaufbau, und zwar besonders in den meist stark betroffenen Beinen und Armen.
Die Umsetzung dieses Plans dauert dann je nach Ausgangsbefund etwa ein bis eineinhalb Jahre.
Hinsichtlich der Ernährung gelten beim Lipödem in Verbindung mit Übergewicht überwiegend die gleichen Regeln wie beim Ernährungskonzept dieses Buches. Hier ist es aber besonders wichtig, den Kohlenhydratanteil noch weiter zu senken und die Eiweißaufnahme zu erhöhen, denn dadurch lässt sich das betroffene Gewebe sowohl schnell als auch dauerhaft entstauen.

Zusätzlich setzen wir die Endermologie ein, ein mechanisches Verfahren zur apparativen Massage und Entstauung der betroffenen Extremitäten. Es sollte ein- bis zweimal wöchentlich durchgeführt werden. Außerdem ist eine manuelle Lymphdrainage hilfreich, denn auch sie entstaut das Gewebe und lindert Beschwerden. Ein Muss ist zudem das Tragen einer Kompressionshose an mindestens vier, noch besser fünf Tagen pro Woche.

Nach Erreichen des angestrebten Zielgewichtes stellen sich die Betroffenen in einem operativen Zentrum zur weiteren Behandlung vor. Dort wird auch das Verfahren zur möglichen Kostenübernahme durch die Krankenkassen eingeleitet. Wir arbeiten dabei mit einem der renommiertesten Spezialistenteams zusammen. (Mehr dazu ab S. 52.)

DIE LIPOHYPERTROPHIE

Die Lipohypertrophie ist auf den ersten Blick nicht nur für Laien leicht mit dem Lipödem zu verwechseln, denn auch dabei bilden sich auffällige Fettpolster an Beinen, Armen, Hüften und Po. Tatsächlich handelt es sich aber um eine mögliche Vorstufe zum Lipödem, bei der sich das Fettgewebe unkontrolliert vermehrt. Es gibt aber wesentliche Unterschiede zum Lipödem: Die Lipohypertrophie verursacht keine Schmerzen und Blutergüsse treten deutlich seltener auf.

Die Ursachen sind teilweise genetisch, aber auch eine regelmäßige Injektion in immer denselben Körperbereich kann zu einer Lipohypertrophie führen. Man kennt das bei Diabetes- und anderen Patienten, die regelmäßige Injektionen vornehmen müssen. Diabetiker sollten daher grundsätzlich ständig die Injektionsstelle wechseln.

Unabhängig von der Ursache gilt auch hier: Das Tragen von Kompressionshosen hilft, das Gewebe zu entlasten. Falls gleichzeitig Übergewicht besteht, macht natürlich auch die Gewichtsreduktion Sinn. Sport kann zwar die Lipohypertrophie nicht beseitigen; trotzdem ist er wichtig zum Abnehmen, zum Muskelaufbau und zur Entstauung. Eine Liposuktion kann in sehr extremen Fällen außerdem notwendig sein.

WAS DER SPEZIALIST ZUM LIPÖDEM RÄT

Falls du zu den von einem Lipödem Betroffenen gehörst, wird dich sicher die Meinung eines Experten interessieren. Wir haben daher mit Dr. Alexander Stoff gesprochen. Zusammen mit seiner Frau, Dr. Claudia Stoff, ist er seit rund 15 Jahren einer der führenden Spezialisten bei der operativen Behandlung des Lipödems und wir arbeiten gern und regelmäßig mit ihnen zusammen.

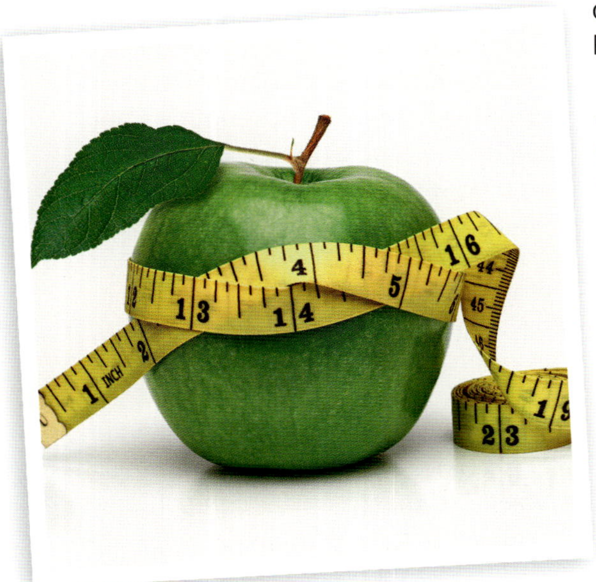

In ihrer Praxis an der PAN-Klinik im Herzen von Köln bieten die beiden die ganzheitliche chirurgische Therapie des Lipödems (Liposuktionen und Straffungen) an. Dr. Alexander Stoff ist außerdem Chefarzt für den Fachbereich Plastische Chirurgie in der Schön-Klinik Düsseldorf sowie Sektionsleiter für Plastische Chirurgie am St. Martinus-Krankenhaus Düsseldorf.

WORAN ERKENNE ICH, DASS ICH EIN LIPÖDEM HABE?

Das Lipödem ist ein chronisches und sich oft verschlechterndes Krankheitsbild mit genetischer und hormoneller Komponente. Es ist gekennzeichnet durch eine deutliche Neigung zu Blutergüssen nach Bagatelltraumen sowie einen deutlichen Druck- und Berührungsschmerz in den betroffenen Regionen, in der Regel die Arme und Beine.

WIE ERKENNT MAN DEN UNTERSCHIED ZWISCHEN LIPÖDEM UND NORMALEN FETTEINLAGERUNGEN?

Das Unterfettgewebe beim Lipödem ist in der Regel auffallend prall und druckempfindlich.

WELCHE KÖRPERPARTIEN SIND BETROFFEN?

Das Lipödem tritt immer im Bereich der Arme und Beine

auf. Hier unterscheidet man den Ganzarm- und Ganzbeintyp von einem isolierten Ober- oder Unterarm/-schenkeltyp. Nach unseren Erfahrungen ist aber in einigen Fällen auch das Gesäß betroffen.

GIBT ES DAS LIPÖDEM AUCH AM BAUCH?

Grundsätzlich und per definitionem nicht. Klinisch und aus Erfahrung beobachten wir jedoch auch am Bauch sowie am Gesäß das Vorkommen eines Lipödems. Besonders nach schon durchgeführten Liposuktionen an Armen und Beinen stellen wir die Zunahme des Lipödems auch am Gesäß fest. In solchen Fällen sind weitere Fettabsaugungen in diesen Bereichen meist unvermeidbar.

WARUM BEKOMMT MAN BEIM LIPÖDEM SO LEICHT BLUTERGÜSSE?

Das Gewebe ist durch die Erkrankung so geschwächt und empfindlich, dass schon sanfte Stöße oder sogar nur leichte Berührungen dazu führen.

WARUM SCHMERZEN DIE BETROFFENEN STELLEN?

Das liegt daran, dass das Gewebe durch Flüssigkeitseinlagerungen stark anschwillt und so einen starken und permanenten Druck erzeugt.

WAS HILFT GEGEN DIE SCHMERZEN AUSSER SCHMERZMITTELN?

Hier helfen voranging die Gewichtsreduktion, eine ausgewogene und individualisierte Ernährung, viel Sport, regelmäßige Lymphdrainagen und das permanente Tragen eines Flachstrickmieders. Die maximale Schmerzreduktion ist jedoch nur durch eine chirurgische Therapie im Sinne einer Liposuktion erzielbar.

WARUM WIRD DAS THEMA LIPÖDEM VON ÄRZTEN OFT NICHT ERNST GENOMMEN?

Vielen Ärzten ist die Erkrankung nicht bekannt oder sie sind nur unzureichend darüber informiert. Durch diverse Medienberichte ist aber eine weitläufigere Aufklärung in den nächsten Jahren zu erwarten.

WIE ERFOLGT DIE DIAGNOSE?

Die Diagnose wird aktuell rein klinisch gestellt, das heißt abhängig von den angegebenen Beschwerden. Es kann unterstützend ein Ultraschall durchgeführt werden, bei dem erhöhte Flüssigkeitseinlagerungen zwischen den Fettzellen nachgewiesen werden können.

ZU WELCHEM ARZT SOLL ICH GEHEN?

Erste Anlaufstelle sollte ein Phlebologe sein. Dieser sollte grundsätzlich die Erstdiagnose stellen und dies auch schriftlich in Form einer Bescheinigung festhalten.

IST DAS LIPÖDEM VERERBBAR?

Leider ja, häufig sind sogar mehrere weibliche Familienmitglieder davon betroffen.

GIBT ES EINE ALTERSBEGRENZUNG?

Nein. Ein Lipödem kann schon in der Pubertät, aber auch in einem höheren Lebensalter, zum Beispiel in oder nach der Menopause, erstmals auftreten.

VERSCHLIMMERT SICH DAS LIPÖDEM DURCH SPORT?

Im Gegenteil, grundsätzlich kann Sport die Ausprägung sowie die Beschwerden des Lipödems reduzieren. Entscheidend ist dabei aber die Gewichtsreduktion, die maximal ausgeschöpft werden sollte.

KANN MAN DEN VERLAUF DES LIPÖDEMS BEEINFLUSSEN?

Selbstverständlich beeinflusst die Lebensweise den Verlauf bzw. Die Ausprägung der Erkrankung. Entscheidend sind eine gesunde und ausgewogene Ernährung, reichlich körperliche Bewegung mit krankheitsbezogenen Sportprogrammen und die Ausschöpfung der konservativen Therapie. Dies kann die Entwicklung des Lipödems in Einzelfällen einschränken, in den meisten Fällen aber zumindest das Gewebe stärken und die Beschwerden lindern.

KANN DIE LIPOSUKTION DAS LIPÖDEM HEILEN?

Durch eine starke Reduktion des Fettgewebes in den betroffenen Regionen kann das Lipödem hier maximal eingedämmt werden. Häufig tritt aber danach eine kompensatorische Vermehrung des krankhaften Fettgewebes an anderen Körperstellen wie Bauch oder Po auf. Von einer endgültigen Heilung können wir also leider nicht sprechen.

MUSS MAN FÜR DIE LIPOSUKTION INS KRANKENHAUS?

Nicht unbedingt. Kleinere Mengen des Fettgewebes (drei bis fünf Liter bzw. Kilogramm) können wir auch ambulant absaugen. In den meisten Fällen ist aber die Entfernung von mehr als acht Litern Fettgewebe notwendig. Das macht einen Krankenhausaufenthalt dann unbedingt nötig, da der Kreislauf bis zu 36 Stunden nach der Operation labil bleibt und ständige ärztliche Beobachtung notwendig macht.

SIND NACH EINER LIPOSUKTION GRUNDSÄTZLICH STRAFFUNGEN NÖTIG?

Nein, in vielen Fällen kann hiervon abgesehen werden. Hierfür ist vor allem die Qualität des Bindegewebes bzw. der Haut der Betroffenen entscheidend. Nur wenn das Bindegewebe schwach ist und größere Hauttaschen entstehen, ist eine Straffung im Bereich der Arme und Beine erforderlich.

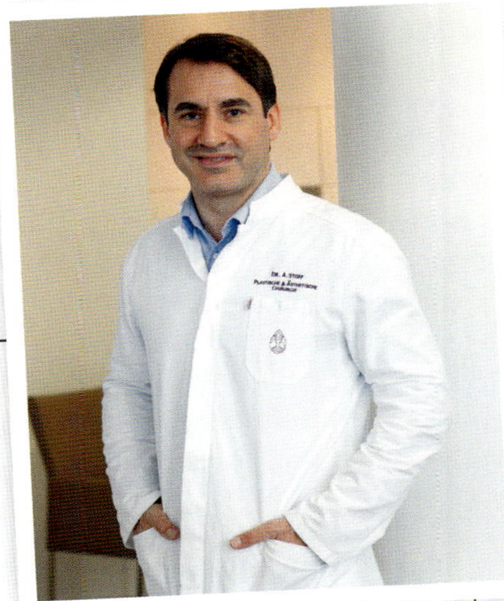

Behandlungsplan Lipödem

Dieses Vorgehen empfehlen Dr. Alexander Stoff und wir:

- Erstdiagnose durch einen Phlebologen
- Verordnung und Anpassung der Flachstrickkompression (Hose, Strümpfe)
- Verordnung und regelmäßige Durchführung von manueller Lymphdrainage oder Endermologie
- Verordnung und regelmäßige Benutzung eines Lymphomaten (apparative Entstauung)
- forcierte und maximale Gewichtsreduktion mit professioneller Unterstützung durch eine individuelle Ernährungsberatung
- personalisierte Bewegungs- und Sportprogramme mit Lipödem-Experten
- Vorstellung bei einem Plastischen Chirurgen, Antragstellung für die Liposuktionen und die nach-operativen Hautstraffungen (falls erforderlich) bei der gesetzlichen Krankenkasse oder privaten Krankenversicherung
- operative Behandlung (Liposuktion)

MEDIKAMENTE ALS URSACHE VON ÜBERGEWICHT?

»Seitdem ich das Präparat X nehme, bin ich wie ein Hefekloß auseinandergegangen« – so oder so ähnlich erklären relativ häufig Menschen ihr Übergewicht. Kann da etwas dran sein? Kann eine Gewichtszunahme tatsächlich durch Medikamente entstehen, und wenn ja, durch welche?

Die Antwort lautet: ja und nein. Eine verbindliche Liste von Substanzen, die zu einer Gewichtszunahme führen, gibt es nicht. Man weiß aber mittlerweile bei einigen Medikamenten, dass sie bei regelmäßiger Einnahme das Risiko für eine Adipositas erhöhen können.

Das Risiko besteht nicht immer und für jeden, betrifft aber doch auffallend viele Menschen.

Hier eine Übersicht mit den wichtigsten Medikamentengruppen, die zu einer Gewichtszunahme führen oder das Abnehmen erschweren können, und deren Einsatzgebiet:

Medikamente mit kortisolähnlicher Wirkung: Ihr Haupteinsatzgebiet sind Autoimmunerkrankungen bis hin zu Asthma.

Als Nebenwirkung entsteht bei längerer Einnahme oft das sogenannte Cushing Syndrom. Typische Anzeichen sind ein rundes und aufgeschwemmtes »Vollmondgesicht« und ein auffälliges Zunehmen im Bauchbereich (sogenannte Stammfettsucht).

Leider sind diese Nebenwirkungen die einzigen Ursachen für eine starke Gewichtszunahme, die man weder durch Nahrungsumstellung noch durch Sport positiv beeinflussen kann. Sie sind ausschließlich abhängig vom verordneten Medikament und seiner Dosierung. Selbst nach Beendigung der Therapie können sie weiter bestehen.

Medikamente gegen Bluthochdruck (Betablocker), Antidepressiva, Hormone (Anti-Baby-Pille) sowie Insulin und Rheumamittel stehen an zweiter Stelle.

Gemeinsam ist all diesen Medikamenten, dass sie offenbar über eine Senkung des Grundumsatzes bzw. der Fettverbrennung zu einer Gewichtszunahme führen können. Dies trifft aber längst nicht bei allen Patienten zu.

Falls du eines der Mittel aus der zweiten Gruppe einnimmst und vermutest, dass du dadurch zunimmst, spricht zunächst mit deinem behandelnden Arzt über einen möglichen Wechsel des Präparats oder eine eventuelle Änderung der Dosierung.

Ansonsten gilt hier, anders als bei den Medikamenten der ersten Gruppe, dass du selbst etwas gegen eine eventuelle Gewichtszunahme tun kannst. Sport bzw. regelmäßiges Kraft- und Ausdauertraining kann sie stoppen. Zusätzlich hilft es, die Ernährung entsprechend anzupassen, also die Zufuhr von Kalorien und Kohlenhydraten einzuschränken.

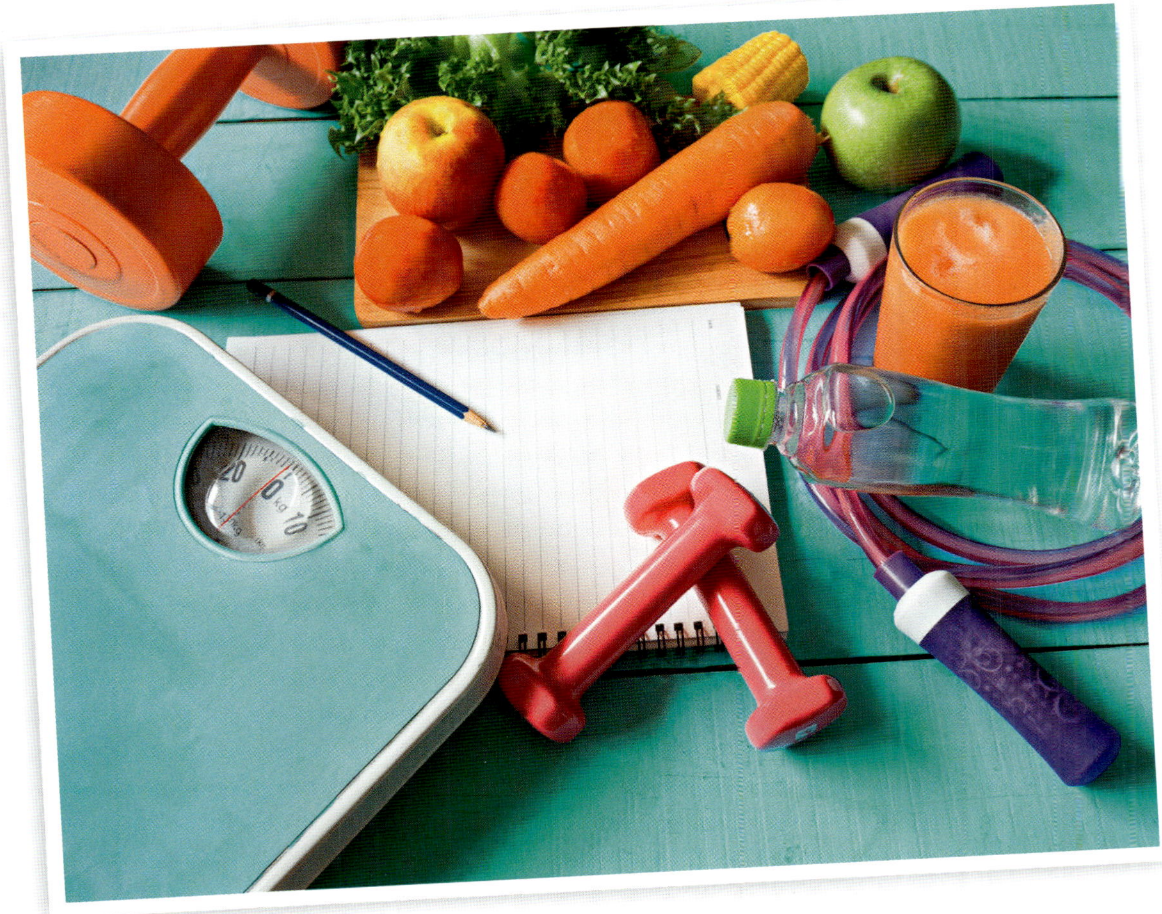

GEWICHTSZUNAHME *in der Schwangerschaft*

Zunehmen wirst du in der Schwangerschaft auf jeden Fall – aber nicht unbedingt, weil du zu viele Kalorien aufnimmst. Es gilt als völlig normal, dass werdende Mütter im Durchschnitt zehn bis 16 Kilogramm an Gewicht zulegen. Das hängt direkt mit der Schwangerschaft zusammen:

- Bis zu 1,5 Kilogramm kann die Gebärmutter wiegen, die an Größe zunimmt.
- Ebenfalls etwa 1,5 Kilogramm stammen von Fruchtwasser und Plazenta.
- Ungefähr die gleiche Menge ergibt das vermehrte Blutvolumen, das vor allem das Ungeborene mit Sauerstoff versorgt.
- Bis zu 500 Gramm legt die Brust an Gewicht zu, die sich auf das Stillen vorbereitet.
- Weitere zwei Kilogramm (manchmal auch mehr) bringen Wasseransammlungen im Körper auf die Waage.
- Damit der Körper genug Energie für die »Arbeit« von Schwangerschaft, Geburt und Stillzeit bekommt, sammelt er etwa zwei bis drei Kilogramm zusätzliche Fettreserven.
- Zum Schluss kommt noch das Gewicht des Ungeborenen dazu, das normalerweise drei bis vier Kilogramm beträgt.

Nach der Geburt verschwindet gut die Hälfte dieses zusätzlichen Gewichts von allein: Es entfallen dann die Kilos, die vom Baby, von Fruchtwasser und Plazenta, von Wasseransammlungen sowie von der vergrößerten Gebärmutter stammen.

SCHWANGERSCHAFT UND ADIPOSITAS

Echtes Übergewicht gilt in der Schwangerschaft als Risikofaktor, weil zum Beispiel Herz und Kreislauf dadurch doppelt belastet werden. In aller Regel besteht es aber schon, wenn eine Frau schwanger wird. Mediziner empfehlen deshalb Frauen, die sich ein Kind wünschen und eine Schwangerschaft planen, vorher rechtzeitig abzunehmen.

Sobald der Test positiv ausfällt, ist es nämlich zu spät, etwas für die Figur zu tun: Diäten zum Abnehmen sind für werdende Mütter absolut tabu, weil dabei nicht gewährleistet ist, dass Mutter und Kind alle Nährstoffe in ausreichender Menge bekommen.

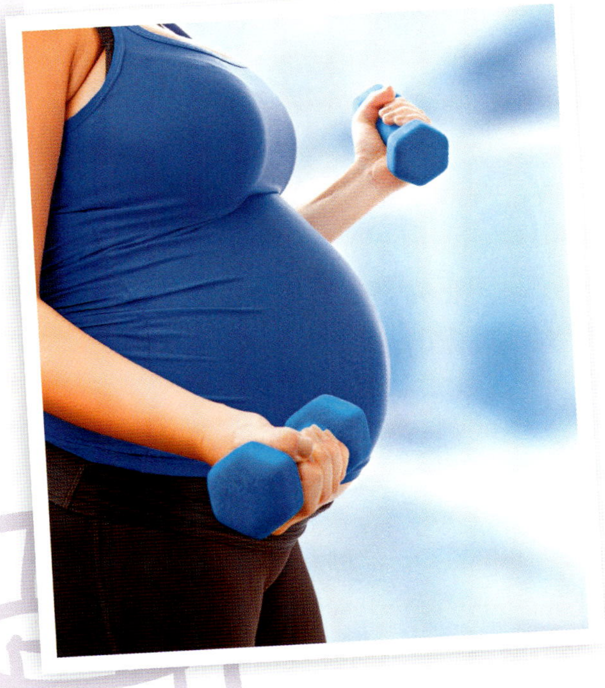

Selbst Übergewicht ist dann immer noch besser als eine mögliche Mangelernährung durch Diät. Am besten ist allerdings, wenn du dich ausgewogen und gut ernährst. Halte dich dabei ruhig an die in unseren Rezepten hauptsächlich vorkommenden Lebensmittel, aber bitte nicht an die dort genannten Mengen. Sie wären viel zu niedrig, um dich und dein Ungeborenes ausreichend mit Nährstoffen zu versorgen!

Wenn Herz und Kreislauf bei dir gesund sind und dein Arzt nichts dagegen einzuwenden hat, kannst du dich natürlich körperlich bewegen bzw. Sport machen. Dann ist es allerdings besonders wichtig, dass du genügend Magnesium zu dir nimmst, weil der Bedarf bei Sport zusätzlich steigt. Apropos Arzt: Bitte besprich alle Pläne für eine Ernährungsumstellung und körperliche Bewegung unbedingt immer mit deinem behandelnden Gynäkologen!

ABNEHMEN IN DER STILLZEIT?

Einen gar nicht so kleinen Teil des in der Schwangerschaft hinzugekommenen Gewichts bist du also nach der Geburt gleich wieder los. Aber was ist mit dem Rest von ungefähr fünf bis acht Kilogramm? Keine Panik! Wenn du dein Kind stillst, sind auch die bald verschwunden. Denn stillende Mütter nehmen nach der Schwangerschaft durch die Milchproduktion von ganz allein ab, langsam – aber sicher. Vor allem, wenn du mindestens ein Jahr stillst, profitiert dein Körper davon, denn Fettpolster an Bauch, Hüften und Po werden erst ab etwa Ende des fünften Stillmonats mobilisiert.

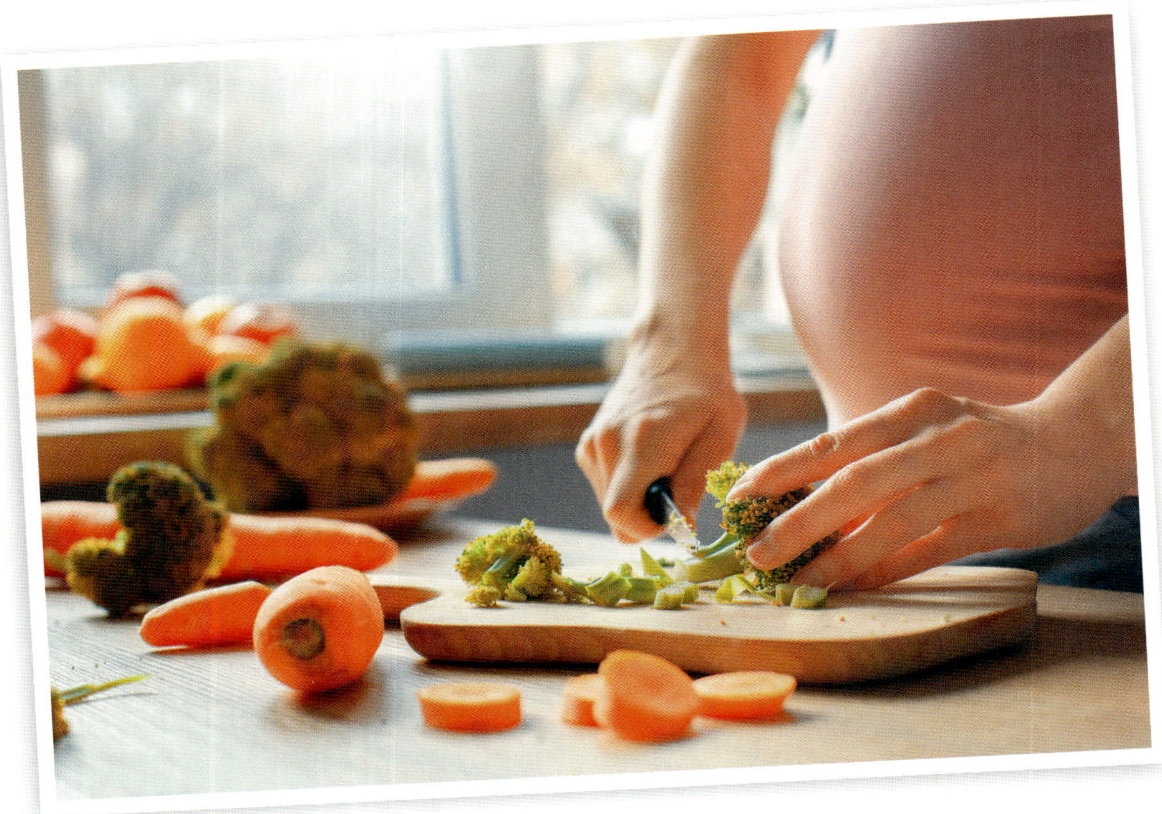

Spezielle Diäten bzw. Reduktionsdiäten solltest du nur mit Einwilligung des Arztes und nur bei starkem Übergewicht machen! Denn zum einen ist es gerade während der Stillzeit auch für die Mutter enorm wichtig, besonders viele Nährstoffe aufzunehmen, da ein Nährstoffmangel zu Müdigkeit, Erschöpfung und schlimmstenfalls Depressionen führt. Zum anderen sind im weiblichen Fettgewebe Rückstände und Schadstoffe eingelagert, die bei starkem Fettabbau in die Muttermilch gelangen können. Das gilt insbesondere dann, wenn während der Stillzeit das Ausgangsgewicht von vor der Schwangerschaft unterschritten wird.

Gesund und bewusst essen darfst du natürlich gern, solange die Portionen nicht zu klein sind! Achte dabei aber unbedingt auf eine hohe Nährstoffdichte. Im Klartext: Gut für dich und dein Baby sind Lebensmittel, die möglichst viele Vitamine, Mineralstoffe und andere gesunde Inhaltsstoffe enthalten, wie vor allem:

- Obst, Gemüse und Kräuter,
- Vollkornprodukte,
- Nüsse und Kerne (in Maßen),
- Fisch,
- Fleisch und Wurst (in Maßen und mager),
- fettarme Milch und Milchprodukte (Joghurt, Quark, Käse etc.).

Damit geht es nicht nur dir besser; eine solche Ernährung hilft deinem Baby dabei, sich gut und gesund zu entwickeln. Und sie trägt dazu bei, dass du noch effektiver auf gesunde Weise Übergewicht abbauen kannst.

UND WAS IST MIT DEM BAUCH?

Auch in dieser Phase macht körperliche Bewegung Sinn, solange du es damit nicht übertreibst. Aber bedenke bitte: Nach der Geburt haben die wenigsten frisch gebackenen Mamas gleich wieder einen straffen Bauch. Es ist völlig normal, dass er sich nur langsam wieder zurückbildet! Ob du den Trend zum »After Baby Body« mitmachen willst, entscheidest du – aber bitte immer nur in Absprache mit deinem Arzt! Warte einfach ab, was der Zeiger der Waage nach den ersten Monaten der Stillzeit anzeigt. Nach dem Abstillen kannst du die noch übrigen überzähligen Kilos gezielt angehen – und dann mit umso mehr Power. Bis dahin setz dich nicht unter unnötigen Stress, sondern genieße lieber diese Zeit einer ganz besonderen Verbindung und Zweisamkeit mit deinem Baby!

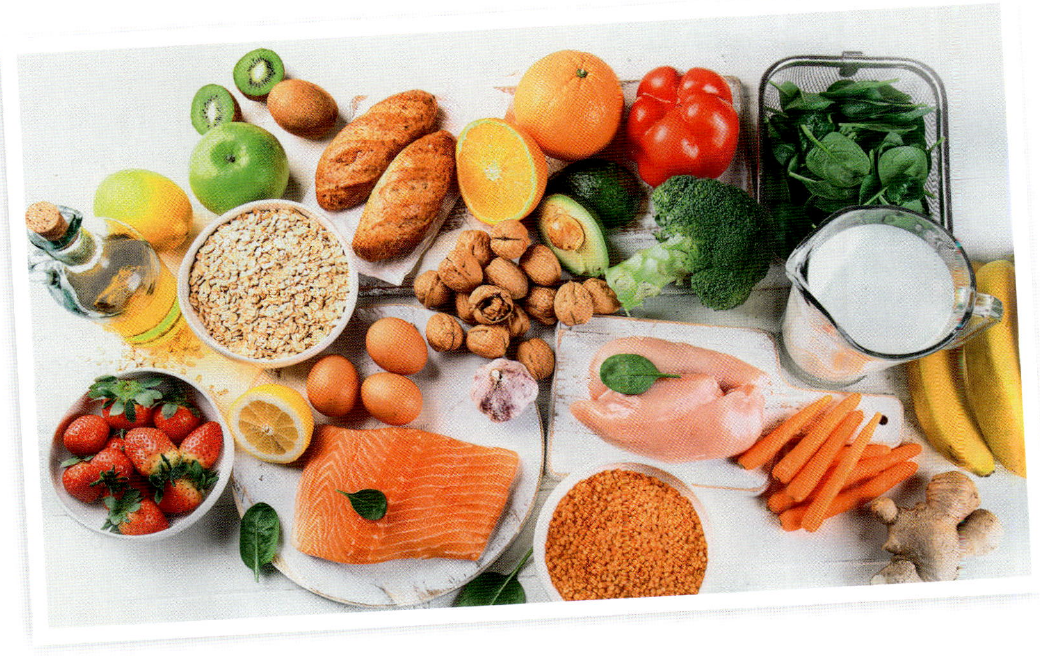

SIEBEN WOCHEN, *die dein Leben verändern werden*

Du hast jetzt viele wichtige Informationen über mögliche und wahrscheinliche Ursachen für dein Übergewicht gesammelt und weißt alles Wesentliche über relevante Zusammenhänge.

Mehr Wissen brauchst du nicht, nun kommt es darauf an, loszulegen! Freu dich auf sieben Wochen, in denen du dich um deine Gesundheit und deinen Körper kümmerst, und fang einfach an. Es lohnt sich!

ALLES ÜBER DIE ERNÄHRUNG

Unser Ernährungsprogramm ist weitgehend frei von Verboten, ein paar Tabus müssen aber sein. Bitte verzichte während der gesamten Dauer des Programms auf folgende Nahrungs- und Genussmittel:

- Alkohol,
- Zucker und Süßes in jeder Form,
- Fertigprodukte,
- Fertiggerichte,
- Brot aus weißem Mehl.

Doch keine Sorge: Du wirst garantiert satt. Schon ab der vierten Woche kannst du auf Snacks in Form von 30 Gramm Mandeln sowie Gemüse »all you can eat« und auch Obst zurückgreifen. Unser Speiseplan für die nächsten sieben Wochen ist so abgestimmt, dass du in Verbindung mit unserem Fitnessprogramm schon nach kurzer Zeit deutliche Erfolge erzielen kannst. Und das weitgehend unabhängig von deinem Ausgangsgewicht.

Dem eigentlichen Programm schalten wir Woche 1 vor, in der du sozusagen einen Reset durchführst und sowohl deinen Körper als auch deinen Geist auf die folgende Zeit vorbereitest.

Wie du im Rezeptteil (ab S. 41) sehen wirst, geben wir jeden Tag Rezepte für jeweils drei Mahlzeiten vor. Bei der Zusammenstellung haben wir natürlich darauf geachtet, dass die Zufuhr von Energie und Nährstoffen möglichst optimal ist. Wir empfehlen dir deshalb, dich genau an die Rezepte und Vorgaben zu halten. Nur wenn du etwas wirklich überhaupt nicht essen magst oder eine Unverträglichkeit gegen bestimmte Lebensmittel besteht, solltest du etwas weglassen oder austauschen.

Auch die Reihenfolge der drei Mahlzeiten pro Tag hat ihren Sinn und sollte zumindest bei den ersten drei Wochenplänen eingehalten werden. Falls dir mal eine Mahlzeit zu üppig ist (weil du z. B. erst mittags richtig hungrig bist), kannst du sie ab der vierten Woche auch auf die nächste Mahlzeit »verschieben«. Im Übrigen solltest du in dich hineinhören, wann dein Körper dir sagt »Es reicht, ich bin satt«.

Was dir anfänglich vielleicht schwer fällt, ist die enge Verbindung von Ernährung und Sport. Aber dies ist nicht einfach ein Rezeptbuch, sondern eine Anleitung zur Änderung deines gesamten Lebensstils, zu der körperliches Training unverzichtbar gehört. Deswegen vermeiden wir auch das Wort »Diät«, da Diäten meistens nur auf eine Änderung der Ernährung abzielen. Hierbei werden dann je nach vorherrschendem Mainstream ganze Nahrungsmittelgruppen ausgeschlossen oder bestimmte Nährstoffe weitgehend verboten.

Diese Einschränkungen in der Ernährung führen dann zu den regelmäßigen Abbrüchen der »Diät« und dem Einsetzen des Jo-Jo-Effekts. Unser Ziel jedoch ist es, dass du dich mit einer dauerhaften Umstellung des Lebensstils deinen Zielen und Idealen näherst und dich dabei wohlfühlst.

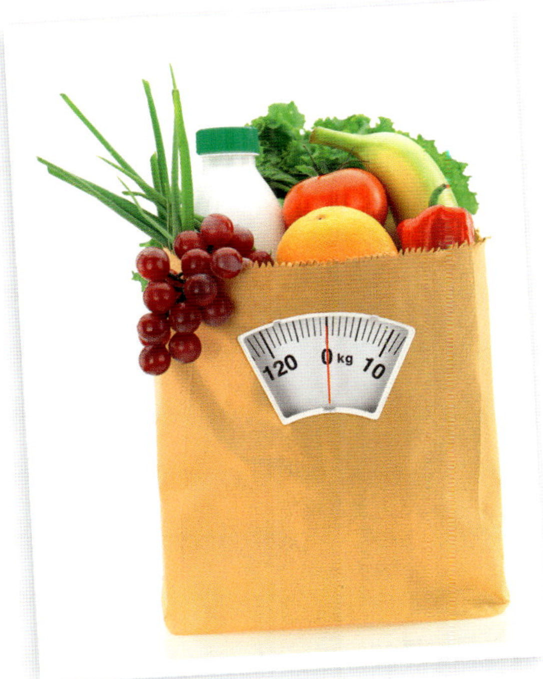

Ein weiterer Punkt könnte am Anfang ebenfalls gewöhnungsbedürftig für dich sein: Wir beziehen eine sehr moderate Form des Intermittierenden Fastens (siehe Wochenpläne) in unsere Ernährungsform ein. Dabei gibt es jeweils einmal pro Woche abends lediglich eine Gemüsebrühe. Das hat den Sinn, deinem Stoffwechsel Beine zu machen und die Gewichtsabnahme zu fördern. Ein gewisses Maß an Disziplin wirst du zu Beginn dafür vermutlich brauchen.

Aber Achtung: Falls du an Diabetes oder starken Zyklusschwankungen leidest, musst du unbedingt mit dem behandelnden Arzt klären, ob das Intermittierende Fasten für dich überhaupt infrage kommt!

DAS INTERMITTIERENDE FASTEN

Bei unserer sehr sanften Form des Intermittierenden Fastens isst du einmal pro Woche im sogenannten 8/16-Rhythmus. Gemeint ist damit Folgendes: Etwa acht Stunden nach dem Frühstück nimmst du an diesem Tag die letzte Mahlzeit ein. Es folgen 16 Stunden ohne Nahrungsaufnahme, wobei du abends noch eine Gemüsebrühe trinken kannst (aber nicht musst!).

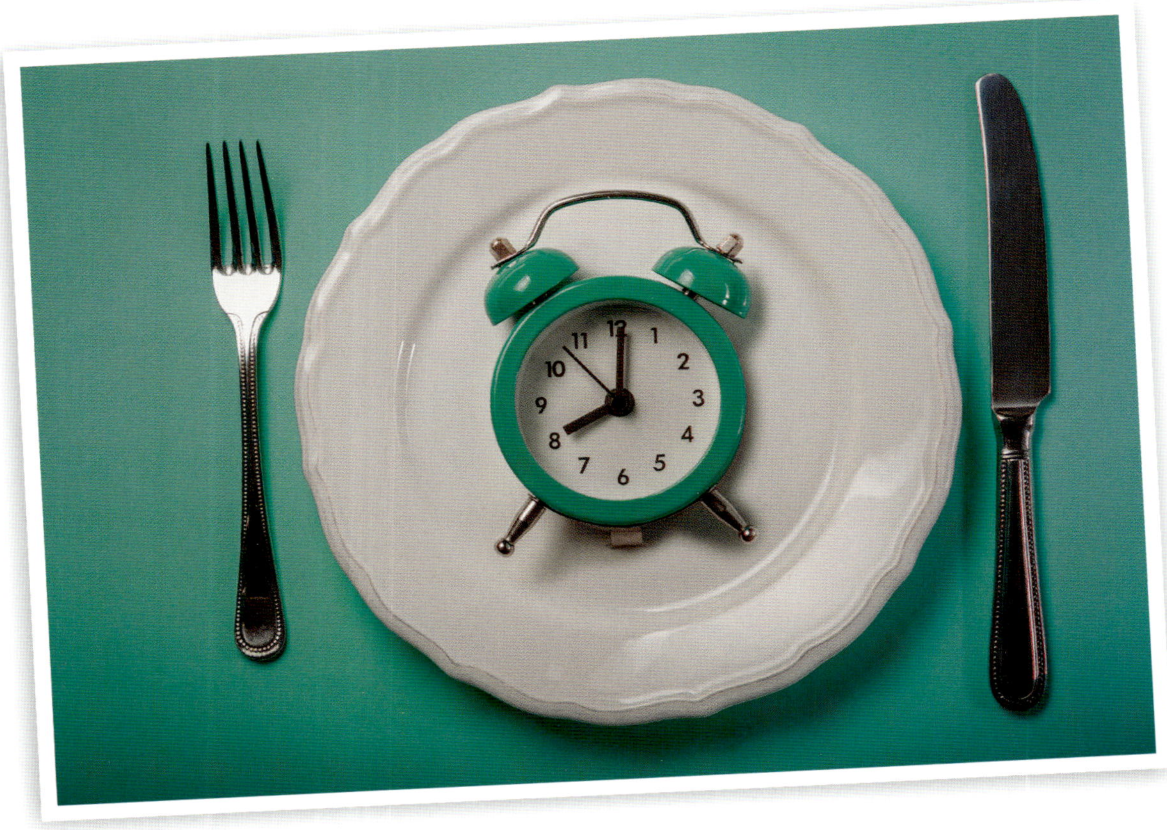

Der Vorteil liegt darin, dass der Körper seinen Stoffwechsel nicht grundsätzlich umstellt. Er bezieht seinen Treibstoff weiterhin aus den gespeicherten Kohlenhydraten und danach aus Fetten. Im Gegensatz dazu werden beim »echten« Fasten nach einigen Tagen nur noch die Fette und Proteine zur Energiegewinnung herangezogen. Die hieraus entstehenden Stoffwechselprodukte fordern von unseren Nieren und der Leber einen erheblichen und ständigen Einsatz. Obwohl also diese Form des kurzzeitigen Fastens den Körper schont, kann selbst ein solches »Minifasten« von dir ein gewisses Durchhaltevermögen erfordern. Es lohnt sich aber, diesen kleinen Einsatz zu erbringen!

Wie du schon weißt, gibt es in unserem Konzept nur einige wenige Verbote. Eines davon betrifft Zucker. Warum das so ist, erklären wir im folgenden Abschnitt.

ZUCKER – BRENNSTOFF DES KÖRPERS ODER WEISSES GIFT?

Wenn wir hier von Zucker sprechen, dann meinen wir in erster Linie Saccharose, auch bekannt als Haushaltszucker oder einfach nur »Zucker«. Saccharose ist ein Disaccharid, das bedeutet, dass sich ein Saccharose-Molekül aus einem Stück Glukose (Traubenzucker) und einem Stück Fruktose (Fruchtzucker) zusammensetzt.

DARUM IST ZUCKER BEI DER EXTREMEN VERWANDLUNG VERBOTEN

Ernährungsexperten wie auch Mediziner und Gesundheitsorganisationen warnen immer wieder, dass zu viel Zucker dick und krank macht. Aber was heißt denn eigentlich »zu viel«? Die Deutsche Gesellschaft für Ernährung in Berlin empfiehlt, den Zuckerkonsum generell möglichst gering zu halten; die Weltgesundheitsorganisation WHO wird deutlicher: Sie hält etwa 25 bis 30 Gramm »freien« Zucker bzw. Saccharose pro Tag für maximal vertretbar. Das ist erheblich weniger, als die meisten von uns täglich zu sich nehmen: Die Menge entspricht etwa sechs Teelöffeln Zucker und schließt bereits den zugesetzten Zucker in Softdrinks, Desserts, Kuchen etc. mit ein!

Nicht mit einberechnet ist aber dabei der Zucker, der von Natur aus in Früchten, Gemüse und auch Getreide vorkommt, und das aus gutem Grund: In dieser Form schadet Zucker nicht oder nur im Ausnahmefall, weil er einerseits nie die hohe Konzentration von Saccharose erreicht und andererseits immer in gesundheitlich positiven unverdaulichen Pflanzenfasern bzw. Ballaststoffe »verpackt« ist.

Bis vor ein paar Hundert Jahren war Saccharose allenfalls an königlichen und kaiserlichen Höfen bekannt. Die Untertanen der gekrönten Häupter kannten noch im 18. und 19. Jahrhundert süßen Geschmack fast ausschließlich von Obst, Gemüse und Getreide. Interessanterweise stieg der Verbrauch an freiem Zucker (Saccharose) erst ab dem späten 19. Jahrhundert an – gleichzeitig mehrten sich auch die Fälle von starkem Übergewicht. Das ist alles andere als ein Zufall. Denn natürlich ist auch Fruchtzucker aus naturbelassenen Lebensmitteln ein Zucker, doch hat er eine andere Zusammensetzung und erreicht nie die hohe Konzentration von Saccharose. Diese Konzentration lässt sich mit der sogenannten glykämischen Last messen, das heißt dem Vorkommen von Zucker in Prozent pro 100 Gramm Nahrungsmittel. Am höchsten ist diese glykämische Last bei Saccharose, am niedrigsten bei Gemüse und manchen Obstsorten.

Entsprechend führt ein hoher Konsum von verarbeiteten Lebensmitteln und mit Zucker gesüßten Getränken auch zu einer sehr hohen glykämischen Last. Während frisches, naturbelassenes Obst grundsätzlich kein Problem ist (außer in gewissen Mengen, wenn wir Übergewicht abbauen wollen), stehen übrigens auch Obstsäfte und Saftgetränke auf der »roten Liste«. Saftgetränke sind in aller Regel stark gezuckert; bei zu 100 Prozent aus Früchten hergestelltem Saft ist die bei der Verarbeitung entstehende hohe Konzentration von Fruchtzucker problematisch.

Das gilt erst recht, wenn wir Übergewicht haben, denn Zucker liefert sehr viele Kalorien – und das vor allem dann, wenn er in freier Form bzw. als Saccharose aufgenommen wird. Verschärft wird dieses Problem zusätzlich dadurch, dass die Verstoffwechslung von Zucker in der Leber erfolgt und in der Bildung von Fetten endet, die erst in der Leber und dann in unserem Fettgewebe landen. Mit anderen Worten: Zucker macht auf Dauer und in großen Mengen doppelt dick.

Wie gesagt: Das bezieht sich vorwiegend auf Saccharose bzw. freien Zucker. Zwar warnen einige Fitnessgurus und andere teilweise auch vor dem Verzehr von Obst. Wir sehen das aber anders, denn nach unserer langjährigen Erfahrung ist ein Konsum von Früchten in normalen Mengen völlig unbedenklich.

Wir empfehlen dir trotzdem, deine Lust auf Obst bevorzugt mit Beeren aller Art zu stillen, wann immer es geht: Sie enthalten nicht nur sehr wenig Zucker, sondern vor allem sehr viele gesundheitlich günstige Inhaltsstoffe. Und noch etwas: Bitte trinke Obstsäfte nie als Durstlöscher, sondern baue sie als Lebensmittel in deine Ernährung ein.

Unser Fazit lautet also: Auch beim Zucker macht die Dosis das Gift. Der vernünftige und maßvolle Umgang mit Zucker ist kein Problem. Deshalb findest du auch in unseren Rezepten eine gewisse Menge an natürlichem Zucker. Weil es in diesem Programm um das Reduzieren von starkem Übergewicht geht, verzichten wir aber auf das zusätzliche Süßen von Mahlzeiten und Getränken.

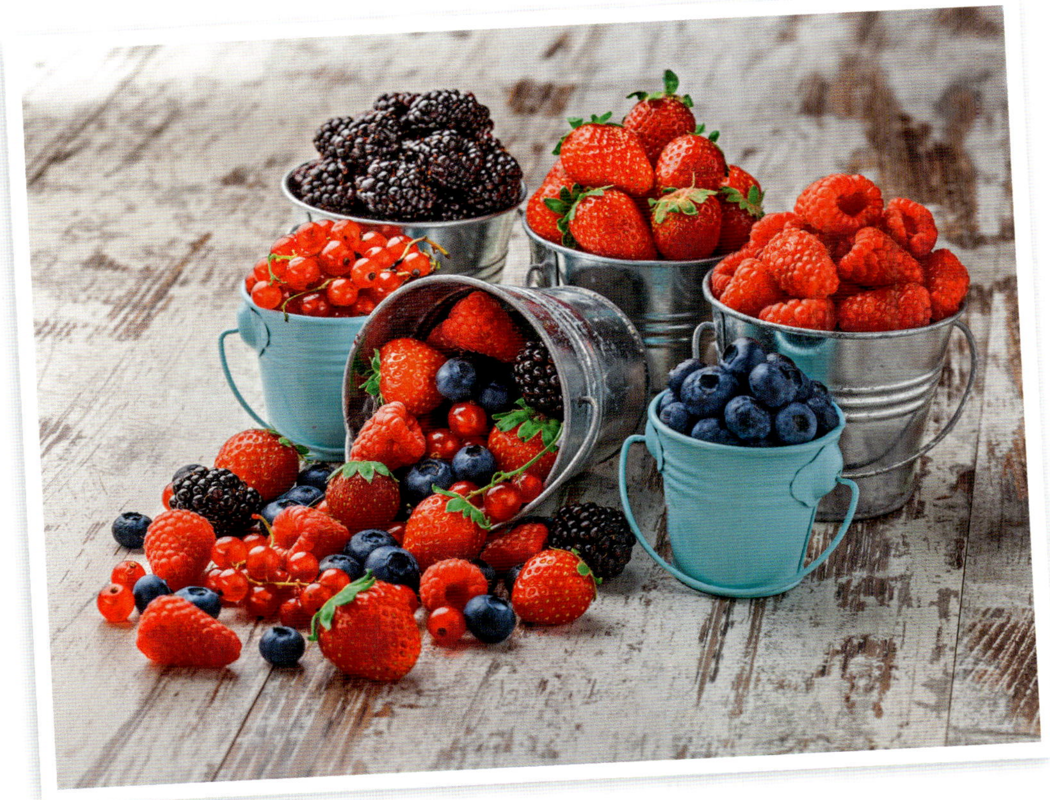

ES GEHT LOS!

DAS PROGRAMM BESTEHT AUS:

- *Woche 1* **Cleaning Week** »Ich räume auf«
- *Woche 2 und 3* **Starter Week** »Ich mache mich auf die Reise«
- *Woche 4 und 5* **Advanced Week** »Ich bin voller Energie und Kraft«
- *Woche 6* **Booster Week** »Zum Ziel mit Genuss und Freude«
- *Woche 7* **Strengthen Week** »Ich bin am Ziel«

SO UNTERSTÜTZEN WIR DICH IN DEN KOMMENDEN WOCHEN

BESONDERE WOCHENAUFGABE

In jeder Woche haben wir spezielle Wochenaufgaben für dich. Es ist wichtig, dass du sie wie vorgegeben erfüllst. Denn Abnehmen ist nicht nur eine Sache der richtigen Ernährung und des Trainings, sondern auch und vor allem eine Sache des Denkens und Fühlens. Deshalb haben wir diese Aufgaben ganz gezielt so zusammengestellt, dass du Schritt für Schritt lernst, dich wieder selbst wahrzunehmen, umzudenken und dein Verhalten zu verändern.

WÖCHENTLICHER BRIEF DEINER COACHES

In unserer täglichen Arbeit begleiten wir unsere Kunden und stehen ihnen mit Rat und Tat zur Seite. Das ist ein wichtiger Bestandteil unseres Konzeptes. Deshalb haben wir für dich jede Woche einen Brief geschrieben. Den liest du am besten gleich zu Beginn der Woche und kannst immer wieder auf ihn zugreifen, wenn du das Gefühl hast, dass du unsere Unterstützung brauchst. Die wöchentlichen Briefe bereiten dich auf die kommenden Wochen vor, sodass du dich entspannt um dich und dein Projekt kümmern kannst.

SO UNTERSTÜTZT DU DICH SELBST

TEATIME

Dieses tägliche Ritual schafft Raum für dich ganz persönlich. Sie bedeutet deine ganz besondere Zeit für dich und nur für dich allein. Eine Teepause mit dampfendem Tee tut gut und ist ideal zum Runterkommen, Abschalten, Nachdenken und um sich selbst wieder besser wahrzunehmen. Genau das wollen wir neben der Gewichtsabnahme in den kommenden Wochen erreichen. Setze dich für deine Teatime mit einer Tasse Tee an einen ruhigen und gemütlichen Platz und ordne deine Gedanken.

Vieles wird sich in den nächsten Wochen ändern, und darum ist es wichtig, mindestens einmal am Tag über das, was mit einem passiert, vor sich selbst Rechenschaft abzulegen.

Das ist nicht immer leicht, aber denke daran: Egal ob Gedanken, Worte, Taten, Gewohnheiten; eines entsteht aus dem anderen, greift ineinander und hat am Ende der Kette Einfluss auf dein Leben. Das bedeutet, wenn du dich heute mit deinen Gedanken auseinandersetzt, kannst du deine Zukunft in eine bessere Richtung leiten.

PERSÖNLICHE NOTIZEN

Lege dir am besten ein kleines Gedankenbuch zu, zum Beispiel ein schönes Notzibuch, und schreibe immer am letzten Tag der Woche deine persönlichen Notizen auf.

Mach dir Notizen zu den Fragen:

- Wie lief meine Woche?
- Wie habe ich mich diese Woche gefühlt?
- Was möchte ich die nächste Woche besser oder anders machen?
- Was war mein größter Erfolg diese Woche?

Schreib dir genau auf, was dir in dieser Woche besonders gut gelungen ist und oder worauf du besonders stolz bist:

- Das habe ich gelernt.
- Was kann ich für diese Woche an Erkenntnis für mich mitnehmen?

DIE „SUPERNOTIZ“

An Tag 1 und Tag 49 heißt es wiegen, messen und Fitness checken. Wir haben bewusst auf ein wöchentliches Wiegen verzichtet. Das Wiegeergebnis ist nicht immer ausschlaggebend und demotiviert oft. Wir haben die Erfahrung gemacht, dass viele ihre Gefühle von der Waage bestimmen lassen.

Der Körper nimmt aber oft ab bzw. es verändert sich die Zusammensetzung des Muskel- und Fettanteils, ohne dass es unbedingt auf der Waage sichtbar ist. Deshalb setzen wir auf wichtigere Dinge als das Wiegen: Konzentriere dich auf dich und dein Körpergefühl und vertraue auf deine Körperwahrnehmung.

Wenn du diesen Weg mit uns gehst, wirst du deinen Körper verändern, das ist sicher, und das Ergebnis kannst du selbst bemerken. Wir wollen dir den Druck der Waage nehmen, oft ist die Waage der größte Gegner und macht dir das Leben schwerer, als es ist.

BEST OF AUSREDEN

Ab heute ist Schluss mit Ausreden. Wir konfrontieren dich mit typischen Ausreden. Du wirst bestimmt auch eine deiner Lieblingsausreden dabei finden. Aber wir haben für jede Ausrede die ultimative Lösung, damit du es nicht länger zulässt, dass Ausreden dich daran hindern, dein Ziel zu erreichen.

HILFREICHE RITUALE

Wir Menschen sind Gewohnheitstiere, und Rituale (z. B. der Kaffee am Morgen, das Knabbern vor dem TV, Duschen nach dem Aufstehen, der Griff in die Keksdose während der Arbeit etc.) laufen meist automatisch und unbewusst ab. Genau dies ist das Hauptproblem beim Abnehmen. Oft hat man sich viele Jahre ungesund ernährt, zu viel, zu fett, zu süß gegessen oder sich zu wenig bis gar nicht bewegt. Diese Routine ist tief in deinem Alltag verankert und muss deshalb erkannt und verändert werden. Damit du erfolgreich abnimmst und fitter wirst, musst du deine alten, schlechten Gewohnheiten durch neue, gute Gewohnheiten ersetzen.

In jeder Woche beschäftigen wir uns mit einem Ritual. Ziel ist, statt der alten und schlechten Gewohnheiten neue und gute einzuüben. Dies erreichst du ganz einfach mit positiv formulierten und einprägsamen Ritualen.

DEIN NEUES POSITIVES RITUAL

→ ***Alt:*** Nicht die Treppe benutzen, sondern den Aufzug.
→ ***Neu:*** Immer die Treppe verwenden!

Wir beginnen mit der Cleaning Week, sie ist Bestandteil der »extremen Verwandlung« und dient zu deiner körperlichen und mentalen Vorbereitung auf die kommenden Wochen.

Nach dem Body- und Fitnessscheck plus Ermittlung des BMI in Woche 1 beginnt die eigentliche Vorbereitung auf die »extreme Verwandlung«.

Lass uns starten!

TAG 1
Dein Bodycheck

1. FOTOGRAFIEREN: MEINE BILDER

Zunächst benötigst du ein Ganzkörperfoto, und zwar von vorne, von hinten und von der Seite. Am besten im Badeanzug. Fotografiere dich morgens vor dem Frühstück und merke dir den Ort und die Beleuchtung. Am Ende der sieben Wochen ist ein weiteres Fotoshooting fällig, das dir die Erfolge deiner Anstrengungen zeigen wird.

2. WIEGEN: MEIN GEWICHT

Das Wiegen geschieht ebenfalls morgens, nüchtern und im Badeanzug. Achte darauf, dass die Waage immer an der gleichen Stelle steht, denn am Ende des Programms wirst du dich erneut wiegen. Trage bitte dein Gewicht in den dafür vorgesehenen Platz ein.

3. MESSEN: MEIN UMFANG

Miss bitte den Umfang folgender Körperstellen: Hals, Brust, Ober- und Unterarm, Taille, Bauch (Bauchnabelhöhe), Hüfte, Oberschenkel und Waden. Trage alle Werte in die nebenstehende Tabelle ein. Wichtig ist, dass du dir die jeweilige Messstelle merkst und immer an den gleichen Stellen nachmisst.

4. RECHNEN: MEIN BMI

Ermittle deinen Body-Mass-Index nach folgender Formel: Körpergewicht : Körpergröße im Quadrat. Auf S. 15 findest du hierzu eine genauere Erklärung und Anleitung.

5. KLEIDUNG: MEIN ZU KLEINES KLEIDUNGSSTÜCK

Zieh ein Kleidungsstück (Hose oder Rock) an, das dir zu eng geworden ist, und miss aus, wie viele Zentimeter fehlen, um es im Bund schließen zu können. Trage auch diesen Wert in die vorgegebene Stelle der Tabelle ein.

So, das war es mit deinem ersten Bodycheck. Weiter geht's an diesem Tag mit deinem Eingangs-Fitness-Check.

DEIN PLAN FÜR WOCHE 1

Cleaning Week

»Ich räume auf«

Woche 1 steht unter dem Motto »Mit der Vergangenheit aufräumen« und wird dich körperlich und mental auf die vor dir liegenden Wochen einstimmen. Begreife die folgenden Wochen als Chance, deinen Kopf, deinen Körper und deine Gefühlswelt neu zu entdecken.

Du wirst überrascht sein, was alles passiert, wie schnell sich dein Körper umstellt, was du alles über dich selbst erfährst, wie sich dein Umfeld verändert und wie schön es sein kann, sich selbst als Nummer 1 zu sehen. Denn genau das lernst und festigst du in den nächsten Wochen.

DEIN MENÜ

Auf diese leckeren Gerichte darfst du dich freuen

(Rezepte ab S. 141)	*Mahlzeit 1*	*Mahlzeit 2*	*Mahlzeit 3*
TAG 1	***Blaubeer-Mandel-Smoothie*** *(S. 141)*	***Rührei auf Tomatenbrot*** *(S. 142)*	***Gemüsebrühe*** *(S. 143)*
TAG 2	***Low-Carb-Müsli Bircher Art*** *(S. 144)*	***Folienkartoffel mit Kräuter-Paprika-Quark*** *(S. 144)*	***Blumenkohl-Brokkoli-Suppe*** *(S. 145)*
TAG 3	***Mango-Bananen-Quarkspeise*** *(S. 146)*	***Avocado-Brot mit Räucherlachs*** *(S. 146)*	***Erbsensuppe mit Minze*** *(S. 147)*
TAG 4	***Vollkornbrot mit Ei und bunter Rohkost*** *(S. 148)*	***Mandarinen-Joghurt*** *(S. 148)*	***Schnelle Tomatensuppe*** *(S. 149)*
TAG 5	***Pfirsich-Haferflocken-Shake*** *(S. 150)*	***Thunfischsalat*** *(S. 150)*	***Thai-Suppe mit Kokos und Hähnchen*** *(S. 151)*
TAG 6	***Bananen-Smoothie mit Walnüssen*** *(S. 152)*	***Süßkartoffel-Möhren-Suppe mit Kokosmilch*** *(S. 152)*	***Bunte Riesen-Salatschüssel*** *(S. 153)*
TAG 7	***Overnight Oats*** *(S. 154)*	***Käse-Tomaten-Brötchen*** *(S. 154)*	***Champignon-Cashew-Suppe*** *(S. 155)*

DARAUF KOMMT ES IN DIESER WOCHE BESONDERS AN

Zusätzlich zu den generellen Don'ts (siehe S. 62) gibt es diese wichtigen Punkte zu beachten:

- Bitte halte dich an die drei festen Mahlzeiten und die dafür angegebenen Zutaten und Mengen.
- Halte mindestens fünf Stunden Pause zwischen den Mahlzeiten ein.
- Iss keine Zwischenmahlzeiten – falls du großen Hunger hast, trink stattdessen mehr Wasser oder ungesüßten Kräutertee.
- Trinke auf jeden Fall täglich Brennesseltee, er entwässert den Körper.

DEIN WÖCHENTLICHES TRAINING

Wir möchten, dass du in Woche 1 Zeit für dich hast, für deine Gedanken und Gefühle. Auch ist es uns wichtig, dass du langsam an die Bewegung herangeführt wirst. Deshalb beginnst du in Woche 1 erst einmal mit moderatem Gehen, und zwar mit 5000 Schritten pro Tag. Dies überfordert dich nicht und du kannst dich quasi Schritt für Schritt an ein Mehr an Bewegung herantasten. So fällt dir der Einstieg in dein neues sportliches Leben leicht.

Woche 1 steht für einen Neubeginn und deshalb möchten wir, dass du den folgenden Satz während deines täglichen Gehens immer wiederholst:

»Ich beginne, ein gesünderes Leben zu führen, weil ich mir es wert bin.«

Gehe über den Tag verteilt täglich mindestens 5000 Schritte.

WOCHENBRIEF DEINER COACHES

Das Chaos in deinem Inneren

Hallo,

in dieser Woche wollen wir uns mit deinen Gefühlen, deinen Gedanken und dem daraus entstehenden Handeln beschäftigen. Sie sind der entscheidende Schlüssel für eine erfolgreiche Veränderung in deinem Leben. Wir begleiten dich dabei und helfen dir, sie richtig zu verstehen und neue Wege einzuschlagen.

Beim Abnehmen geht es nicht »nur« ums weniger Essen oder darum, mehr zu trainieren oder um eine kleiner werdende Zahl auf der Waage. Es ist viel wichtiger zu verstehen, warum du immer wieder die Kontrolle über dein Essverhalten verlierst und jeder Versuch zwar kurze Erfolge bringt, aber nicht dauerhaft hilft.

Wenn du dies verstehst, bereit bist, neue Wege zu gehen und alte durch neue Verhaltensmuster zu ersetzen, dann gratulieren wir dir zum ersten Schritt in ein neues Leben.

Wir gehen ab heute diesen Weg mit dir und freuen uns, dass wir dich begleiten dürfen. In den kommenden

Wochen lernst du das Leben, dein Umfeld und auch dich selbst mit anderen Augen zu sehen. Du änderst deine Sichtweise zu vielen Dingen. Beziehe auch von Anfang an deine/n Partner/in und deine Familie mit ein.

In Woche 1 geht es also nicht nur um eine bessere Ernährung, einen aktiveren Alltag – sondern auch um Selbstliebe, neue mentale Stärke und mehr Selbstbewusstsein.

Dass du mal nicht so gute Tage hast, demotiviert bist, kleine Rückschläge verzeichnen musst, dich unwohl fühlst oder auf der Stelle trittst, ist dabei ganz normal.

Wichtig ist nur, dass du weiter machst, denn Aufgeben ist keine Option. Zudem steht dir mit Erscheinen des Buches auch eine Facebook-Gruppe zur Verfügung. Nutze die Community zum Gedankenaustausch, zur Motivation und zur Hilfe bei eventuellen Rückschlägen.

VERTRAG

Ich werde ab heute Folgendes besser machen:

....

....

Ich habe folgende Ziele:

....

....

Um diese Ziele zu erreichen werde ich:

....

....

Meine Stärken ....
werden mir helfen, diesen Vertrag einzuhalten.

Meine Schwächen ....
stehen mir nicht dabei im Weg, meinen Vertrag einzuhalten.

Ort .... Datum .... Unterschrift ....

MACH EINEN VERTRAG MIT DIR SELBST

Für deinen Erfolg ist es wichtig, dass du dir Ziele setzt. Diese Ziele sollten klar definiert, messbar, realistisch und terminiert sein. Dieser Vertrag wird dir helfen, deine Ziele nicht aus den Augen zu verlieren.

Wir, deine Coaches, sind bei dir. Glaube uns: Es wird sich sehr viel verändern, und zwar zum Positiven. Wir helfen dir dabei, du bist nicht allein!

Deine Silke und dein Heiner

DIE REISE NACH INNEN

Nach der körperlichen Bestandsaufnahme geht es jetzt weiter mit unserer Reise in deine Gefühls- und Gedankenwelt mit den Themen »Selbstbeobachtung, Selbstreflexion, Bewusstseinserweiterung«.

Bitte lege dir hierfür dein Notizbuch an. Ein besonders schönes Buch, nämlich dein »persönliches Gedankenbuch«, in das du von nun an alle Fragen und Gedanken einträgst.

Beginne mit der Beantwortung folgender Fragen:

- Warum möchtest du abnehmen?
- Wer unterstützt dich dabei?
- Welche Hindernisse könnte es geben?
- Wenn du so weiterlebst wie bisher, was wäre die Folge?
- Was ist für dich das Gute daran, so viel zu essen?
- Was für Vorteile hast du, wenn du mit der »extremen Verwandlung« startest?

DEINE TEATIME

Übergieße 7–8 Teelöffel frische oder getrocknete Brennesselblätter mit einem Liter kochendem Wasser. Lass das Ganze zehn Minuten lang ziehen und gieße es dann durch ein feines Sieb in eine Kanne um.

DEINE PERSÖNLICHE MOTIVATIONSHILFE

Der schwierigste Schritt ist der erste Schritt! Herzlichen Glückwunsch zum zweiten!

BEST OF AUSREDEN

- »Morgen fange ich an«
- Ab morgen wird alles anders«
- Nach Weihnachten, nach Ostern, nach den Geburtstagen … fange ich an«
- »Heute esse ich nochmal ganz viel und morgen beginne ich dann mit dem Abnehmen«

Deine ultimative Lösung:
Werde dir bewusst, dass das Aufschieben deiner Ziele dazu führt, dass du sie im Alltag vergisst. Ziele sind nur erreichbar, wenn sie im Heute beginnen. Freue dich auf die Zeit, die vor dir liegt, es wird eine ganz besondere für dich werden!

DEINE WOCHENAUFGABE

Wir wollen heute deinem inneren Stress auf die Spur kommen und dir dein Essverhalten bewusster machen. Es ist ein wichtiger Bestandteil deines Lebens und trägt indirekt dazu bei, wie du dich fühlst. Nimm dir heute wieder etwas Zeit, suche dir einen Platz, an dem du dich wohlfühlst und deine Ruhe hast.

Sei ehrlich und offen zu dir selbst und halte deine Antworten in deinem Gedankenbuch fest.

Beobachte dein Essverhalten und stell dir selbst folgende Fragen:

- Warum isst du? Aus Stress, Frust, Trauer, Langeweile, Angst, Leistungsdruck, Einsamkeit etc.?
- Wann isst du?
- Was isst du?
- Hast du immer Hunger, wenn du isst?
- Hörst du auf zu essen, wenn du satt bist?
- Hast du das Bedürfnis, zu naschen oder zu snacken? Wenn ja, wann und aus welchen Gründen?
- Wie häufig denkst du während des Tages an Essen?

ANALYSIERE DEIN ESSVERHALTEN

- Was bewegt dich dazu, falsch zu essen bzw. zu viel zu essen (z. B. aufessen wollen, Stress, Hunger, Gewohnheit, Appetit)?
- Welche Erwartungen hast du an das Essen, was bringt es dir kurzfristig (z. B. Stressbewältigung, Glücksgefühle, Gewohnheit, Zeitvertreib, Geschmack/Essenslust)?
- Welche Befürchtungen hast du, wenn du »falsch« gegessen hast (z. B. Gewichtszunahme, Trägheit, Müdigkeit, Verlust von sozialen Kontakten durch Übergewicht, jetzt ist eh alles egal, ich esse weiter o.Ä.)?
- Was fühlst du, wenn du an »falsches/zu vieles »Essen denkst (z. B. Schuld, Hoffnung, Wut, Verzweiflung)?

Sei bitte ehrlich zu dir selbst. Du musst dir vor Augen führen, dass dich falsches/zu vieles/unkontrolliertes Essen weder glücklich macht noch ein Ersatz für Freunde/ Partner/ Familie ist, deine Probleme löst oder dich weiterbringt. Denke daran, dass nichts besser schmeckt als das Gefühl, sich in seinem Körper wohlzufühlen.

Wenn du alle Fragen beantwortet hast, möchten wir, dass du dir deine Notizen noch einmal in Ruhe durchliest. In deinen Antworten sind deine Glaubenssätze zu finden. Bitte blättere zur Seite, auf der es um »Blockierende Glaubenssätze« geht (siehe S. 20), und arbeite sie Schritt für Schritt durch.

DEIN NEUES POSITIVES RITUAL

Altes Ritual: keine Zeit zum Frühstück. Neues Ritual: früher aufstehen, so bleibt genug Zeit zum Frühstück und für die Vorbereitung deiner Tagesmahlzeiten (z. B. frische Snacks, Obst, Gemüse).

NOCH FRAGEN?

Damit du weißt, worauf es ankommt und worauf du dich einlässt, beantworten wir hier die wichtigsten deiner eventuell noch offenen Fragen zum Programm (Training, Ernährung, Abnehmen etc.).

ICH BIN EINGELADEN. WIE SOLL ICH MICH BEIM ESSEN VERHALTEN?

In der Regel gibt es bei Partys und Festen ein Buffet. Bediene dich zunächst an den Gemüsebeilagen und danach an Fisch oder Fleisch bzw. an pflanzlichen Eiweißträgern wie Tofu. Sogenannte Sättigungsbeilagen (Nudeln, Kartoffeln, Reis usw.) solltest du in dieser Zeit meiden.

Alkohol lässt sich einfach durch Wasser oder eine Apfelsaftschorle ersetzen, zum Anstoßen darf es ausnahmsweise auch ein Aperitif sein. Du siehst, es ist nicht schwer, trotz unseres Programmes am normalen gesellschaftlichen Leben teilzunehmen.

WELCHE VORTEILE HABEN VOLLKORNPRODUKTE?

Ganz einfach: Der Keimling und die Schale sind in den entsprechenden Lebensmitteln komplett erhalten – und damit jede Menge Nährstoffe. Neben Kohlenhydraten in Form von Stärke enthält Vollkorngetreide auch hochwertiges Eiweiß, wertvolle Mineralstoffe, B-Vitamine sowie Eisen, Zink und Magnesium. Außerdem stecken darin viele Ballast- und sekundäre Pflanzenstoffe.

Darüber hinaus werden die langkettigen Kohlenhydrate aus der Kernschale viel langsamer in Zuckermoleküle aufgespalten und ins Blut abgegeben als die kurzkettigen aus dem Stärkekorn. Ein langsamerer Anstieg des Blutzuckers bedeutet eine längere Sättigung. Probier es mal aus: einfach beim Frühstück das Weißbrot durch ein Vollkornbrot ersetzen und beobachten, wie lange du satt bleibst.

KANN ICH GEZIELT AN BESTIMMTEN KÖRPERSTELLEN ABNEHMEN?

Das klappt leider nicht. Auf welche Stellen unser Körper als Erstes zugreift, um Fett zu verbrennen, ist genetisch vorbestimmt. Das trifft auch umgekehrt für die Einlagerung von Fett zu. Frauen haben eher die Veranlagung, Fett an Taille, Po und Oberschenkel zu lagern, Männer legen am ehesten am Bauch zu.

Dennoch lohnen sich gezielte Übungen zum Trainieren bestimmter Körperzonen, um dort das Gewebe zu straffen und die Muskulatur zu stärken. Dadurch kann man außerdem gezielt den Grundumsatz erhöhen, da Muskeln auch im Ruhezustand Kalorien verbrennen.

HILFE, WARUM NEHME ICH NICHT WEITER AB?

Eventuell nimmst du mehr Energie zu dir als du verbrauchst. Überprüfe zunächst deine Energiebilanz anhand deines Ernährungstagebuchs. Nach einiger Zeit kannst du erkennen, ob du wirklich nur die Energiemenge zu dir nimmst, die dein Körper benötigt.

Vielleicht isst du aber auch zu wenig. Dann reduziert sich dein Stoffwechsel auf ein Minimum, um so für »schlechte Zeiten« gerüstet zu sein. Kurbele das System an, indem du wieder mehr isst (vor allem Gemüse), dann wieder weniger usw.

Wenn du stets dein Gewicht reduziert hast, ohne Sport und besonders ohne Kraftsport zu treiben, so hat sich deine Muskelmasse reduziert und dein Grundumsatz ebenfalls. Regelmäßiges Krafttraining schafft hier Abhilfe.

SCHÄDIGE ICH BEI MEINEM ÜBERGEWICHT DURCH SPORT NICHT MEINE GELENKE?

Nein, keine Sorge. Anfangs solltest du größere Stoß-Belastungen wie zum Beispiel beim Springen oder Hüpfen vermeiden. Sollte dein Übergewicht sehr hoch sein, so kannst du mit Sportarten wie Rückenschwimmen oder Wassergymnastik beginnen, die deine Gelenke nicht belasten.

Ganz wichtig: Auch richtig durchgeführtes Krafttraining ist sehr gelenkschonend. Als Anfänger die Gewichte einfach so wählen, dass du etwa 10–20 Wiederholungen ohne große Anstrengung schaffst. Krafttraining verbrennt nicht nur Kalorien, es führt auch zu einer besseren Stabilisierung der Gelenke. Kräftige Muskeln sind in der Lage, die Gelenke besser zu führen. Zudem steigt durch die Zunahme der Muskelmasse dein Grundumsatz.

MUSS ICH REGELMÄSSIG ENTGIFTEN?

Tatsächlich versprechen alle möglichen Produkte und Verfahren, uns von überflüssigen Giftstoffen zu befreien. Das Wort »Detox« ist in aller Munde. Allerdings ist die Idee, den Körper durch Fasten und massenhafte Flüssigkeitszufuhr entgiften zu müssen, blanker Unsinn.

Die natürlichen Entgiftungswege unseres Körpers sind die Niere, die Leber, der Darm und unsere Haut. Diese sorgen dafür, dass es in unserem Körper keine Ablagerungen oder Schlacken geben kann, abgesehen von Umweltgiften, die man aber auch mit » Detox« nicht ausschwemmen kann.

Die diversen Pülverchen, Tees und Pillen zum »Entgiften« gehören also in den Bereich der Geschäftemacherei. Es reicht, wenn du ausreichend trinkst und dich möglichst viel bewegst.

ICH WEISS, DASS ICH NIE AUSSEHEN WERDE WIE EIN MODEL. WELCHE ZIELE SIND FÜR MICH ERREICHBAR?

Setz dir realistische Ziele. Von 100 Kilo auf 50 – das klappt nur sehr selten. Setze dir ein Langzeitziel und zusätzlich verschiedene Zwischenziele. Es hat sich bewährt, Langzeitziele nicht unter einem Jahr anzupeilen und die Zwischenziele alle drei Monate zu kontrollieren. Lass dich nicht entmutigen, wenn du ein Zwischenziel nicht erreichst, sondern nimm das als Herausforderung, dafür das nächste Ziel sicher zu schaffen.

WIE VIEL DARF ICH IN EINER WOCHE ABNEHMEN?

Wenn man langfristig, gesund und dauerhaft abnehmen möchte, sind 500 Gramm pro Woche realistisch. Das entspricht einem täglichen Kaloriendefizit von etwa 500 kcal. Dabei sollte man sich höchstens alle vier Wochen auf die Waage stellen, besser erst nach Ende des Programms. Nur so kann man den Erfolg auch richtig einschätzen.

WAS MACHE ICH, WENN ICH MORGENS KEINEN HUNGER HABE?

Das ist nicht schlimm. Niemand wird gezwungen, etwas zu essen, wenn er nicht möchte bzw. keinen Hunger hat. Uns ist wichtig, dass du den Unterschied zwischen Hunger und Appetit kennenlernst und nur isst, wenn dein Körper wirklich Nahrung braucht. Der Hunger stellt sich im Laufe des Tages ein, und du wirst sehen, dass du auch ohne Frühstück leistungsfähig bist. Also setz dich nicht unter Druck, sondern höre auf deinen Körper. Er meldet sich schon und zeigt dir, wenn er etwas benötigt.

KANN ICH MIR EINMAL IN DER WOCHE EINEN CHEAT DAY ERLAUBEN?

Ein ganzer Cheat Day, auch Schummel- oder Fresstag genannt, ist kontraproduktiv. Er kann dazu führen, dass du wieder in das alte Essverhalten verfällst. Aus diesem Grund haben wir erst ab der Woche 6 an einem Tag pro Woche ein sogenanntes Cheat Meal vorgesehen.

WANN SOLL ICH DEHNEN – VOR ODER NACH DEM TRAINING?

Dehnen und Stretchen vor dem Training macht nur bei Sportarten wie Turnen, Karate, Taekwondo oder rhythmischer Sportgymnastik Sinn, weil es dabei auf Gelenkbeweglichkeit ankommt. Zur Vorbereitung auf ein normales Training reicht es, dich ein wenig warmzulaufen oder die ersten Minuten mit angezogener Handbremse zu trainieren. Besser ist es, das Dehnen und Stretchen in einer eigenen Trainingseinheit zusammenzufassen.

DARF ICH NUR WASSER OHNE KOHLENSÄURE TRINKEN UND MUSS ICH AUF MEINEN MORGENKAFFEE VERZICHTEN?

Nein, das ist unnötig. Du kannst Wasser mit und ohne Kohlensäure trinken. Und so lange du deinen Kaffee nur mit einem Schuss frischer Milch trinkst, ohne Zucker oder Süßstoff, darfst du auch ihn mit bestem Gewissen genießen.

GERATE ICH BEI EURER METHODE NICHT IN DEN HUNGERSTOFFWECHSEL?

Nein, das wird nicht passieren. Entzieht man dem Körper jegliche Nahrung wie beim Fasten, so stellt sich der Stoffwechsel um und unser Körper beginnt, sich selbst abzubauen. Das bedeutet: Nach drei bis vier Tagen greift er auf seine Vorräte zurück, dabei spielen zunächst die Kohlenhydratreserven in Form des Glykogens die Hauptrolle. Danach werden die Proteine herangezogen und zeitgleich oder etwas später die Fette (vor allem die Fettpolster unter der Haut).

Am Ende dieses Prozesses besteht dann die Energiegewinnung nur noch aus Abbauprodukten der Fette, den sogenannten Ketonkörpern. Menschen, deren Körper auf Fettverbrennung umgestellt haben, erkennt man meist an einem besonders unangenehmen Mundgeruch, hervorgerufen durch die sogenannte Ketose.

Von einer solchen Stoffwechselumstellung bist du mit unserem Konzept weit entfernt, denn es sieht eine ausgewogene Ernährung vor, bei der du genügend Nährstoffe und auch nicht zu wenige Kalorien bekommst.

Darum werden sich dein Stoffwechsel und dein Grundumsatz mit der Zeit anpassen; mit dem beschriebenen Hungerstoffwechsel hat das aber absolut nichts zu tun.

WARUM LEGT IHR BEI DIESEM PROGRAMM SO VIEL WERT AUF DIE TÄGLICHE TEATIME?

Einmal soll dir die Teatime, wie schon gesagt, dabei helfen, zur Ruhe zu kommen und deine Gedanken zu ordnen. Dazu hat sie aber auch noch einen weiteren Sinn: Ungesüßte Kräutertees versorgen deinen Körper mit reichlich Flüssigkeit, die dabei hilft, eventuelle Giftstoffe und Abbauprodukte schneller auszuscheiden.

Darüber hinaus erfüllt das Trinken von reichlich Tee auch den Zweck, überflüssige Wasseransammlungen im Körper abzubauen. Das klingt erstmal paradox, ist aber leicht erklärbar: Wenn du viel trinkst, musst du öfter Wasser lassen. Der gesamte Flüssigkeitshaushalt in deinem Körper kann sich dadurch normalisieren.

Das viele Trinken hat außerdem noch einen Pluspunkt: Die Flüssigkeit füllt deinen Magen, sodass du weniger Hungergefühle spürst. Gerade am Anfang des Programms kann dir das sehr dabei helfen, bei der Stange zu bleiben.

Wichtig ist die ausreichende Aufnahme von Flüssigkeit zudem, wenn du dein Training machst. Denn wenn du richtig trainierst, schwitzt du, und das erhöht den Flüssigkeitsbedarf.

WIESO IST ALKOHOL BEI DER „EXTREMEN VERWANDLUNG" GENERELL VERBOTEN?

Alkoholische Getränke können beim Abnehmen extrem hinderlich sein. Zum einen liefern sie jede Menge leerer Kalorien, die deinen Erfolg gefährden.

Zweitens hat Alkohol eine Wirkung, die unser Programm und deine Arbeit damit regelrecht sabotieren kann: Er senkt die Hemmschwelle, macht sorglos und regt den Appetit an. Jeder Drink erhöht also das Risiko, dass du mehr isst, als du wolltest und solltest.

Und noch eine dritte Eigenschaft kann dazu führen, dass dein Erfolg in Gefahr gerät: Alkohol bremst den Abbau von Körperfett!

WAS KANN ICH TUN, WENN ICH LUST AUF SÜSSIGKEITEN HABE?

Falls du bisher eine echte Naschkatze warst, wirst du Süßes vor allem am Anfang vermissen. Doch du wirst sehen, das gibt sich mit der Zeit.

Denn unsere Mahlzeiten aus reichlich Gemüse, Obst und anderen Lebensmitteln mit einem hohen Ballaststoffgehalt sorgen dafür, dass du nachhaltig satt wirst. Allein das mindert dein Bedürfnis nach süßen Extras.

Und wenn die Lust trotzdem mal kommt? Dann hilft dir ein simpler, aber effektiver Trick: Besorge dir nach Vanille duftende Kerzen, Raumsprays oder Aromaöle für deine Duftlampe. Studien haben erwiesen, dass allein der Geruch von Vanille die Lust auf Schokolade um bis zu 50 Prozent senken kann!

Schöner Nebeneffekt: Vanilleduft sorgt auch dafür, dass unser Gehirn mehr Serotonin freisetzt und wir uns glücklicher fühlen.

MEINE AUSGANGSWERTE

Halsumfang: ....

Brustumfang: ....

Oberarmumfang: ....

Taillenumfang: ....

Unterarmumfang: ....

Hüftumfang: ....

Oberschenkelumfang: ....

Wadenumfang: ....

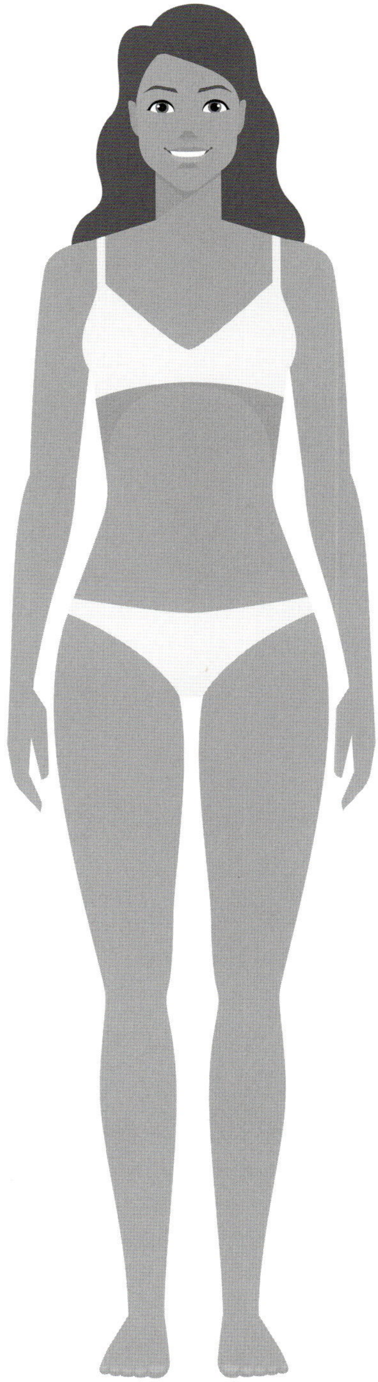

GEWICHT: ....

BMI: ....

MEINE WERTE NACH 49 TAGEN

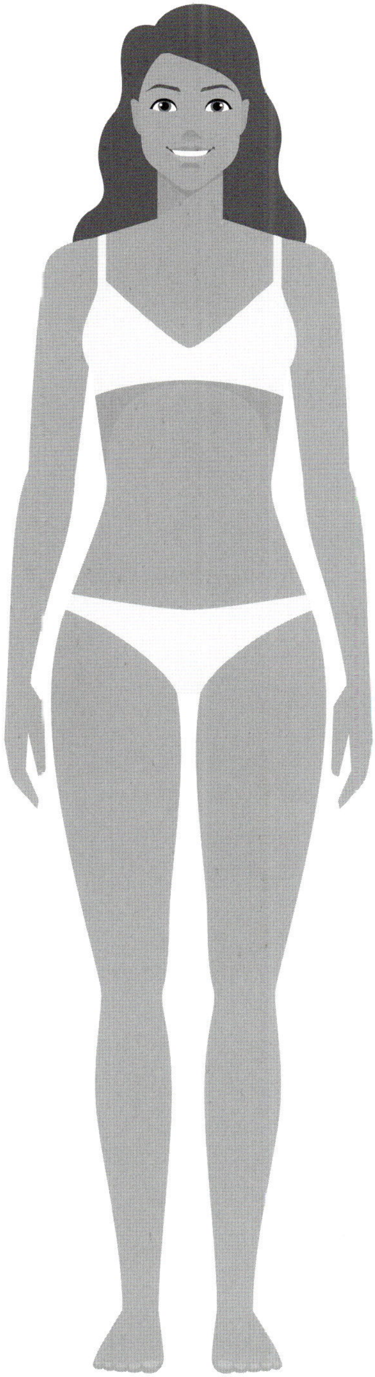

Halsumfang: ....

Brustumfang: ....

Oberarmumfang: ....

Taillenumfang: ....

Unterarmumfang: ....

Hüftumfang: ....

Oberschenkelumfang: ....

Wadenumfang: ....

GEWICHT:

....

BMI:

....

TAG 1
Dein Fitnesscheck

Nun steht dein erster Leistungstest an. Er gibt dir eine Orientierung zu deiner derzeitigen Leistungsfähigkeit. Trage die Ergebnisse in die rechts stehende Tabelle ein. Denselben Test wirst du an Tag 49 zum Abschluss noch einmal durchführen. So hast du am Ende der sieben Wochen eine gute Vergleichsmöglichkeit. Du brauchst für den Test keine Geräte, normale Sportkleidung reicht.

Führe sie gemäß deinen Möglichkeiten durch, gehe dabei aber an die Grenzen deiner derzeitigen Leistungskraft. Laufe also so schnell du kannst, halte die Position so lange wie möglich bzw. führe so viele Wiederholungen aus, wie du schaffst:

12-MINUTEN-TEST

Lege in zwölf Minuten eine möglichst weite Strecke zurück. Es ist egal, ob du schnell gehst oder joggst – laufe so schnell, wie es dir möglich ist. Ideal dafür ist die Rundbahn eines Sportplatzes, oder aber du bewegst dich von Haus A bis Haus B in deiner Straße. Lade dir hierfür gegebenenfalls eine App mit Distanzmessung auf dein Smartphone.

WANDSITZEN

Stelle dich mit dem Rücken gegen eine Wand. Rutsche nun mit dem Oberkörper an der Wand entlang nach unten und nimm eine Sitzposition ein. Stelle deine Füße etwas weiter nach vorn, sodass deine Kniegelenke im Idealfall im 90-Grad-Winkel gebeugt sind. Miss die Zeit, wie lange du diese Position halten kannst. Richte dich am Ende der Übung nicht direkt wieder auf, sondern setze dich erst hin und stehe nach einer kurzen Erholung auf.

DIPS

Führe so viele Dips (Krafttraining S. 122) aus, bis deine Muskeln erschöpft sind. Notiere die Anzahl der Wiederholungen, die du geschafft hast.

PLANK (UNTERARMSTÜTZ)

Gehe in den Unterarmstütz, die sogenannte Plank (S.126) und halte diese Position so lange wie möglich. Notiere dir, wie lange du durchgehalten hast.

GLÜCKWUNSCH!

Das war dein erster Fitness-Check – und zugleich ein erster kleiner Erfolg und der Beginn deines Trainingsprogramms.

ÜBUNG	ERGEBNIS AN TAG 1	ERGEBNIS AN TAG 49
12-Minuten-Test	***Zurückgelegte Strecke***	
Wandsitzen	***Dauer***	
Dips	***Anzahl der Wiederholungen***	
Plank	***Dauer***	

TAGESÜBERSICHT FÜR DEIN 7-WOCHEN-PROGRAMM							
WOCHE 1 *Cleaning Week*	▲ 1	2	3	4	5	6	7
WOCHE 2 *Starter Week*	■ 8	9	10	11	12	13	14
WOCHE 3 *Starter Week*	■ 15	16	17	18	19	20	21
WOCHE 4 *Advanced Week*	■ 22	23	24	25	26	27	28
WOCHE 5 *Advanced Week*	■ 29	30	31	32	33	34	35
WOCHE 6 *Booster Week*	■ 36	37	38	39	40	41	42
WOCHE 7 *Strengthen Week*	43	44	45	46	47	48	▲ 49

▲ ***Wiegen · Messen · Fitnesscheck***

■ ***Woche 2–6: Intermittierendes Fasten***
Woche 7: Selbstbestimmtes Intermittierendes Fasten

DEIN PLAN FÜR WOCHE 2

Starter Week

„Ich mache mich auf die Reise"

Die Wochen 2 und 3 dienen dir als Eingewöhnungsphase. Sie stehen unter dem Motto »Ich mache mich auf die Reise« und bedeuten für dich: »Annehmen, Annehmen, Annehmen«. Denn um Altes loslassen zu können, musst du zuerst die momentane Situation annehmen. Dazu gehören auch die Gedanken zu dir und deinem Körper, zum Essen, zum Gewicht, zu eventuellen Rückschlägen und vieles mehr. Das heißt, dein Essverhalten, dein Bewegungsverhalten und die Beschäftigung mit dir selbst werden die nächsten zwei Wochen das Wichtigste sein.

DEIN MENÜ

Auf diese leckeren Gerichte darfst du dich freuen

(Rezepte ab S. 141)	*Mahlzeit 1*	*Mahlzeit 2*	*Mahlzeit 3*
TAG 8	***Frischkäse-Apfel-Müsli*** *(S. 156)*	***Bunter Bohnensalat*** *(S. 156)*	***Gemüsebrühe*** *(S. 157)*
TAG 9	***Power-Smoothie mit Hafer*** *(S. 158)*	***Gemüse-Couscous mit Kokosmilch*** *(S. 158)*	***Gemüse-Frittata*** *(S. 159)*
TAG 10	***Mango-Schinken-Sandwich*** *(S. 160)*	***Hühnerfrikassee*** *(S. 160)*	***Tomaten-Gurken-Salat*** *(S. 161)*
TAG 11	***Baked Oatmeal mit Banane und Beeren*** *(S. 162)*	***Lachs-Gemüse-Päckchen*** *(S. 162)*	***Pilz-Spinat-Omelett*** *(S. 163)*
TAG 12	***Joghurt-Frucht-Bombe*** *(S. 164)*	***Bunter Linsensalat mit Koriander*** *(S. 164)*	***Weißkohl mit Hackbällchen*** *(S. 165)*
TAG 13	***Vollkornbrot mit Avocado und Spiegelei*** *(S. 166)*	***Italienischer Nudelsalat*** *(S. 166)*	***Gefüllte Paprika mit pikantem Frischkäse*** *(S. 167)*
TAG 14	***Großer Tropen-Smoothie*** *(S. 168)*	***Gemüse-Kartoffel-Gulasch*** *(S. 168)*	***Exotische Linsen-Gemüse-Suppe*** *(S. 169)*

DARAUF KOMMT ES IN DIESER WOCHE BESONDERS AN

Zusätzlich zu den generellen Don'ts (siehe S. 62) gibt es diese wichtigen Punkte zu beachten:

- Bitte halte dich an die drei festen Mahlzeiten.
- Du darfst nun pro Tag drei Portionen Obst essen, aber bitte nur zu den Mahlzeiten.
- Außerdem erlaubt: Gemüse, so viel du möchtest oder »all you can eat« – aber auch hier gilt: bitte nur zu den Mahlzeiten und nicht zwischendurch!
- Halte mindestens fünf Stunden Pause zwischen den Mahlzeiten ein.
- Wenn du wirklich unbedingt eine Zwischenmahlzeit brauchst, kannst du notfalls zusätzlich pro Tag 30 Gramm Mandeln essen.

DEIN WÖCHENTLICHES TRAINING

Im Gegensatz zu Woche 1 wird es in Woche 2 etwas sportlicher. So kannst du dich langsam an die zunehmende körperliche Belastung gewöhnen. Auch in Woche 2 möchten wir, dass du ein motivierendes Mantra beim täglichen Gehen wiederholst:

»Schritt für Schritt zum Ziel«.

→ Gehe über den Tag verteilt täglich mindestens 8000 Schritte. Trainiere über die Woche verteilt 3-mal die folgenden 2 Übungen:

- ***Boxerlauf*** (S. 115):
  3 Sätze à 60 Sekunden
  + 30 Sekunden Pause
  Fatburnfaktor: 3
  Bodyformindex: 2
- ***Prisoner Squat*** (S. 116):
  3 Sätze à 10 Wiederholungen
  + 30 Sekunden Pause
  Fatburnfaktor: 2
  Bodyformindex: 3

WOCHENBRIEF DEINER COACHES

Ich liebe mich, so wie ich bin!

Hallo und herzlich willkommen in Woche 2!

Wir möchten, dass du entspannt die Reise zu dir selbst antrittst und lernst, dich selbst anzunehmen. Wir sind zu keinem so streng wie zu uns selbst. Das wollen wir ändern. Wir lernen, uns so zu akzeptieren und zu lieben, wie wir sind. Das ist der erste Schritt zur Veränderung! Die wenigsten Menschen sind mit ihrem Körper im Einklang und vielen fällt es sehr schwer, ernst gemeinte Komplimente anzunehmen. Besonders Frauen macht dies große Probleme. Gründe dafür gibt es viele, einer ist natürlich unsere Gesellschaft. Im Internet, im TV, in der Werbung – überall sieht man »gephotoshopte«, nahezu makellose, perfekte Menschen. Natürlich vermittelt das ein falsches Bild. Einige Menschen beginnen, an sich und ihrem Körper zu zweifeln. Sie werden unzufriedener und fühlen sich zunehmend unwohl. Wenn du diesen Zustand erreichst und dich selbst nicht mehr liebst, dann ist die Zeit gekommen, etwas zu verändern.

Einige fühlen sich mit Größe 36 wohl, die anderen mit Größe 46 – du bist aber so viel mehr als deine Kleidergröße und dein Gewicht. Du bist bereit für Veränderungen, wenn du deinen Körper akzeptierst, wie er ist. Jeder ist auf seine Art und Weise schön! Nur wenn man sich selbst und somit auch seinen Körper zu lieben lernt, kann man im Einklang mit sich selbst sein und ein neues Leben beginnen. Du wirst merken: Alles ist auf einmal schöner – jeder Urlaub, jeder Abend mit Freunden, jede Shoppingtour, einfach alles fühlt sich besser an, wenn du dich selbst liebst.

Steh zu dir selbst! Zeig dich! Liebe dich!

DEINE TEATIME

Diese Woche machst du es dir mit Jasmintee gemütlich. Er duftet köstlich, beruhigt und tut Körper und Seele gut. Trink davon täglich, so viel du magst.

DEINE PERSÖNLICHE NOTIZEN

- Wie war deine Woche?
- Was war dein größter Erfolg diese Woche?
- Was hast du gelernt?

BEST OF AUSREDEN

- »Ich habe so einen Muskelkater, ich kann mich nicht mehr bewegen, ich muss heute eine Pause einlegen.«

Von wegen! Dein Muskelkater zeigt dir, dass du auf dem richtigen Weg bist.

Deine ultimative Lösung:
Muskelkater erscheint immer erst dann, wenn du Muskeln trainierst, die lange nicht mehr beansprucht wurden. Das ist ganz normal und nichts Schlimmes – im Gegenteil: Der Muskelkater zeigt, dass deine Muskulatur wieder zum Leben erwacht. Beweg dich einfach weiter und du wirst merken, dass der Muskelkater immer mehr verschwindet.

DEINE PERSÖNLICHE MOTIVATIONSHILFE

Deine wirkliche Aufgabe im Leben ist es, glücklich zu sein.

DEINE WOCHENAUFGABE

Finde die Figur, mit der du dich wohlfühlst, mit der du zufrieden bist und mit der du leben kannst. Es gibt hier kein Falsch oder Richtig, es gibt nicht den perfekten BMI oder das perfekte Gewicht – du musst dich mögen und gut fühlen!

Beobachte deine Körperwahrnehmung: Stelle dich vor einen Spiegel und zähle auf, was du schön und nicht so schön an dir findest. Schreibe alles in dein Gedankenbuch. Stelle danach genau diese Frage an einen Menschen, der dich gut kennt und dich mag. Schreibe auch dessen Antworten auf. Ziehe dann ein Fazit und frage dich: Gibt es einen großen Unterschied zwischen den beiden Beurteilungen? Sehen andere mehr schöne Dinge an dir als du? Falls ja, was meinst du, warum das so ist? Schreibe bitte auf, woran es liegen kann.

Denke über Folgendes nach: Wir neigen dazu, über uns viel kritischer nachzudenken als andere. Das liegt daran, dass wir natürlich mehr Informationen über uns haben als andere. Wir betrachten uns viel genauer und sehen jeden noch so kleinen Fehler, jede kleine Macke. Auch haben wir viele kleine unbewusste Glaubenssätze im Kopf, die uns blockieren. Wie beispielsweise diese: »Ich bin hässlich«, »Ich bin wertlos«, »Ich bin unattraktiv«, »Niemand mag mich«, »Ich bin unbeliebt«, »Ich bin zu dick«, »Nur dünne Frauen sind schön, attraktiv und willensstark«, »Falten und graue Haare wirken nur bei Männern sexy«, »Mir gelingt nie etwas«, »Bei mir ist alles hoffnungslos« usw.

Im Gegensatz zu uns sehen uns andere viel abstrakter, das heißt, sie sehen uns ohne die Informationen, die wir über uns selbst haben. Dein Gegenüber sieht dich anders, weil es nicht wie du über dich fühlt und denkt. Es sieht dich mit fremden Augen! Wie kannst du dich auch mit fremden Augen sehen? Löse dich von den ganzen Informationen und insbesondere von den negativen Vorurteilen und Beurteilungen, die du über dich selbst hast. Wie geht das? Ein Beispiel: Du siehst dir alte Bilder oder Videos von dir an und stellst fest, dass du gar nicht verstehen kannst, warum du dich damals, als dieses Bild oder Video entstand, so hässlich gefunden hast. Von heute aus betrachtet, findest du dich da nämlich echt hübsch und schlank. Dieses Phänomen kennst du bestimmt auch. Je mehr Zeit seit der Aufnahme der Bilder oder Videos vergangen ist, desto mehr sehen wir uns, so wie andere uns sehen. Die Zeit verändert deine Sichtweise.

DEINE WEEKLY CHALLENGE

Miss eine Strecke von 100 Metern ab (Schritte reichen) und lege sie so schnell es geht zurück. Hebe dabei deine Knie bei jedem Schritt so hoch wie möglich. Am Ende der Strecke streck die Arme weit nach vorne aus und öffne und schließe die Hände 50 mal ganz fest. Wiederhole die Übung fünfmal.

DEIN NEUES POSITIVES RITUAL

→ ***Alt:*** »Abends liege ich am liebsten auf dem Sofa«.

→ ***Neu:*** »Mindestens dreimal die Woche mache ich Sport«.

DEIN PLAN FÜR WOCHE 3

Starter Week

„Ich mache mich auf die Reise"

Die Wochen 2 und 3 dienen dir als Eingewöhnungsphase. Sie stehen unter dem Motto »Ich mache mich auf die Reise« und bedeuten für dich: »Annehmen, Annehmen, Annehmen«. Denn um Altes loslassen zu können, musst du zuerst die momentane Situation annehmen. Dazu gehören auch die Gedanken zu dir und deinem Körper, zum Essen, zum Gewicht, zu eventuellen Rückschlägen und vieles mehr. Das heißt, dein Essverhalten, dein Bewegungsverhalten und die Beschäftigung mit dir selbst werden die nächsten zwei Wochen das Wichtigste sein.

DEIN MENÜ

Auf diese leckeren Gerichte darfst du dich freuen

(Rezepte ab S. 141)	*Mahlzeit 1*	*Mahlzeit 2*	*Mahlzeit 3*
TAG 15	***Hirsebrei mit Weintrauben und Beeren*** *(S. 170)*	***Couscous-Schichtsalat mit Lachs*** *(S. 170)*	***Gemüsebrühe*** *(S. 171)*
TAG 16	***Beeren-Bananen-Smoothie*** *(S. 172)*	***Feurige Gemüse-Tofu-Pfanne*** *(S. 172)*	***Schneller Kichererbsensalat*** *(S. 173)*
TAG 17	***Bananen-Mandel-Shake*** *(S. 174)*	***Thunfisch-Nudelsalat*** *(S. 174)*	***Gefüllte Papaya mit Walnüssen*** *(S. 175)*
TAG 18	***Exotische Smoothie-Bowl*** *(S. 176)*	***Hähnchen-Paprika-Pfanne mit Quinoa*** *(S. 176)*	***Rote-Bete-Carpaccio mit Feta*** *(S. 177)*
TAG 19	***Vegetarischer Strammer Max*** *(S. 178)*	***Bunter Kartoffelsalat*** *(S. 178)*	***Puten-Geschnetzeltes mediterran*** *(S. 179)*
TAG 20	***Müsli-Shake*** *(S. 180)*	***Reispfanne mit Hähnchen und Curry*** *(S. 180)*	***Ratatouille für den großen Hunger*** *(S. 181)*
TAG 21	***Griechisches Rührei auf Vollkornbrot*** *(S. 182)*	***Wassermelone-Gurken-Salat mit Feta*** *(S. 182)*	***Gefüllte Zucchini mit Couscous*** *(S. 183)*

DARAUF KOMMT ES IN DIESER WOCHE BESONDERS AN

Zusätzlich zu den generellen Don'ts (siehe S. 62) gibt es diese wichtigen Punkte zu beachten:

- Bitte halte dich an die drei festen Mahlzeiten.
- Du darfst nun pro Tag drei Portionen Obst essen, aber bitte nur zu den Mahlzeiten.
- Außerdem erlaubt: Gemüse, so viel du möchtest oder »all you can eat« – aber auch hier gilt: bitte nur zu den Mahlzeiten und nicht zwischendurch!
- Halte mindestens fünf Stunden Pause zwischen den Mahlzeiten ein.
- Wenn du wirklich unbedingt eine Zwischenmahlzeit brauchst, kannst du notfalls zusätzlich pro Tag 30 Gramm Mandeln essen.

DEIN WÖCHENTLICHES TRAINING

→ Gehe über den Tag verteilt täglich mindestens 10000 Schritte.
→ Trainiere über die Woche verteilt 3-mal die folgenden 3 Übungen:

- ***Boxerlauf*** (S. 115):
  3 Sätze à 60 Sekunden
  + 60 Sekunden Pause
  Fatburnfaktor: 3
  Bodyformindex: 2
- ***Prisoner Squat*** (S. 116):
  3 Sätze à 10 Wiederholungen
  + 30 Sekunden Pause
  Fatburnfaktor: 2
  Bodyformindex: 3
- ***Liegestütz*** (S. 118):
  3 Sätze à 5 Wiederholungen
  + 60 Sekunden Pause
  Fatburnfaktor: 1
  Bodyformindex: 4

WOCHENBRIEF DEINER COACHES

Auf zu neuen Ufern – ich bin die Tür zu deiner Komfortzone.

Willkommen in deiner dritten Woche! Immer noch geht es uns darum, dass du lernst, dich selbst mehr zu lieben und dich zu akzeptieren. Dies hat natürlich viel mit der Veränderung deiner Selbstwahrnehmung zu tun. Deshalb gilt: Verlasse auch mal deine Komfortzone. Der Mensch ist ein Gewohnheitstier. Menschen neigen dazu, alles so zu machen, wie sie es immer gemacht haben – ist eben schön bequem.

Aber nur wer seine Komfortzone verlässt, kann neue Erfolge feiern und Veränderungen erzielen. Scheue also nicht davor zurück, Unbekanntes auszuprobieren und dich auf Neues einzulassen. Das bedeutet auch, ab und zu neue Herausforderungen einzugehen. Du wirst sehen, wie gut es sich anfühlt, wenn du schwierige Aufgaben meisterst. Lass dich von kleinen Rückschlägen nicht aufhalten!

DEINE TEATIME

Für die Woche 3 schlagen wir dir einen besonders aromatischen Tee vor, der durch seine ätherischen Öle für gute Laune und Power sorgt: 1 Stück Ingwer schälen, in dünne Scheiben schneiden; Pfefferminzblätter abzupfen, waschen und trocken schütteln. 1–2 Bio-Orangen waschen und samt Schale ebenfalls in feine Scheiben schneiden.

Dann alle Zutaten in eine Kanne füllen und mit kochendem Wasser übergießen. Tee etwa 5 Minuten ziehen lassen und genießen.

DEINE PERSÖNLICHEN NOTIZEN

- Wie war meine Woche?
- Mein größter Erfolg diese Woche?
- Das habe ich gelernt.

BEST OF AUSREDEN

- »Meine Familie unterstützt mich nicht. Mein Partner, meine Kinder müssen abends immer, fett- und kalorienreich essen. Und ich muss immer für zwei kochen. Wenn mein Partner, meine Kinder mich unterstützen würden, würde ich das Programm durchziehen können.«

Deine ultimative Lösung:
Du kannst keinen anderen Menschen verändern, du kannst nur dich selbst ändern. Fang also bei dir selbst an; ändere dein Essverhalten, dein Bewegungsverhalten, lebe dein neues Leben und genieße es. Erst wenn dein Partner und deine Kinder sehen, wie du dich verändert hast, werden sie sich auch verändern.

DEINE PERSÖNLICHE MOTIVATIONSHILFE

Schwere Zeiten sind immer wieder eine Chance für dich! Sie zeigen dir, auf welche Menschen du dich verlassen kannst und wer nur da ist, wenn es dir gut geht.

DEINE WOCHENAUFGABE

Annehmen verändert deine alten, blockierenden Glaubenssätze. Deshalb hier für dich deine Übung für mehr Selbstannahme. Benutze dabei wieder dein persönliches Gedankenbuch und verändere deine alten Glaubensätze mit »Auch wenn …«

AUCH-WENN-SÄTZE BILDEN UND NACHSPÜREN:

Beispiele:

- »Auch wenn ich zu viel Gewicht habe, liebe und akzeptiere ich mich so wie ich bin.«
- »Auch wenn ich total unglücklich bin, werde ich wieder glücklichere Zeiten haben.«
- »Auch wenn ich mich mal nicht an die Regeln gehalten habe, bin ich noch im Programm.«

- »Auch wenn ich schon immer dick war, kann ich schlanker werden.«

Wichtig: Beginne diese Sätze nie mit »trotzdem« oder »obwohl«, da du sonst wieder im Kampf mit dir selbst bist.

Die Formulierung »auch wenn« dagegen wirkt positiv und öffnet dich für die Selbstannahme.

DEINE WEEKLY CHALLENGE

Führe hintereinander 15 Kniebeugen aus. Bei der zehnten Wiederholung bleibst du so weit wie möglich in der Kniebeuge und boxt 30 Sekunden lang in einen vor dir hängenden, nur gedachten Sandsack. Strecke dabei die Arme bei jedem Schlag ganz aus. Wiederhole die Übung fünfmal.

DEIN NEUES POSITIVES RITUAL

→ Alt: ohne Einkaufszettel einkaufen gehen.
→ Neu: vor dem Einkauf immer einen Einkaufszettel schreiben und nie hungrig einkaufen gehen.

DEINE BEGEGNUNG MIT DIR SELBST

Setz dich mit deinem Gedankenbuch an deinen ruhigen Lieblingsplatz und mach dir Gedanken über deine Ziele. Definiere dabei Handlungsziele statt Wunschziele.

Zum Beispiel so:

→ Wunschziel:
- »Ich möchte abnehmen.«
- »Ich möchte sportlicher werden.«
- » Ich möchte gesünder essen.«

→ Handlungsziel:
- »Ich werde abnehmen.«
- »Ich werde sportlicher.«
- »Ich esse gesünder.«

Merkst du, welchen Unterschied diese Formulierung macht?

AUFLÖSUNG:

Handlungsziele formulieren die eigenen Möglichkeiten, die eigene Bereitschaft und den eigenen Willen, das angestrebte Ziel zu erreichen.

ÜBUNG:

Visualisiere dein eigenes Ziel

Treffe in deiner Fantasie dein Zukunfts-Ich, so wie du sein möchtest: Stell dir intensiv vor, dieses neue Ich im Spiegel zu sehen – was siehst du dort? Oder »triff« dich mit deinem künftigen Ich an der Waage – was zeigt sie an?

Diese Visualisierungs-Übung kannst du ab heute regelmäßig wiederholen.

DEIN PLAN FÜR WOCHE 4
Advanced Week

»Ich bin voller Energie und Kraft«

Diese Woche bedeutet einen großen Fortschritt für dich. Du bist noch nicht ganz am Ziel, aber schon viel näher dran. Dein Motto lautet jetzt:

»Ich bin voller Energie und Kraft und bereit für die Auflösung alter, negativer Programmierungen.«

DEIN MENÜ

Auf diese leckeren Gerichte darfst du dich freuen			
(Rezepte ab S. 141)	Mahlzeit 1	Mahlzeit 2	Mahlzeit 3
TAG 22	***Fruchtige Smoothie-Müsli-Bowl*** *(S. 184)*	***Gefüllte Paprikaschoten mit Feta*** *(S. 184)*	***Gemüsebrühe*** *(S. 185)*
TAG 23	***Vollkornschnitte mit Thunfisch*** *(S. 186)*	***Linsen-Gemüse-Curry mit Reis*** *(S. 186)*	***Frikadellen auf Ofengemüse*** *(S. 187)*
TAG 24	***Porridge mit Physalis*** *(S. 188)*	***Nizzasalat mit Thunfisch*** *(S. 188)*	***Möhren-Kürbis-Süppchen*** *(S. 189)*
TAG 25	***Omelett mit Tomaten-Mozzarella*** *(S. 190)*	***Couscous mit Hähnchen*** *(S. 190)*	***Rote-Bete-Salat*** *(S. 191)*
TAG 26	***Apfel-Birnen-Müsli mit Nüssen*** *(S. 192)*	***Warmer Nudelsalat*** *(S. 192)*	***Paprika-Bohnen-Pfanne*** *(S. 193)*
TAG 27	***Mango-Maracuja-Smoothie*** *(S. 194)*	***Kartoffel-Wirsing-Topf*** *(S. 194)*	***Thunfisch-Frikadellen mit Gurkensalat*** *(S. 195)*
TAG 28	***Beeren-Milchreis mit Joghurt*** *(S. 196)*	***Sandwich mit Harzer Käse und Radieschen*** *(S. 196)*	***Schaschlik mit Gemüse*** *(S. 197)*

DARAUF KOMMT ES IN DIESER WOCHE BESONDERS AN

Zusätzlich zu den generellen Don'ts (siehe S. 62) gibt es diese wichtigen Punkte zu beachten:

- Die drei Hauptmahlzeiten kannst du ab sofort auch untereinander austauschen.
- Der Abstand zwischen den Mahlzeiten darf jetzt auch kürzer sein als fünf Stunden wie bisher.
- Pro Tag kannst du als Zwischenmahlzeit Gemüse »all you can eat«, drei Portionen Obst (auch unabhängig von den Mahlzeiten) und 30 Gramm Mandeln essen.

DEIN WÖCHENTLICHES TRAINING

Deine Schrittzahl beträgt in Woche 4 täglich 10000 Schritte, und wir möchten, dass du folgenden Satz beim täglichen Gehen immer wieder wiederholst: ***»Ich bin voller Energie und Kraft.«***

Dein wöchentliches Workout unterscheidet sich etwas von Woche 2 und 3: Du trainierst einmal mehr, und es kommt eine neue Übung hinzu.

→ Gehe über den Tag verteilt täglich 10000 Schritte.
→ Trainiere über die Woche verteilt 4-mal die folgenden 5 Übungen:

- ***Boxerlauf*** (S. 115):
  3 Sätze à 60 Sekunden
  + 30 Sekunden Pause
  Fatburnfaktor: 3
  Bodyformindex: 2
- ***Prisoner Squat*** (S. 116):
  3 Sätze à 10 Wiederholungen
  + 30 Sekunden Pause
  Fatburnfaktor: 2
  Bodyformindex: 3
- ***Liegestütz*** (S. 118):
  3 Sätze à 5 Wiederholungen
  + 60 Sekunden Pause
  Fatburnfaktor: 1
  Bodyformindex: 4
- ***Hampelmann*** (S. 120):
  3 Sätze à 30 Sekunden
  + 30 Sekunden Pause
  Fatburnfaktor: 4
  Bodyformindex: 2
- ***Dip*** (S. 122):
  3 Sätze à 10 Wiederholungen
  + 30 Sekunden Pause
  Fatburnfaktor: 2
  Bodyformindex: 3

WOCHENBRIEF DEINER COACHES

Hallo und herzlich willkommen in Woche 4. Wir möchten, dass du dir deiner Kraft und Energie bewusst wirst. Kraft und Energie, um alte Verhaltensmuster aufzulösen und neue Wege mit Freude, Neugier, Fantasie und Begeisterung zu gehen. Der altbekannte »Schweinehund« wird dich in dieser Woche zwar auch begleiten, aber wir werden ihn langsam zu deinem Freund verwandeln. Denn in Wirklichkeit ist er gar nicht so schlimm.

»Er steht einem im Weg«, »Du musst ihn überwinden«, »Der innere Schweinehund sabotiert alle guten Vorsätze« – all das hört sich immer sehr negativ an und gibt einem das Gefühl, dagegen kämpfen zu müssen.

Aber du brauchst nicht zu kämpfen, besonders nicht gegen dich selbst. Oft bedeutet der »Kampf gegen sich selbst« einen Widerstand gegen deine Bewusstseinserweiterung. Kämpfe nicht dagegen, gehe neue Wege und dies wird dein Ziel sein:

Du ernährst dich gesünder, bewegst dich mehr und gibst besser acht auf deinen Körper, Geist und Seele.

DEINE TEATIME

Hagebuttentee schmeckt etwas säuerlich, fruchtig und wunderbar erfrischend.

Am besten ist er selbst gemacht: Sammle dafür Hagebutten oder kauf eine gute Teemischung.

Selbst gesammelte Hagebutten gut waschen und trocknen. Dann die Früchte grob zerkleinern und ganz trocknen lassen. 2–3 Teelöffel der Teemischung in einen großen Behälter geben und mit kochendem Wasser übergießen. 10 Minuten ziehen lassen, durch ein Sieb in eine Kanne umgießen und genießen.

DEINE PERSÖNLICHEN NOTIZEN

- Wie war deine Woche?
- Dein größter Erfolg diese Woche?
- Das habe ich gelernt.

BEST OF AUSREDEN

- »Ich habe keine Zeit für Sport.«

Sei ehrlich mit dir selbst: Keine Zeit heißt eigentlich meistens keine Lust.

Deine ultimative Lösung:
Erkenne die Vorteile dabei, ein sportlicher, beweglicher und aktiver Mensch zu sein. Es ist immer ein Unterschied, wie du die Sache angehst: »Ich muss Sport treiben« hört sich ganz anders an als »Ich möchte zum Sport«.

Der Anfang fällt einem meistens schwer, da man nicht so richtig genau weiß, was einen erwartet.

Probier es mal aus und sag dir selbst »Ich möchte«. Du wirst sehen, dass dir dann der Sport Spaß machen und du dich danach gut fühlen wirst. Wenn dein Körper sich erst mal daran gewöhnt hat, wird Sport genauso zu deinem Leben gehören wie anfangs das »Nichtsporttreiben«.

DEINE PERSÖNLICHE MOTIVATIONSHILFE

Du darfst auch mal versagen, du darfst nur nie aufgeben.

DEINE WOCHENAUFGABE

Ich bin dein innerer Schweinehund!

Heute beginnen wir, unseren vermeintlichen Feind mit anderen

Augen zu sehen. Beantworte dafür bitte folgende Fragen und schreib die Antworten in dein persönliches Gedankenbuch:

- Wie schaut dein Schweinehund aus?
- Was macht dein Lieblingsschweinehund am liebsten?
- Was isst dein Lieblingsschweinehund am liebsten?
- Welche Ausreden hat dein Lieblingsschweinehund?

Stelle alle seine negativen Eigenschaften in einen positiven Rahmen, sodass er dir hilft, deinen Idealen näherzukommen und du nicht mehr gegen ihn kämpfen musst.

Auflösung:
Wenn du alle Fragen beantwortet hast, möchten wir, dass du deinem Lieblingsschweinehund einen Namen gibst. Es sollte ein Name sein, den du sehr magst und den du mit positiven Erinnerungen verbindest. Zugegeben, das klingt schräg. Aber schau mal, wie Silke ihren Lieblingsschweinehund zu einem ihrer besten Freunde gemacht hat:

Mein liebster Schweinehund heißt Peter. Er ist sehr sportlich und hat eine gut trainierte Figur.

- Peter tanzt sehr gern. Er arbeitet gern körperlich im Garten und kann stundenlang Holz hacken.
- Peter ist ein Kämpfer und gibt beim Boxtraining alles. Er liebt es, hohe Berge zu besteigen, und er genießt die Natur in vollen Zügen.
- Peter hat seine eigenen Obstbäume im Garten, er erntet das Obst selbst, isst es leidenschaftlich gern und verschenkt es gern an Menschen, die er sehr mag.
- Er liebt frisches, gesundes Essen und kocht sehr gern.

Beschreibe du jetzt deinen Lieblingsschweinehund mit Vornamen. Verinnerliche das positive Gefühl zu deinem neuen guten Freund!

DEINE WEEKLY CHALLENGE

Lege dich auf den Rücken, die Arme hinter den Kopf, die Ellenbogen zeigen nach außen. Richte dich nun soweit auf, dass der rechte Ellenbogen zum linken Kniegelenk wandert und umgekehrt. Wiederhole diese Übung 20-mal. Danach stehst du auf, setzt dich auf einen Stuhl und stehst aus der Ruhe auf. Drücke dich dabei am Schluss mit den Fußballen soweit wie möglich nach oben ab. Danach gehst du wieder in die Rückenlage. Wiederhole die gesamte Übung zehnmal.

DEIN NEUES POSITIVES RITUAL

→ ***Alt:*** an einem stressigen Tag brauche ich was Süßes!
→ ***Neu:*** bei Stress packe ich meine Sporttasche und gehe zum Sport.

DEIN PLAN FÜR WOCHE 5

Advanced Week

»Ich bin voller Energie und Kraft«

Diese Woche bedeutet einen großen Fortschritt für dich. Du bist noch nicht ganz am Ziel, aber schon viel näher dran. Dein Motto lautet jetzt:

»Ich bin voller Energie und Kraft und bereit für die Auflösung alter, negativer Programmierungen.«

DEIN MENÜ

Auf diese leckeren Gerichte darfst du dich freuen

(Rezepte ab S. 141)	*Mahlzeit 1*	*Mahlzeit 2*	*Mahlzeit 3*
TAG 29	***Brombeer-Frucht-Salat mit Joghurt*** *(S. 198)*	***Hähnchenpfanne mit Couscous*** *(S. 198)*	***Gemüsebrühe*** *(S. 199)*
TAG 30	***Powermüsli*** *(S. 200)*	***Folienkartoffel mit Schnittlauchdip*** *(S. 200)*	***Champignon-Süppchen*** *(S. 201)*
TAG 31	***Orangen-Karotten-Smoothie*** *(S. 202)*	***Couscous-Salat mit Joghurt-Minzsoße*** *(S. 202)*	***Hackbällchen mit Schmorgurken*** *(S. 203)*
TAG 32	***Frischkäsebrot mit Kresse*** *(S. 204)*	***Nudeln mit grünem Gemüse*** *(S. 204)*	***Avocado-Tomaten-Salat*** *(S. 205)*
TAG 33	***Pfirsich-Maracuja-Smoothie*** *(S. 206)*	***Lachs-Forellen-Creme auf Pumpernickel*** *(S. 206)*	***Hähnchenschnitzel mit Bohnengemüse*** *(S. 207)*
TAG 34	***Lachssandwich mit Tomaten und Gurke*** *(S. 208)*	***Senfeier mit Salzkartoffeln*** *(S. 208)*	***Fruchtige Tomatensuppe*** *(S. 209)*
TAG 35	***Bananen-Milchshake mit Zimt*** *(S. 210)*	***Warmer Couscoussalat mit Minze und Basilikum*** *(S. 210)*	***Möhrensuppe mit Kichererbsen*** *(S. 211)*

DARAUF KOMMT ES IN DIESER WOCHE BESONDERS AN

Zusätzlich zu den generellen Don'ts (siehe S. 62) gibt es diese wichtigen Punkte zu beachten:

- Die drei Hauptmahlzeiten kannst du weiterhin untereinander austauschen.
- Der Abstand zwischen den Mahlzeiten darf jetzt auch kürzer sein als fünf Stunden wie bisher.
- Pro Tag kannst du als Zwischenmahlzeit Gemüse »all you can eat«, drei Portionen Obst (auch unabhängig von den Mahlzeiten) und 30 Gramm Mandeln essen.

DEIN WÖCHENTLICHES TRAINING

Die Anzahl der Schritte wird in dieser Woche etwas hochgeschraubt. Du läufst nun über den Tag verteilt täglich 12000 Schritte. Wiederhole dabei bitte immer wieder innerlich den Satz: »Meine Kraft und Energie erlischt nie.« Die Übungen trainierst du wie in der letzten Woche 5-mal, jedoch kommt in dieser Woche eine weitere Übung hinzu.

→ Gehe über den Tag verteilt täglich 12000 Schritte.
→ Trainiere über die Woche verteilt 4-mal die folgenden 6 Übungen:

- ***Boxerlauf*** (S. 115):
  4 Sätze à 60 Sekunden
  + 30 Sekunden Pause
  Fatburnfaktor: 3
  Bodyformindex: 2
- ***Prisoner Squat*** (S. 116):
  4 Sätze à 10 Wiederholungen
  + 30 Sekunden Pause
  Fatburnfaktor: 2
  Bodyformindex: 3
- ***Liegestütz*** (S. 118):
  4 Sätze à 5 Wiederholungen
  + 60 Sekunden Pause
  Fatburnfaktor: 1
  Bodyformindex: 4
- ***Hampelmann*** (S. 120):
  4 Sätze à 30 Sekunden
  + 30 Sekunden Pause
  Fatburnfaktor: 4
  Bodyformindex: 2
- ***Dip*** (S. 122):
  3 Sätze à 10 Wiederholungen
  + 30 Sekunden Pause
  Fatburnfaktor: 2
  Bodyformindex: 3
- ***Ausfallschritt*** (S. 124):
  4 Sätze à 60 Sekunden
  + 30 Sekunden Pause
  Fatburnfaktor: 2
  Bodyformindex: 3

WOCHENBRIEF DEINER COACHES

»Dein innerer Kritiker« – Ich bin es, dein Selbstzweifel!

Willkommen in der neuen Woche. Wir alle kennen Selbstzweifel – sie sind menschlich, können uns aber extrem behindern. Räume unnötige Selbstzweifel aus dem Weg und lass dein Leben nicht von ihnen bestimmen.

Keiner kann dir mehr einreden, dass du etwas nicht schaffst. Du bist in den letzten Wochen an deinen Aufgaben gewachsen und hast schon viel Negatives hinter dir gelassen. Zeig es allen, besonders dir selbst. Du bist es dir wert! Das Leben ist zu kurz, um an dir zu zweifeln. Dieses Wissen muss sich nur noch etwas fester verankern.

Hier einige für dich förderliche Gedanken. Bitte schreibe die Sätze, die dir zusagen, in dein persönliches Gedankenbuch. Schau bei Bedarf auf diese Sätze und verwende sie in den für dich nötigen Situationen.

Auch ich darf Fehler machen!
Gut ist gut genug.
Aus Fehlern werde ich klug!
Ab und an lasse ich fünf gerade sein.
Ich darf »nein« sagen!
Ich muss es nicht allen recht machen.
Ich unterscheide zwischen wichtig und unwichtig!

DEINE TEATIME

Fencheltee ist nicht nur ein Heilmittel gegen Bauchbeschwerden, sondern er schmeckt auch gut. Zubereitung: Drücke Fenchelsamen etwas an, so werden ihre ätherischen Öle freigesetzt. Gieße heißes Wasser über die Samen und genieße die aufsteigenden Dämpfe.

DEINE PERSÖNLICHEN NOTIZEN

- Wie war meine Woche?
- Mein größter Erfolg diese Woche?
- Das habe ich gelernt.

BEST OF AUSREDEN

- »Ich hab jetzt schon so lange brav das Programm gemacht – jetzt habe ich mir aber wirklich mal einen Tag Pause verdient.«

Deine ultimative Lösung:
Einmal ist keinmal? Von wegen! Überlege dir, ob du wirklich eine Pause brauchst – geht es dir nicht eigentlich gut mit dem Programm? Denk daran, dass es dir gehen könnte, wie dem frisch gebackenen Nichtraucher, der »nur diese eine noch« raucht und dadurch zurück ins alte Suchtmuster fällt …

DEINE PERSÖNLICHE MOTIVATIONSHILFE

Lass dich nicht verbiegen! Du selbst weißt am besten, was dir gut tut und was du brauchst.

DEINE WOCHENAUFGABE

Deine bis heute erlangte Energie, Kraft und Stärke sollen sich jetzt weiter festigen und jederzeit abrufbar sein. Dabei hilft dir die Erfüllung der folgenden Aufgabe:

Suche dir wieder einen ruhigen Platz und verwende dein persönliches Gedankenbuch.

Bitte achte bei Beantwortung der Fragen auf jedes noch so kleine Detail, damit kannst du deine Kraft, Energie und Stärke deutlicher wahrnehmen. Bitte beantworte folgende Fragen:

- Wenn du die Kraft gespürt hast, wie hat sich das angefühlt?
- Denk an eine Situation in deinem Leben, in der du dich kraftvoll und voller Energie gefühlt hast. Wann und wo war das? Im Urlaub? Mit Freunden?
- Wie genau fühlte sich das an? Wo genau fühlst du das im Körper?
- Wenn das Gefühl eine Farbe hätte, welche Farbe wäre das?
- Welche Körperhaltung gehört zu diesem kraftvollen Gefühl?
- Wie fühlt sich die Atmung zu diesem Gefühl an?
- Was hast du damals dafür getan, um diesen Zustand zu erreichen?
- Welcher Satz beschreibt am besten, was du in diesem kraftvollen Zustand fühlst?

DEINE WEEKLY CHALLENGE

Suche dir eine Treppe mit möglichst vielen Stufen. Steige jeweils 30 Stufen nach oben, führe dort fünf Kniebeugen aus und gehe die Treppe langsam wieder hinunter. Wiederhole die Übung zehnmal.

DEIN NEUES POSITIVES RITUAL

→ ***Alt:*** im Büro oder zu Hause sind Schüsseln immer mit Süßigkeiten gefüllt.

→ ***Neu:*** im Büro oder zu Hause sind Schüsseln immer mit frischem exotischem Obst gefüllt.

DEIN PLAN FÜR WOCHE 6

Booster Week

»Zum Ziel mit Genuss und Freude«

In dieser Woche kannst du mit deinem erlernten Wissen sowohl deine Mahlzeiten variieren als auch dein Training deutlich steigern. Zusätzlich steht nun auch der Genuss am Essen und die Freude an der Bewegung stärker im Vordergrund. Du hast deine alten Verhaltensmuster hinter dir gelassen und kannst dich jetzt auf die noch vor dir liegende Zeit freuen.

DEIN MENÜ

Auf diese leckeren Gerichte darfst du dich freuen

(Rezepte ab S. 141)	*Frühstück*	*Mittagsmahlzeit*	*Abendessen*
TAG 36	***Pfirsich-Quark*** *(S. 212)*	***Weißkohl-Hack-Eintopf*** *(S. 212)*	***Gemüsebrühe*** *(S. 213)*
TAG 37	***Buntes Rührei mit Brötchen*** *(S. 214)*	***Fischfilet auf Gemüsebett*** *(S. 214)*	***Bunte Gemüsesticks mit Schafskäse-Dip*** *(S. 215)*
TAG 38	***Apfel-Mandel-Smoothie mit Zimt*** *(S. 216)*	***Veggie-Lasagne*** *(S. 216)*	***Linsensalat mit Tomaten*** *(S. 217)*
TAG 39	***Warmer Birnen-Smoothie*** *(S. 218)*	***Healthy Cheeseburger*** *(S. 218)*	***Fisch-Carpaccio*** *(S. 219)*
TAG 40	***Vitamin-Booster-Smoothie*** *(S. 220)*	***Gefüllte Paprikaschoten*** *(S. 220)*	***Käseteller mit Birne und Walnüssen*** *(S. 221)*
TAG 41	***Birnen-Porridge mit Granatapfel*** *(S. 222)*	***Hackfleischbällchen mit Gemüse-Couscous*** *(S. 222)*	***Gefüllte Sushi-Gurke mit Lachs*** *(S. 223)*
TAG 42	***Hafer-Shake mit frischen Himbeeren*** *(S. 224)*	***Fisch-Pfanne mit Zucchini*** *(S. 224)*	***Süßkartoffel-Möhren-Kürbis-Suppe*** *(S. 225)*

DARAUF KOMMT ES IN DIESER WOCHE BESONDERS AN

Zusätzlich zu den generellen Don'ts (siehe S. 62) gibt es diese wichtigen Punkte zu beachten:

- Du kannst ab sofort die Hauptmahlzeiten nicht nur innerhalb eines Tages untereinander austauschen, sondern auch innerhalb der Woche. Beispiel: Du kannst die Mittagsmahlzeit von Tag 36 mit dem Abendessen von Tag 38 austauschen oder das Frühstück von Tag 42 mit dem von Tag 39.
- Der Abstand zwischen den Mahlzeiten darf weiterhin auch kürzer sein als fünf Stunden wie bisher.
- Pro Tag kannst du weiterhin als Zwischenmahlzeit Gemüse »all you can eat«, drei Portionen Obst (auch unabhängig von den Mahlzeiten) und 30 Gramm Mandeln essen.
- Ab sofort ist auch pro Woche ein Cheat Meal erlaubt. Das heißt: Du kannst dir einmal wöchentlich statt einer der Hauptmahlzeiten zum Beispiel ein Essen auf einer Party oder im Restaurant gönnen.
- Außerdem kannst du dir jetzt selbst aussuchen, an welchem Abend du statt einer Hauptmahlzeit die Gemüsebrühe zubereiten beziehungsweise das intermittierende Fasten machen möchtest.

DEIN WÖCHENTLICHES TRAINING

Deine Schrittzahl beträgt in Woche 6 weiterhin 12000 Schritte. Wiederhole beim Gehen folgenden Gedanken: »Ich komme ans Ziel mit Genuss und Freude«. In deinen wöchentlichen Workouts trainierst du nun sieben Übungen.

→ Gehe über den Tag verteilt täglich 12000 Schritte.

→ Trainiere über die Woche verteilt 4-mal die folgenden 7 Übungen:

- ***Bergsteiger*** (S. 126):
  4 Sätze à 60 Sekunden
  \+ 60 Sekunden Pause
  Fatburnfaktor: 4
  Bodyformindex: 2
- ***Hock-Strecksprung*** (S. 125):
  4 Sätze à 8 Wiederholungen
  \+ 30 Sekunden Pause
  Fatburnfaktor: 3
  Bodyformindex: 3
- ***Fersenhebelauf*** (S. 128):
  4 Sätze à 60 Sekunden
  \+ 30 Sekunden Pause
  Fatburnfaktor: 4
  Bodyformindex: 3
- ***Superman*** (S. 130):
  4 Sätze à 12 Wiederholungen
  \+ 30 Sekunden Pause
  Fatburnfaktor: 1
  Bodyformindex: 3
- ***Criss-Cross*** (S. 132):
  4 Sätze à 30 Sekunden
  \+ 15 Sekunden Pause
  Fatburnfaktor: 4
  Bodyformindex: 3

- ***Heinemann*** (S. 131):
  4 Sätze à 20 Sekunden
  + 30 Sekunden Pause
  Fatburnfaktor: 4
  Bodyformindex: 1
- ***Dip*** (S. 122):
  4 Sätze à 10 Wiederholungen
  + 30 Sekunden Pause
  Fatburnfaktor: 2
  Bodyformindex: 3

WOCHENBRIEF DEINER COACHES

»Zum Ziel mit Genuss und Freude«

Hallo und herzlich willkommen in Woche 6.

Kennst du den Spruch »Abnehmen mit Genuss und ohne Stress«? Genuss ist viel mehr als nur Essen und Trinken. Genießen mit allen Sinnen: Das heißt nicht nur schmecken, sondern auch riechen, fühlen, hören.

Wir wollen diese Woche nutzen und mit dir den Weg in ein bewussteres, genussvolleres Leben starten. Denn Essen mit Genuss macht schlank.

DEINE TEATIME

Rooibostee hat er einen sehr milden Geschmack. Außerdem ist er frei von Koffein und deshalb besonders gut bekömmlich. Wenn du das magst: Es gibt ihn auch aromatisiert, zum Beispiel mit Vanille. Lecker!

DEINE PERSÖNLICHEN NOTIZEN

- Wie war deine Woche?
- Was war dein größter Erfolg diese Woche?
- Was hast du gelernt?

BEST OF AUSREDEN

- »Ich mag kein Grünzeug.«

Eine gern verwendete Ausrede, um eine gesunde und ausgewogene Ernährung vermeiden zu können!

Deine ultimative Lösung:
Iss ab sofort Gemüse in möglichst vielen verschiedenen Farben. Mehrere Farben bedeuten unterschiedliche Vitamine und sekundäre Pflanzenstoffe. Dir schmecken manche Gemüsesorten nicht? Dann lass sie weg, es gibt genug Auswahl! Vielleicht entdeckst du dabei deine neuen Favoriten!

DEINE PERSÖNLICHE MOTIVATIONSHILFE

Dein Leben ist so leicht wie eine Pusteblume: Wenn du dich fallen lässt, lernst du selbst zu fliegen.

DEINE WOCHENAUFGABEN

AUFGABE 1:
»Ich bin es, dein Genuss«

Diese Woche steht für Genuss und Freude am Essen. Deshalb haben wir für dich eine Übung, die deine

Sinneswahrnehmung schärft. Such dir dafür ein Lebensmittel aus, das du besonders gerne magst (etwas Gesundes wie Obst oder Gemüse). Wir möchten, dass du all deine Sinne konzentriert nur diesem einen Lebensmittel schenkst. Nimm dir mindestens zehn Minuten Zeit dafür. Betrachte und beschreibe das Lebensmittel:

- Wie sieht es genau aus, wie riecht es, macht es Geräusche, wenn man es ans Ohr hält und leicht bewegt?
- Wie fühlt es sich zwischen den Fingern an?

Erst ganz zum Schluss vorsichtig in den Mund nehmen und mit der Zunge betasten. Warte ein paar Minuten und beiß erst dann hinein. Schmecke, fühle und genieße es.

Versuche in Zukunft, deine Mahlzeiten bewusster mit mehreren Sinnen zu genießen und wahrzunehmen. Dazu gehört als Erstes, dass du nicht zwischendurch im Stehen, sitzend am PC oder TV oder während der Fahrt im Auto isst. Suche dir deinen Platz, am besten am Tisch, und lass dir etwas Zeit und Ruhe zum Essen.

AUFGABE 2:
Yoga für den Geist – Ich bin deine innere Entspannung

Gönn dir regelmäßig eine »mind time«. Dies soll ein Tag oder eine gewisse Zeitspanne sein, in der du dir Zeit für dich ganz alleine nimmst. Entspann dich bei einem ausgiebigen Bad, bei einem Spaziergang an der frischen Luft, im Kino, bei einem Buch oder schöner Musik, bei der Kosmetikerin, beim Shoppen, etc. Diese Entspannung und die daraus entstehende innere Ruhe sind wichtig, um weiter erfolgreich an deinem Ziel zu arbeiten.

DEINE WEEKLY CHALLENGE

Suche dir eine Strecke von ca. 1 Kilometer Länge. Lege 100 Meter so schnell wie möglich zurück, gehe 50 Meter, gehe oder jogge dann wieder 100 Meter usw. Miss die Zeit, die du für die gesamte Strecke benötigst, du kannst diese Übung später immer wieder in dein Training einbauen.

DEIN NEUES POSITIVES RITUAL

→ ***Alt:*** gegessen wird oft irgendwo, zwischendurch und schnell (Auto, Schreibtisch, Sofa, Straße, Straßenbahn etc.).

→ ***Neu:*** gegessen wird an einem schön gedeckten Tisch, in Ruhe und ohne Ablenkung.

DEIN PLAN FÜR WOCHE 7

Strengthen Week

»Ich bin am Ziel«

Herzlichen Glückwunsch! Nach 6 sWochen hast du dein Ziel erreicht. Wir entlassen dich nun in deine neue Selbstverantwortung und Freiheit. Du entscheidest von nun an, wie dein weiteres Leben verläuft. In den letzten Wochen haben wir dir verschiedene Instrumente an die Hand gegeben, mit denen du künftig deinen Weg finden kannst.

WOCHENBRIEF DEINER COACHES

»Ich bin das Ziel«

Hallo und herzlich willkommen in Woche 7. Es ist die letzte Woche unseres Programms, aber dein weiterer Weg in ein leichteres, gesünderes und glücklicheres Leben. Wir, deine Coaches, freuen uns sehr darüber, dass wir gemeinsam bis hierher gekommen sind.

Jetzt bist du so weit: Du kannst nun mit deiner gewonnenen Kraft, deiner Stärke, deinem neuen Selbstbewusstsein und deinem neuen Gefühl für dich selbst die Eigenverantwortung übernehmen.

Das heißt für dich auch: Du stellst deine Mahlzeiten für diese Woche selbst aus den Rezepten der vergangenen Wochen zusammen.

DEINE TEATIME

Sei experimentierfreudig und teste diese Woche verschiedene Tees. Besuche ein Teehaus und lass dich von den Düften dort verführen. Nimm dir ein paar Teemischungen mit und probiere sie mit all deinen Sinnen.

DEIN WÖCHENTLICHES TRAINING

Auch in Woche 7 bleibt es bei 12000 Schritten täglich. Alternativ kannst du 20 Minuten mit einer Geschwindigkeit von 6 bis 8 km/h joggen. Wir möchten, dass du dich an Tag 43 bis 49 beim täglichen Gehen von dem folgenden Satz leiten lässt:

»Ich bin das Ziel.«

→ Gehe über den Tag verteilt täglich 12000 Schritte oder jogge 20 Minuten mit einer Geschwindigkeit von 6 bis 8 km/h.

→ Trainiere über die Woche verteilt 4-mal die folgenden 9 Übungen:

- ***Bergsteiger*** (S. 126):
  4 Sätze à 60 Sekunden
  + 60 Sekunden Pause
  Fatburnfaktor: 4
  Bodyformindex: 2
- ***Hock-Strecksprung*** (S. 125):
  4 Sätze à 8 Wiederholungen
  + 30 Sekunden Pause
  Fatburnfaktor: 3
  Bodyformindex: 3
- ***Kniehebelauf*** (S. 134):
  4 Sätze à 30 Sekunden
  + 60 Sekunden Pause
  Fatburnfaktor: 5
  Bodyformindex: 1
- ***Plank*** (S. 136):
  4 Sätze à 30 Sekunden
  + 30 Sekunden Pause
  Fatburnfaktor: 2
  Bodyformindex: 3
- ***Liegestütz*** (S. 118):
  4 Sätze à 8 Wiederholungen
  + 60 Sekunden Pause
  Fatburnfaktor: 1
  Bodyformindex: 4
- ***Hampelmann*** (S. 120):
  4 Sätze à 60 Sekunden
  + 30 Sekunden Pause
  Fatburnfaktor: 4
  Bodyformindex: 2
- ***Dip*** (S. 122):
  3 Sätze à 10 Wiederholungen
  + 30 Sekunden Pause
  Fatburnfaktor: 2
  Bodyformindex: 3
- ***Superman*** (S. 130):
  4 Sätze à 20 Wiederholungen
  + 30 Sekunden Pause
  Fatburnfaktor: 1
  Bodyformindex: 3
- ***Prisoner Squat*** (S. 116):
  4 Sätze à 15 Wiederholungen
  + 30 Sekunden Pause
  Fatburnfaktor: 2
  Bodyformindex: 3

DEINE PERSÖNLICHEN NOTIZEN

- Wie war deine Woche?
- Was war dein größter Erfolg diese Woche?
- Was hast du gelernt?

DEINE PERSÖNLICHE MOTIVATIONSHILFE

Du kannst aus deinem Traumkörper einen realen Körper schaffen!

DEINE WOCHENAUFGABE

- Wie sehen heute deine Belohnungen aus?
- Welche Affirmationen hast du für dich verinnerlicht?
- Ziehe Bilanz und schaue dir dafür alle Wochenaufgaben nochmal an.

DEINE WEEKLY CHALLENGE

Beginne mit 1 Minute Boxerlauf, strecke dabei die Arme aus. Mach 30 Sekunden Pause und gehe dann in den Unterarmstützn. Halte ihn so lange wie möglich.

Stehe dann wieder auf und hebe im Stehen die Knie abwechselnd jeweils 1 Minute so hoch wie möglich und so schnell du kannst. Mach danach 1 Minute Pause.

Wiederhole die Übung sechsmal.

DEIN NEUES POSITIVES RITUAL

→ ***Alt:*** wenn schon Currywurst oder Schnitzel, dann natürlich mit Pommes.
→ ***Neu:*** wenn schon Currywurst oder Schnitzel, dann mit einem großen Gemüseteller oder einem bunten Salat.

BODY- UND FITNESSCHECK

Dieser Tag beginnt mit abschließendem Body- und Fitness-Check.

Bitte geh dabei genauso vor wie beim Body- und Fitness-Check in Woche 1 an Tag 1 (siehe S. 84).

Du wirst spätestens jetzt sehen, dass sich dein Durchhalten gelohnt hat: Beim Anprobieren deines damals zu engen Kleidungsstücks lässt sich der Knopf nun locker schließen, die Waage zeigt sicher erheblich weniger an und beim Fotovergleich wirst du staunen.

Auch alle übrigen Ergebnisse wie Umfang von Bauch, Armen und Schenkeln sowie der BMI-Wert dürften dafür sorgen, dass du völlig zu Recht richtig stolz auf dich bist. Wir freuen uns mit dir!

HIER NOCH EINMAL DER BODY- UND FITNESSCHECK IM ÜBERBLICK:

Dein Bodycheck

1. Fotografieren: Meine Bilder
2. Wiegen: Mein Gewicht
3. Messen: Mein Umfang
4. Rechnen: Mein BMI
5. Kleidung: Mein zu kleines Kleidungsstück

Dein Fitnesscheck

→ 12- Minuten Test
→ Wandsitzen
→ Dips
→ Plank (Unterarmstütz)

DEIN TRAINING

Steter Tropfen höhlt den Stein – unter diesem Motto stehen die nächsten sieben Wochen (plus Woche 1 als Vorbereitungswoche). In dieser Zeit werden sich durch das Training mit den folgenden Übungen dein Körpergewicht, deine Fitness und vor allem dein Spiegelbild erheblich zum Positiven verändern.

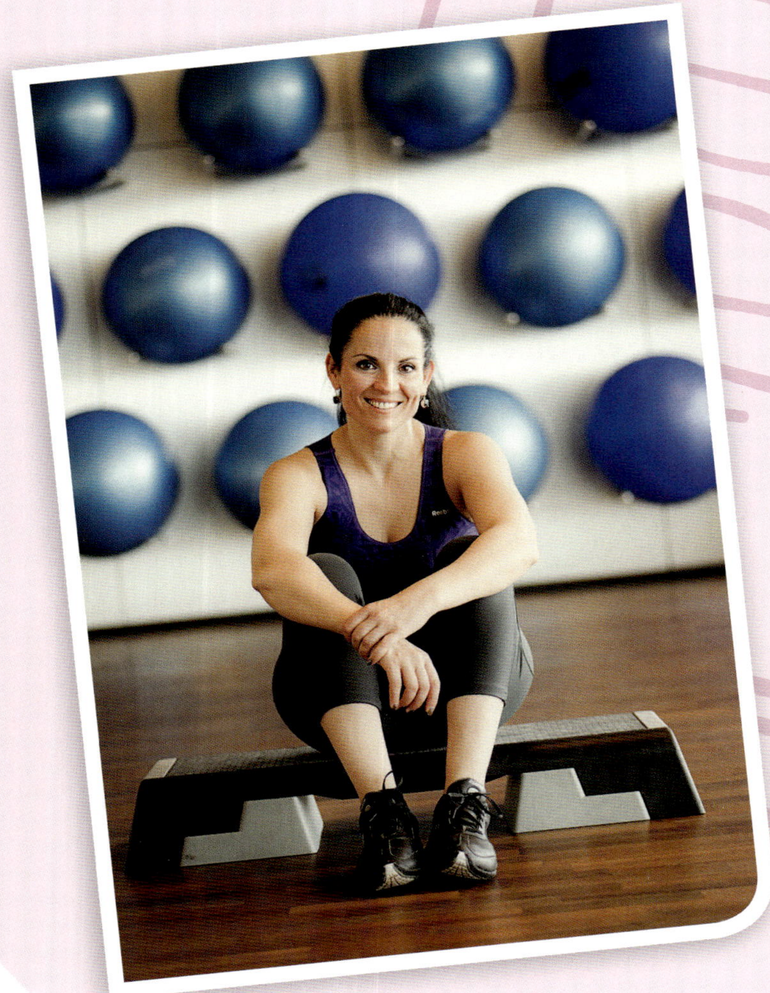

BEGRIFFSERKLÄRUNGEN: ÜBUNGEN, WIEDERHOLUNGEN, SÄTZE

Vorab werden wir dir einige Begriffe erklären, was dir den Umgang mit den Trainingsplänen erleichtern wird. Anhand des folgenden Beispiels wollen wir dich mit unserem Sprachgebrauch vertraut machen:
Liegestütz (S. 118): 3 Sätze à 5 Wiederholungen + 60 Sekunden Pause
Zunächst wird die Übung benannt, hier der Liegestütz. Du führst 5 Liegestütze aus, diese Wiederholungen bilden einen Satz. Jeder der 3 Sätze wird mit einer Pause von 60 Sekunden abgeschlossen. Insgesamt führst du hier also 15 Liegestütze aus. Wiederhole erst alle Sätze einer Übung, bevor du mit der nächsten Übung startest.

TRAININGSMETHODEN

Du wirst nach zwei Trainingsmethoden trainieren, dem Kraft-Ausdauer-Training sowie dem Bodyweight-Training, die jeweils unterschiedliche Auswirkungen auf deinen Körper haben. Diese Auswirkungen werden über die beiden folgenden Einheiten bewertet:

- ***Der Fatburnfaktor:*** Der Fatburnfaktor beschreibt den Einfluss auf deinen Stoffwechsel, vor allem deinen Fettstoffwechsel. Ein intensives Kraft-Ausdauer-Training in Intervallen, auch HIIT (High Intensity Intervall Training) genannt, ist besonders geeignet, um diesen anzukurbeln.
- ***Der Bodyformindex***: Hier kommt das Krafttraining ohne Geräte, das sogenannte Bodyweight-Training, zum Einsatz. Der Bodyformindex beschreibt die Auswirkungen des Trainings auf deine Muskulatur und Figur.

Jede Übung bewerten wir hinsichtlich beider Einheiten, also nach ihrem Fatburnfaktor und ihrem Bodyformindex, auf einer Skala von 1 bis 6, wobei 6 der höchsten Effektivitätsgrad angibt.

DAS HIIT

Wie alle unsere Übungen kannst du das HIIT zu Hause durchführen. Es lässt sich zudem zeitlich gut in den Alltag einbauen. Das Beste ist jedoch, dass es auf den Stoffwechsel extrem aktivierend wirkt. Durch den ständigen Wechsel von hochintensiven Phasen mit kurzen Ruhephasen erreichst du eine wesentlich effektivere Fettverbrennung als durch ein reines Ausdauertraining. Zudem steigt dein Grundumsatz und du verbrennst auch dann noch Energie, wenn dein Körper sich wieder in der Ruhephase befindet. Man spricht hier vom sogenannten Nachbrenneffekt. Damit in dieser Phase die körpereigenen Fettreserven angezapft werden, ist es allerdings

Voraussetzung, dass du deinem Körper in den ersten zwei Stunden nach dem Training keine Nahrung, vor allem keine Kohlenhydrate, zuführst.

DAS KRAFTTRAINING

Das von uns entwickelte spezielle Krafttraining soll verhindern, dass du im Zuge des Gewichtsverlustes zu viel Muskulatur abbaust. Wie beim HIIT handelt es sich um ein reines Bodyweight-Training. Du arbeitest also nur mit deinem Körpergewicht und benötigst keine weiteren Gewichte oder Maschinen. Dieses Training führst du nach der Mehrsatzmethode durch: Da du jede Übung in mehreren Sätzen trainierst, wird zum einem dein Grundumsatz gesteigert und zum anderen ein größerer Anteil von Muskelfasern stimuliert. Hieraus resultiert anfänglich ein erheblicher Kraftzuwachs, da der Körper lernt, immer mehr Muskelfasern eines Muskels zu aktivieren.

Achte darauf, alle Übungen technisch sauber auszuführen. Detaillierte Übungsanleitungen samt Schritt-für-Schritt-Fotos findest du im Abschnitt »Deine Übungen« (ab S. 114).

DEIN WÖCHENTLICHES TRAINING

Für den Anfang ist es dein Ziel, langsam in Bewegung zu kommen. So besteht in Woche 1 dein »Einsteigertraining« darin, täglich 5000 Schritte zu gehen. Ab Woche 2 steigert sich die tägliche Anzahl an Schritten und es kommen Workouts hinzu. Dein Trainingsplan wird dann folgendermaßen aussehen:

GEHEN PRO TAG

Woche 2: 8.000 Schritte
Woche 3 und 4: 10.000 Schritte
Woche 5 und 6: 12.000 Schritte
Woche 7: 12.000 Schritte
oder 20 Minuten joggen mit 6–8 km/h
Nach Woche 7: 15.000 Schritte
oder 30 Minuten joggen mit 6–8 km/h

WORKOUTS PRO WOCHE

Woche 2: 3-mal 2 Übungen
Woche 3: 3-mal 3 Übungen
Woche 4: 4-mal 5 Übungen
Woche 5: 4-mal 6 Übungen
Woche 6: 4-mal 7 Übungen
Woche 7: 4-mal 9 Übungen

Eine detaillierte Auflistung deines Trainingsplans findest du bei den jeweiligen Wochenplänen (ab S. 72). Versuche, dich so genau wie möglich an den Trainingsplan zu halten, denn die Übungen bzw. Anforderungen bauen von Woche zu Woche aufeinander auf.

Die Anzahl der Schritte sowie deine Schrittgeschwindigkeit misst du am besten mit einem Schrittzähler oder mit deinem Smartphone. Die neueren Modelle besitzen alle ein mikroelektrisch-mechanisches System (MEMS) und tracken deine

Bewegungen sehr genau. Lade dir eine entsprechende App herunter und los geht's.

Die Schritt-für-Schritt-Fotos und Anleitungen der Übungen findest du im Abschnitt »Deine Übungen« (siehe S. 114). Bitte lies dir die Übungserläuterungen sowie den folgenden Gesundheitshinweis sorgfältig durch, bevor du mit dem Training durchstartest, und frage im Zweifelsfall deinen Hausarzt, ob du am Programm teilnehmen kannst.

Medical Disclaimer

Die Teilnahme an unserem Trainingsprogramm geschieht auf deine eigene Verantwortung. Voraussetzung für die Teilnahme ist ein guter gesundheitlicher Zustand. Falls Vorerkrankungen oder andere gesundheitliche Risiken bestehen, raten wir dir dringend dazu, vor dem Training deinen Hausarzt aufzusuchen. Dies gilt insbesondere für folgende gesundheitliche Probleme: Herz-Kreislauf-Erkrankungen, Lungen- und Atemwegserkrankungen, Wirbelsäulenprobleme sowie Stoffwechselerkrankungen wie Diabetes mellitus.

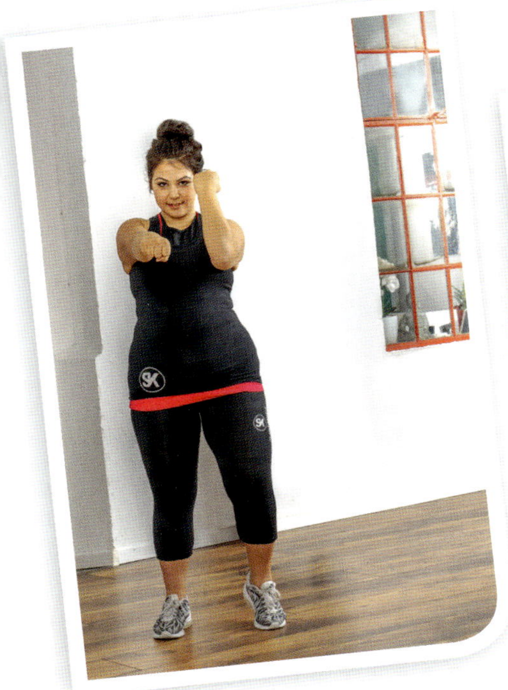

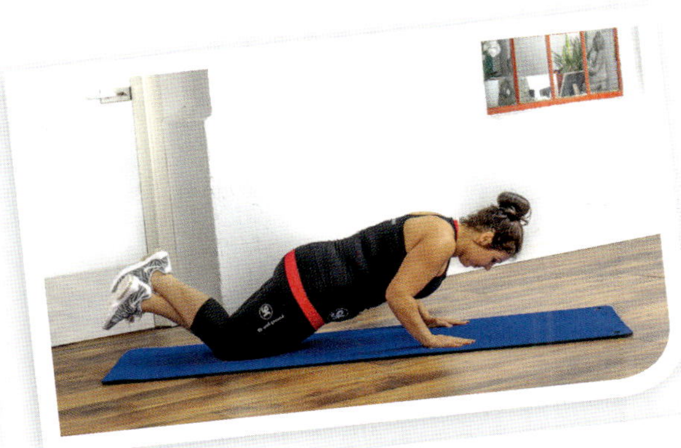

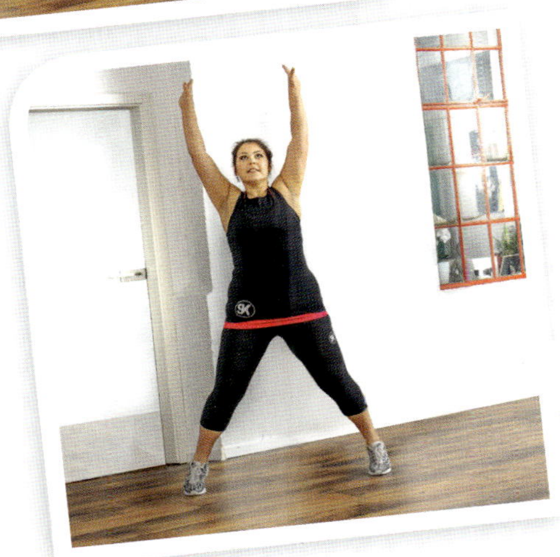

DEINE ÜBUNGEN

Auf den folgenden Seiten findest du nun die Übungen, die dich in den kommenden Wochen begleiten werden. Wir bieten dir die Übungen meist in zwei Schwierigkeitsgraden an, sodass du sie an dein individuelles Leistungsniveau anpassen kannst. Lies dir auch noch einmal alle Begriffserklärungen auf Seite 111 durch und beachte unbedingt die gesundheitlichen Hinweise. Und nun viel Spaß!

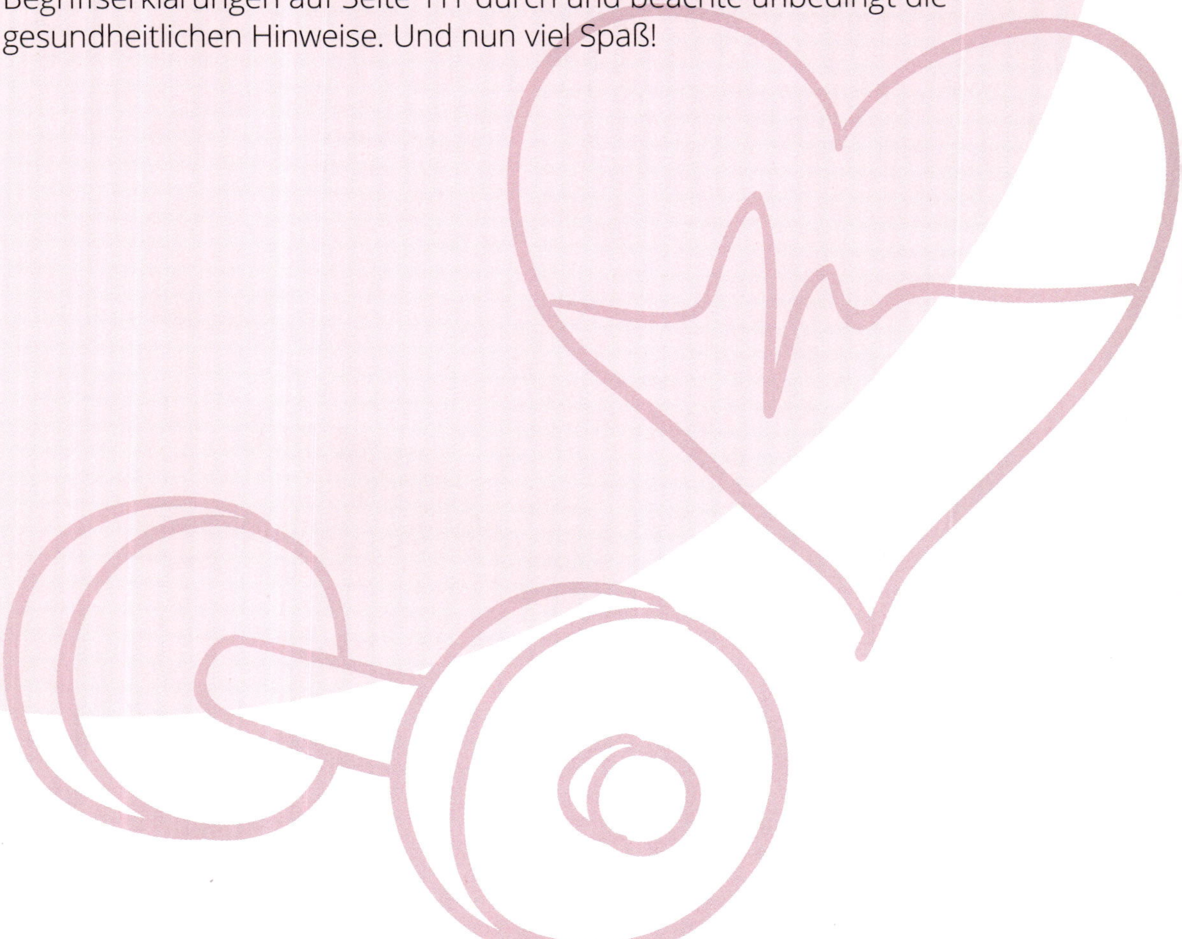

BOXERLAUF

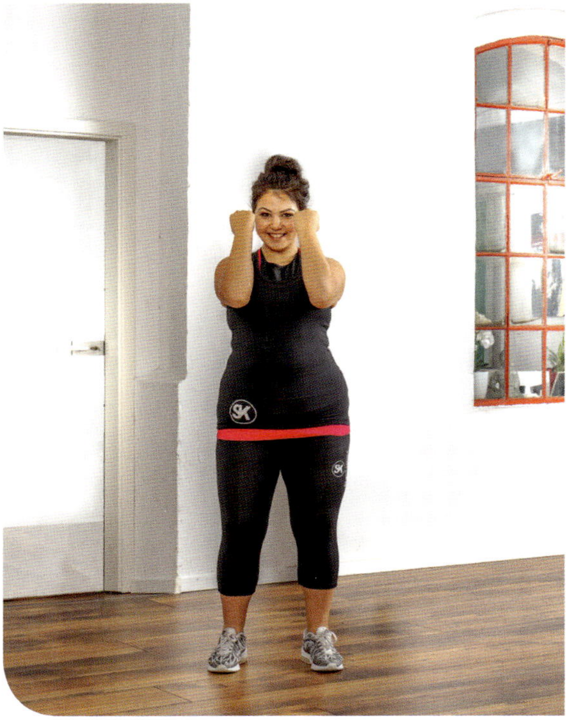

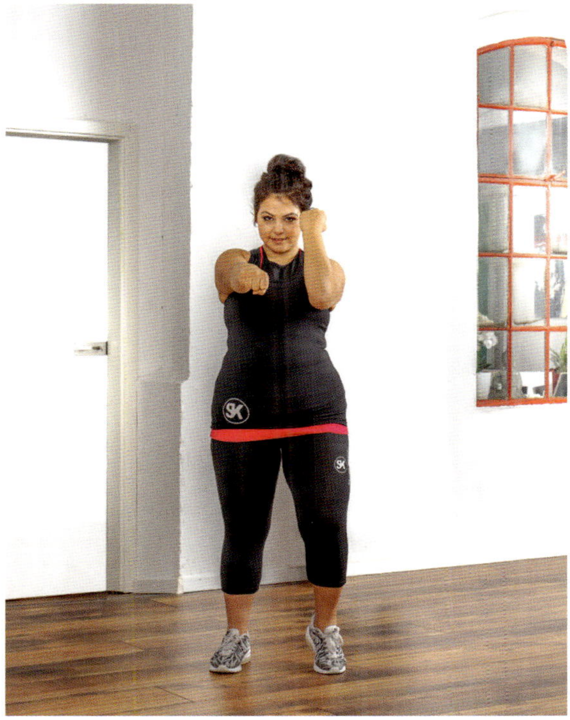

1 In der Ausgangsposition stehst du aufrecht mit hüftbreit geöffneten Füßen. Deine Wirbelsäule ist aufgerichtet und du blickst gerade nach vorn. Winkle deine Arme an und halte deine zu Fäusten geballten Hände vor deinem Gesicht.

2 Starte nun den Boxerlauf, indem du ausschließlich auf den Fußballen läufst und gleichzeitig in ein imaginäres Kissen, das sich etwa auf deiner Kinnhöhe befindet, boxt. Du bewegst immer den gegengleichen Arm und Fuß gleichzeitig. Strecke deinen boxenden Arm ganz nach vorn aus und führe ihn wieder zurück in die Ausgangsposition vor den Kopf. Boxe in der Geschwindigkeit, die für dich angenehm ist, variiere sie aber auch öfter mal, werde also schneller oder langsamer.

PRISONER SQUAT

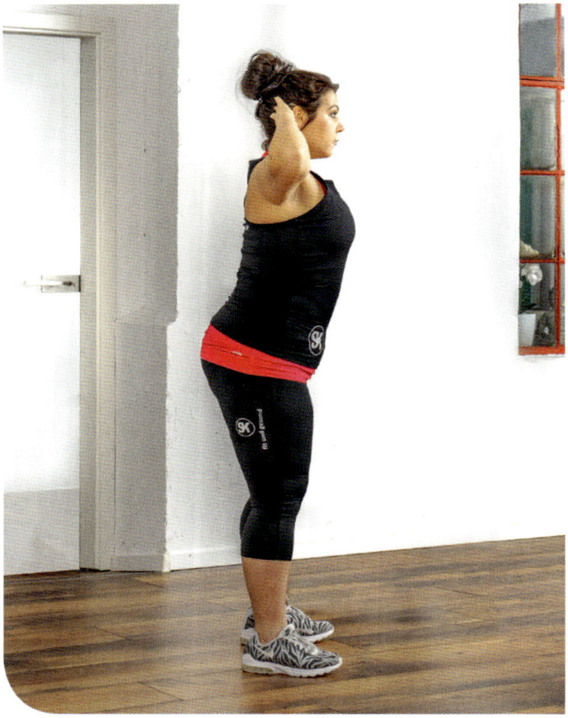

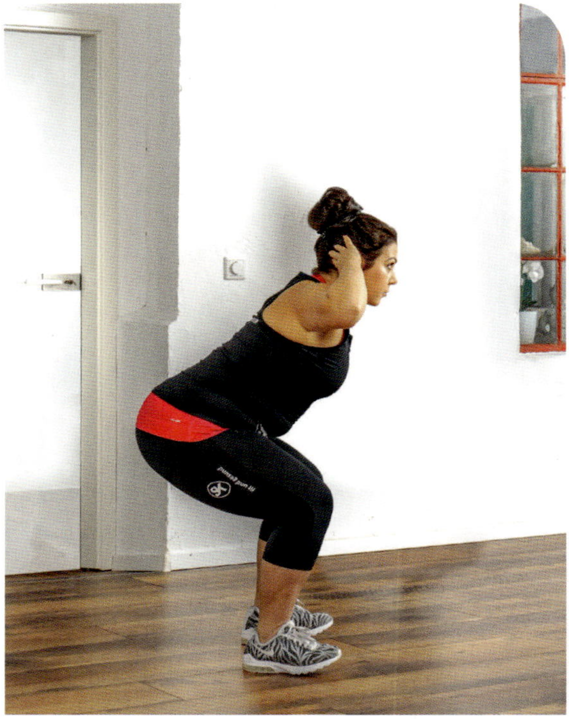

1 Stehe in der Ausgangsposition aufrecht mit schulterbreit geöffneten Füßen. Lege deine Hände an deinen Hinterkopf.

2 Senke dich nun in eine Kniebeuge, den sogenannten Squat, ab, indem du dein Gesäß nach hinten schiebst und gleichzeitig in die Knie gehst. Achte darauf, dass du deine Knie nicht zu weit nach vorn über die Zehen hinausschiebst. Halte deinen Rücken gerade und blicke nach vorn, ohne den Kopf in den Nacken zu legen. Halte diese untere Position kurz und drücke dich wieder nach oben in die aufrechte Ausgangsposition.

VARIANTE FÜR EINSTEIGER

Solltest du anfangs noch nicht in der Lage sein, diese Übung korrekt auszuführen, beginne mit einem Hilfsmittel wie einer Bank oder einem Hocker.

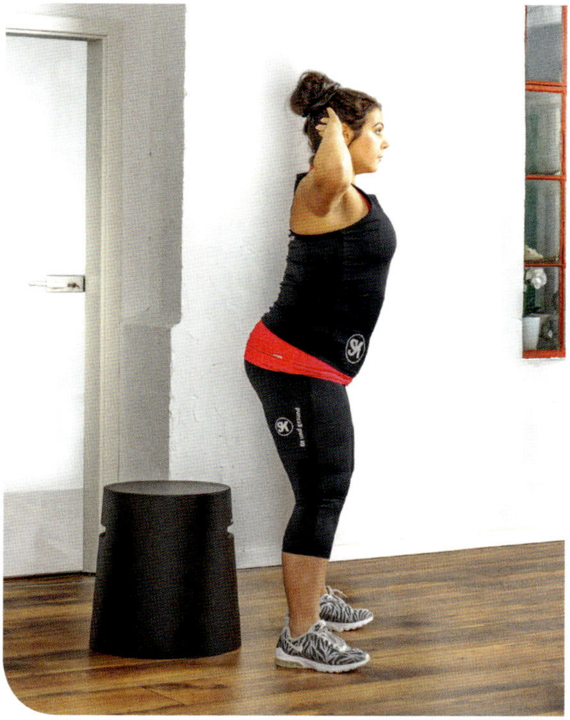

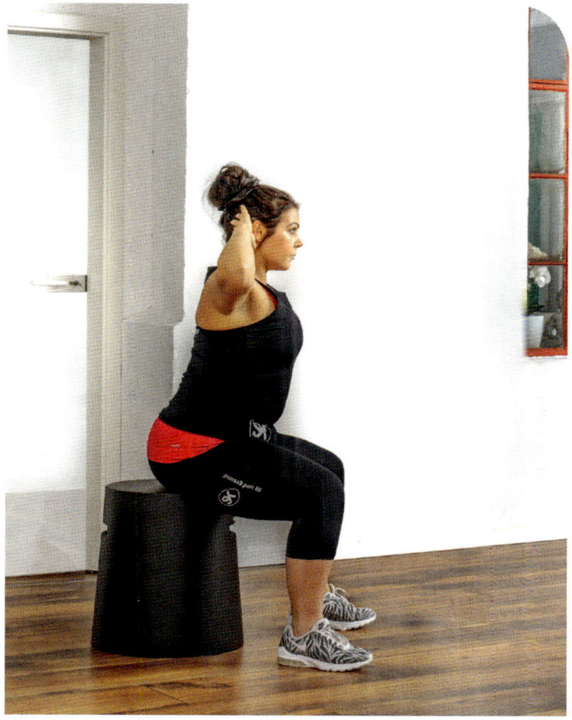

1 Führe die Übung wie links beschrieben aus. In der Ausgangsposition stehst du jedoch mit dem Rücken etwa 30 Zentimeter vor einem Hocker.

2 Beim Absenken in den Squat setzt du dich kurz auf den Hocker und drückst dich dann wieder nach oben in die Ausgangsposition.

LIEGESTÜTZ

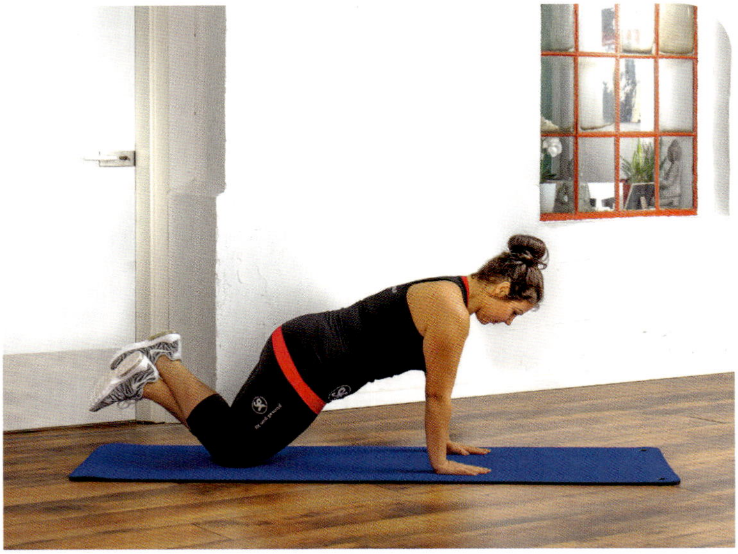

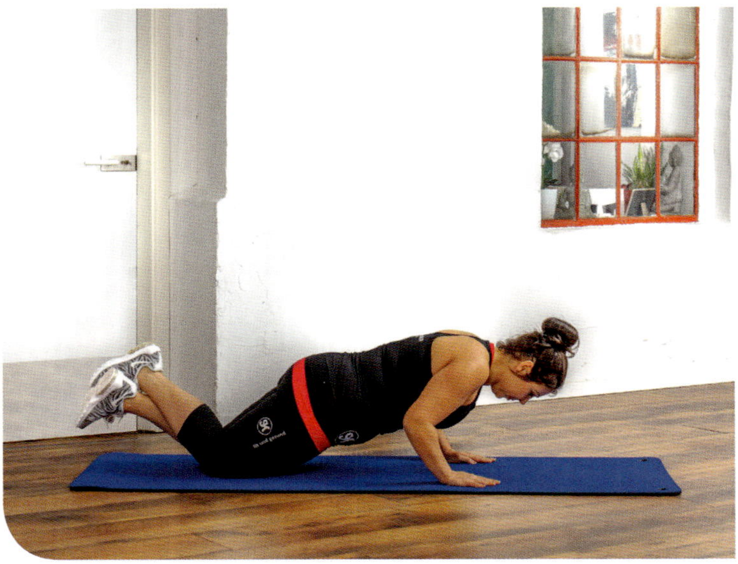

1 Knie dich auf den Boden und stütze dich mit deinen Händen auf dem Boden ab. Deine Hände befinden sich vor deinen Schultern. Deine Finger zeigen nach vorn. Schlage einen Fuß über den anderen. Schiebe deinen Oberkörper nun so weit nach vorn, bis deine Oberschenkel, dein Rücken und dein Kopf eine gerade Linie bilden. Deine Hände befinden sich jetzt genau unterhalb deiner Schultern. Ziehe deinen Bauchnabel Richtung Wirbelsäule, um deine Bauchmuskulatur anzuspannen, und spanne zusätzlich deine Gesäßmuskulatur an. Wichtig ist, dass du diese Spannung in der Körpermitte während der ganzen Übungsausführung hältst.

2 Beuge mit der Einatmung deine Arme und senke deinen Oberkörper Richtung Boden ab, bis deine Brust fast den Boden berührt. Halte diese Position kurz und drücke dich dann beim Ausatmen mit Kraft aus dem Schultergürtel wieder nach oben in die Ausgangsposition.

VARIANTE FÜR EINSTEIGER 1

Solltest du anfangs noch nicht in der Lage sein, diese Übung korrekt auszuführen, kannst du die Liegestütze auch an der Wand durchführen.

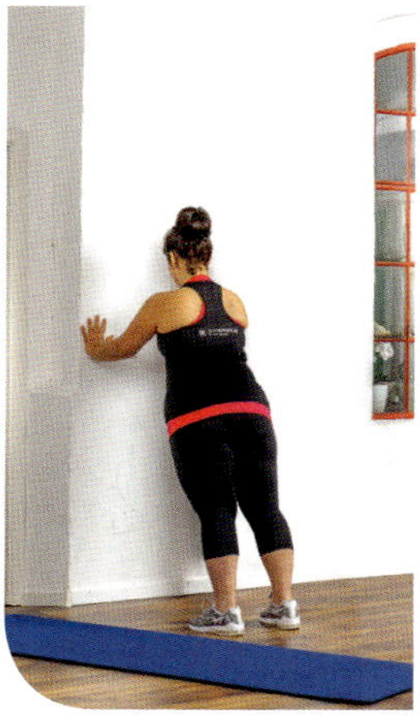

1 Stütze dich dafür mit schulterbreit geöffneten Händen in der Liegestützposition an einer Wand ab. Laufe mit den Füßen ungefähr 1 Meter zurück und lehne dich gegen die Wand. Dein Rücken ist gerade und dein Kopf bildet eine Linie mit dem Körper. Halte deine Schultern entspannt und die Ellbogen leicht gebeugt. Stelle dich falls nötig auf die Fußballen.

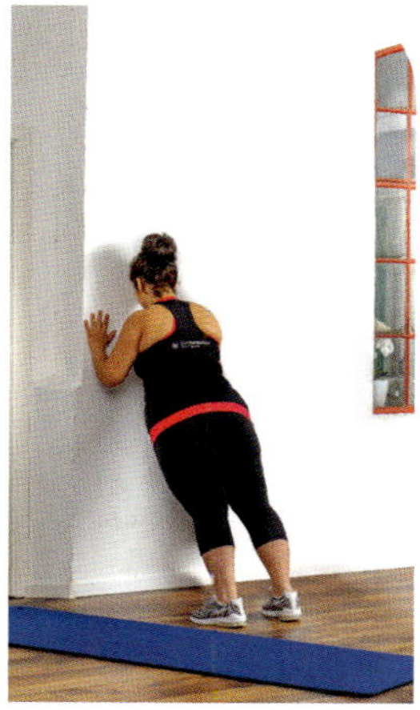

2 Beuge mit der Einatmung deine Arme, bis du mit der Stirn beinahe die Wand berührst. Halte die Position kurz und drücke dich beim Ausatmen mit Kraft aus dem Schultergürtel wieder zurück in die Ausgangsposition.

VARIANTE FÜR EINSTEIGER 2

Wenn du merkst, dass die Ausführung an der Wand dich nicht mehr fordert, kannst du die Liegestütze in Tischhöhe ausführen.

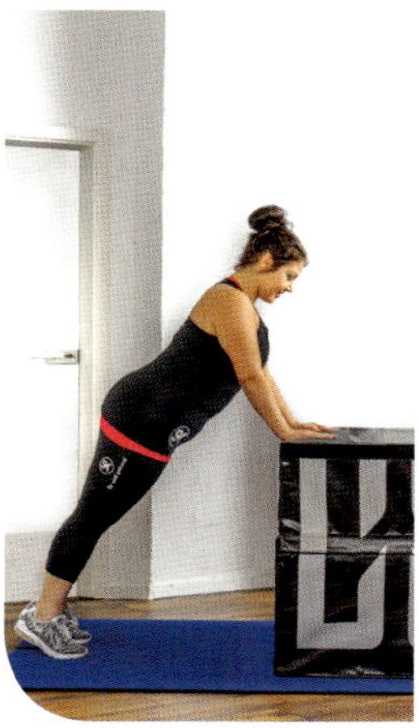

1 Stelle dich etwa 1 Meter entfernt vor einen sicher stehenden Tisch. Lehne dich nun nach vorn und stütze dich mit deinen Händen an der Tischkante ab. Dein Körper bildet vom Kopf bis zu den Füßen eine gerade Linie. Halte auch hier wie links beschrieben durchgehend eine gute Körperspannung aufrecht.

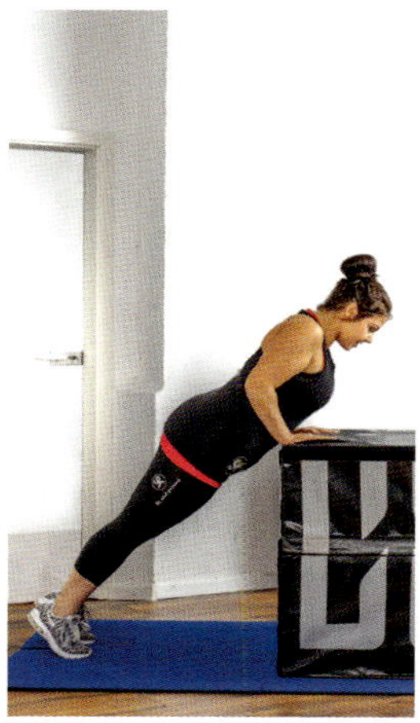

2 Senke dich nun nach vorn Richtung Tischplatte ab, indem du die Arme beugst, sodass dein Oberkörper fast die Tischkante berührt. Drücke dich anschließend wieder hoch in die Ausgangsposition.

HAMPELMANN

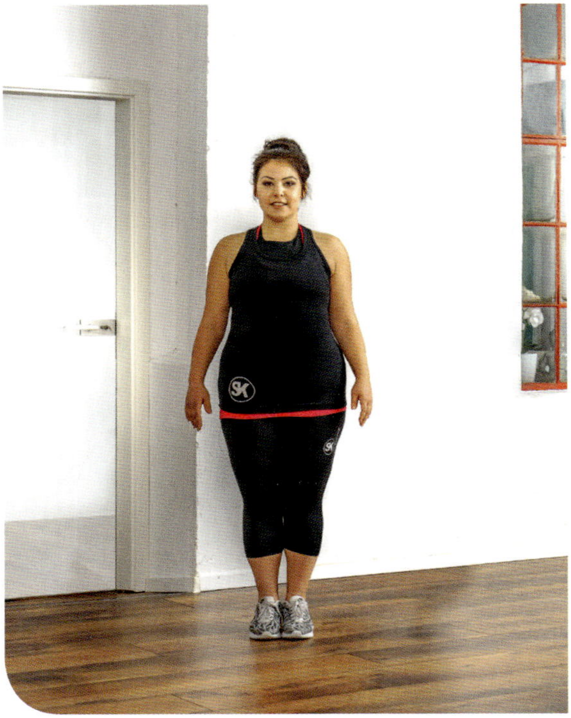

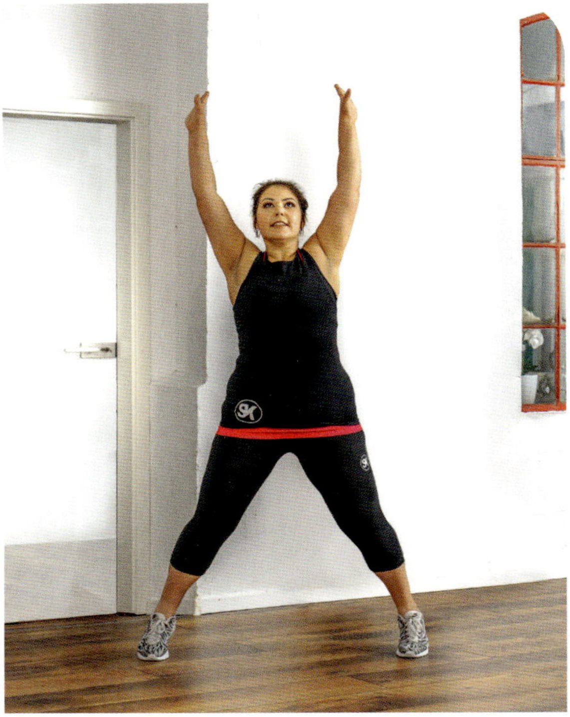

1 Stehe in der Ausgangsposition locker und aufrecht mit geschlossenen Füßen, deine Arme hängen entspannt neben dem Körper.

2 Springe nun nach oben, spreize gleichzeitig deine Beine und führe deine gestreckten Arme über die Seiten nach oben. Du landest mit weit geöffneten Beinen und gehobenen Armen. Springe sofort im Anschluss zurück in die Ausgangsposition.

VARIANTE FÜR EINSTEIGER

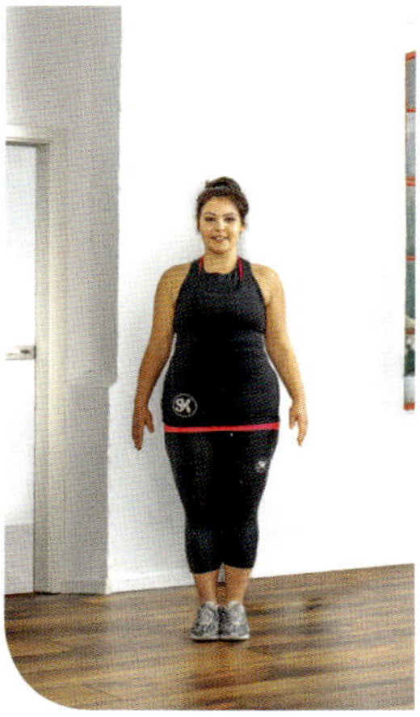

1 Stehe in der Ausgangsposition wie links beschrieben locker und aufrecht mit geschlossenen Füßen, deine Arme hängen entspannt neben dem Körper.

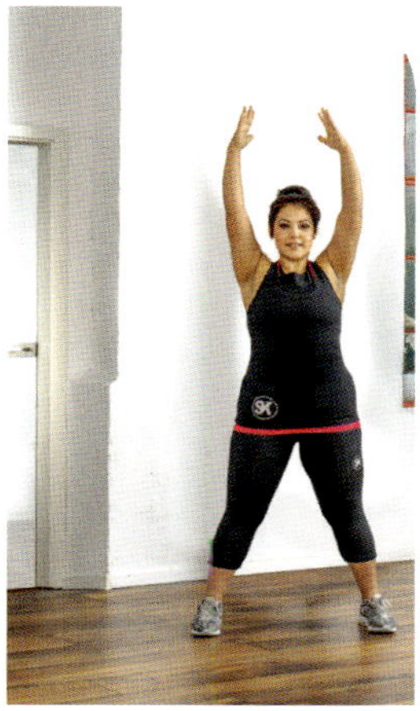

2 Setze nun das linke Bein nach links und führe gleichzeitig deine Arme gestreckt über die Seiten nach oben.

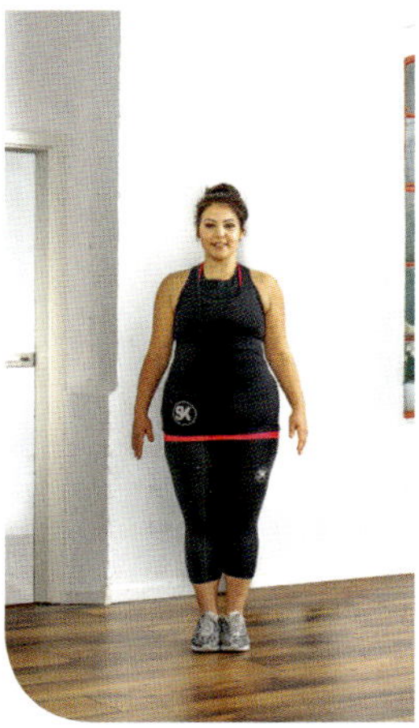

3 Hole dein linkes Bein wieder zum rechten heran und senke die Arme ab. Du stehst also wieder in der Ausgangsposition.

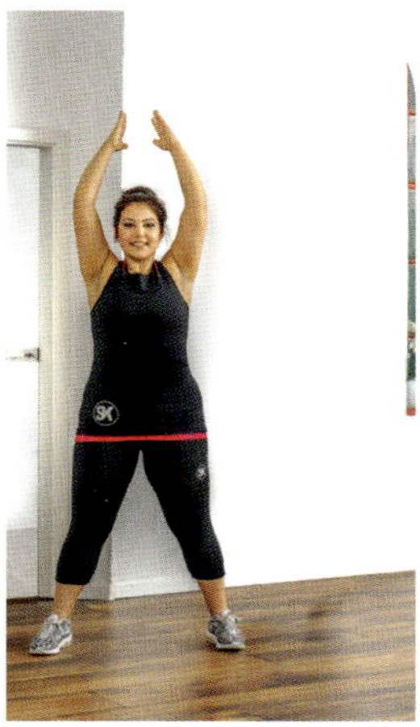

4 Setze nun dein rechtes Bein nach rechts und hebe gleichzeitig die Arme. Komme zurück in die Ausgangsposition und wiederhole den Übungsablauf.

DIP

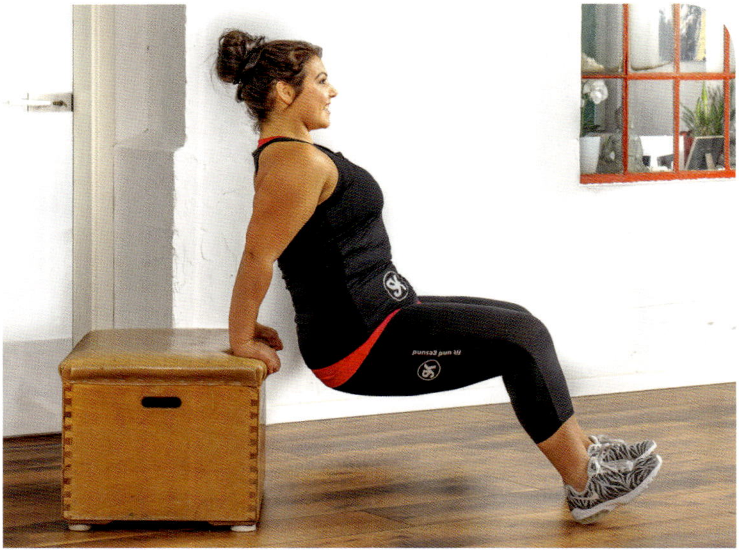

1 Setze dich auf die Kante einer Bank, eines Kastens oder eines stabilen Stuhls. Umgreife den Rand der Sitzfläche links und rechts neben deinem Gesäß und drücke beide Handflächen fest in den Sitz. Strecke deine Beine nach vorn aus und presse die Fersen fest auf den Boden. Hebe nun mit Kraft aus deinen Armen deinen Po an und schiebe deinen Oberkörper nach vorn über die Sitzfläche des Kastens hinaus. Dies ist deine Ausgangsposition.

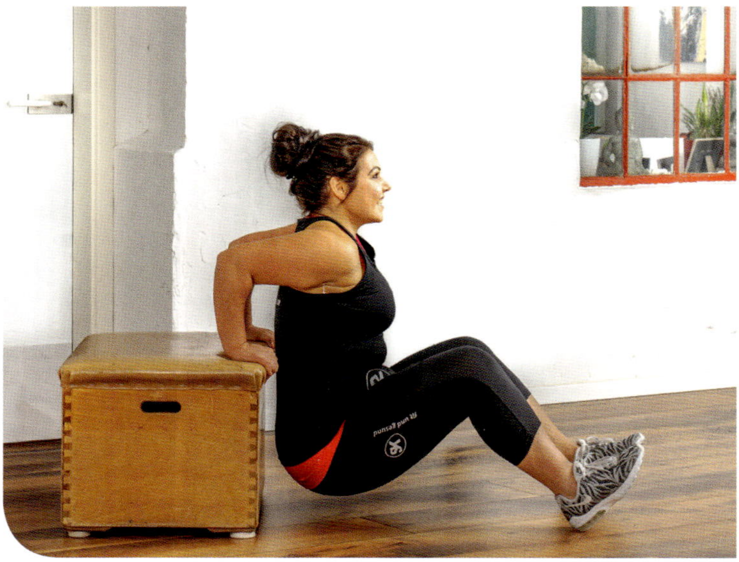

2 Senke nun deinen Körper ab, indem du deine Arme beugst. Gehe so tief, dass dein Gesäß beinahe den Boden berührt, setze dich jedoch nicht ab. Halte diese Position kurz und drücke dich dann wieder nach oben in die Ausgangsposition.

VARIANTE FÜR FORTGESCHRITTENE

Je weiter du deine Füße nach vorn setzt, desto schwieriger wird die Ausführung.

VARIANTE FÜR EINSTEIGER

Solltest du noch nicht in der Lage sein, diese Übung mit gestreckten Beinen korrekt auszuführen, stelle deine Füße näher heran. In der Ausgangsposition befinden sie sich dann direkt unterhalb deiner Knie. Auf diese Weise kannst du deine Armmuskulatur unterstützen und dich auch mit Kraft aus den Beinen absenken und hochdrücken.

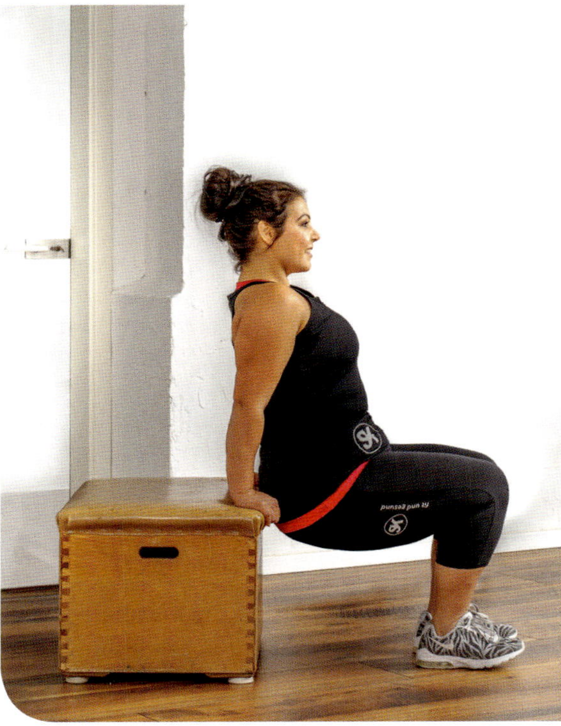

AUSFALLSCHRITT

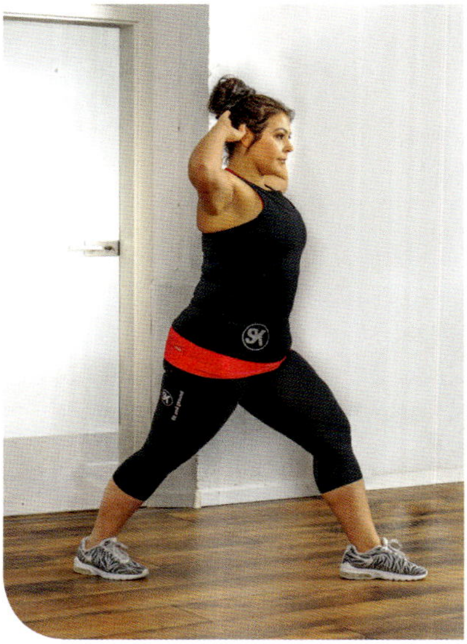

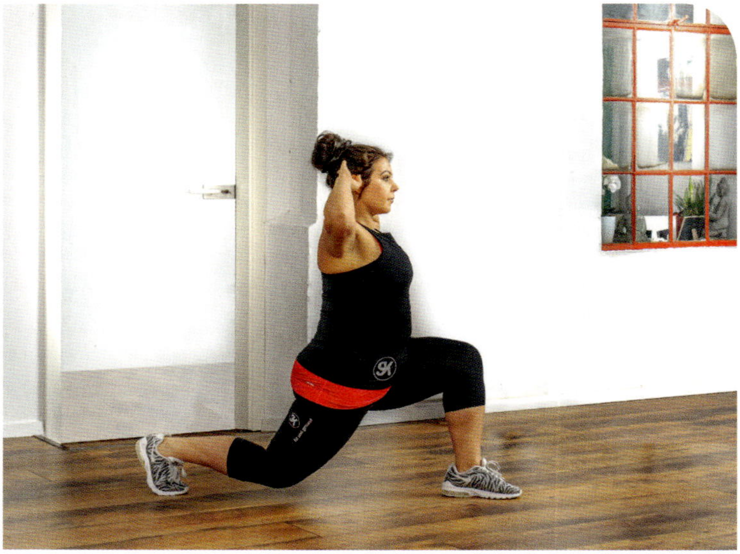

1 Stehe in der Ausgangsposition aufrecht mit hüftbreit geöffneten Füßen. Lege deine Hände an deinen Hinterkopf. Dein Blick ist gerade nach vorn gerichtet. Setze nun das linke Bein mit einem großen Schritt weit nach vorn.

2 Senke deinen Körper nach unten ab, indem du das linke Bein im rechten Winkel beugst, bis das rechte Knie fast den Boden berührt. Achte darauf, dass du dein linkes Knie nicht zu weit nach vorn schiebst, es sollte nicht über die Zehenspitzen hinausragen. Halte deinen Oberkörper weiterhin aufrecht. Drücke dich aus dieser tiefen Position mit Kraft auf dem linken Bein und dem Gesäß wieder nach oben und setze dann das linke Bein zurück neben das rechte. Wiederhole die Übung im Anschluss auf der anderen Seite. Setze hierfür das rechte Bein weit nach vorn und senke dich ab.

VARIANTE FÜR EINSTEIGER

Solltest du anfangs noch nicht in der Lage sein, dein hinteres Knie bis zum Boden abzusenken, gehe weniger tief. Steigere dich nach und nach und versuche, immer weiter nach unten zu kommen.

HOCK-STRECK-SPRUNG

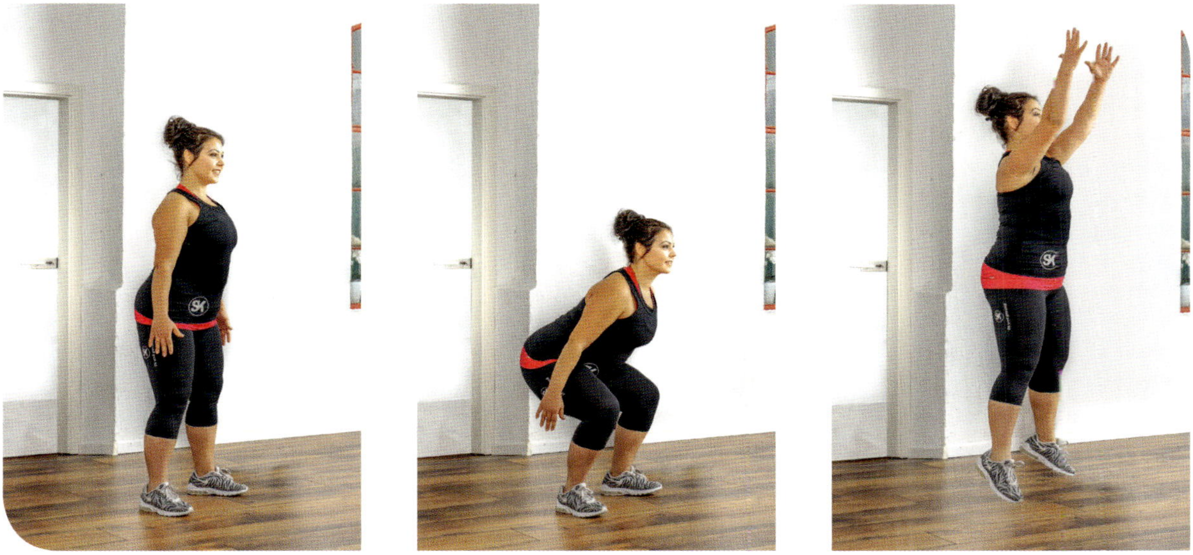

1 Stehe in der Ausgangsposition aufrecht mit schulterbreit geöffneten Füßen. Deine Arme sind neben dem Körper mit Spannung nach unten gestreckt, dein Blick ist gerade nach vorn gerichtet.

2 Senke dich in die Hocke ab, indem du dein Gesäß nach hinten schiebst und in die Knie gehst. Halte deinen Rücken durchgängig gerade und ziehe den Bauchnabel Richtung Wirbelsäule.

3 Springe jetzt mit der Ausatmung explosionsartig nach oben und strecke dabei den gesamten Körper. Nimm zur Unterstützung deine Arme mit und reiße sie nach oben. Lande leise und setze direkt zur nächsten Wiederholung an.

VARIANTE FÜR EINSTEIGER

Solltest du anfangs noch nicht in der Lage sein, nach oben zu springen, dann drücke dich aus der Hocke heraus lediglich nach oben auf die Fußballen statt zu springen.

BERGSTEIGER

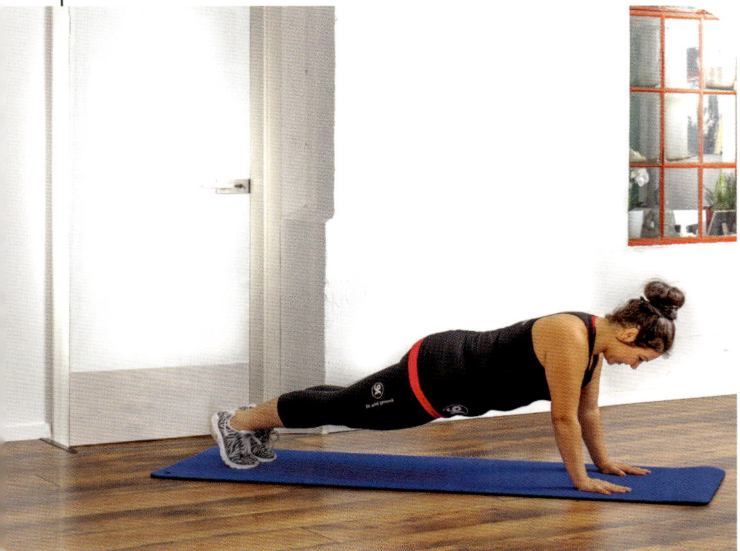

1 Knie dich auf den Boden und nimm den Vierfüßlerstand ein. Deine Hände befinden sich dafür genau unterhalb der Schultern und deine Knie direkt unterhalb der Hüfte. Strecke nun deine Beine nacheinander nach hinten aus und komme so in die Liegestützposition. Dein gesamter Körper ist angespannt und bildet vom Kopf bis zu den Füßen eine gerade Linie, sodass du in der Körpermitte nicht durchhängst bzw. dein Gesäß nicht nach oben streckst. Deinen Kopf hältst du in Verlängerung deiner Wirbelsäule.

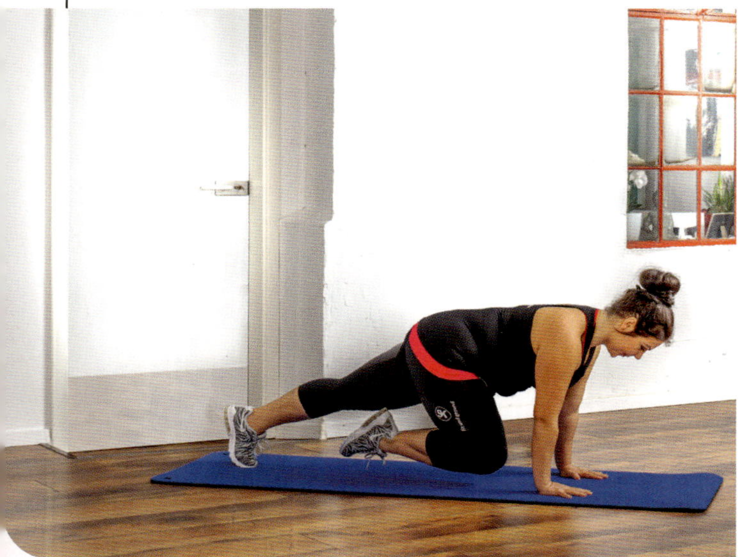

2 Ziehe nun das rechte Knie zur rechten Brust und setze es wieder hinten ab. Ziehe im Anschluss das linke Knie zur linken Brust und fahre wechselseitig fort. Die Hände bleiben während der gesamten Übungsausführung fest auf dem Boden.

VARIANTE FÜR EINSTEIGER

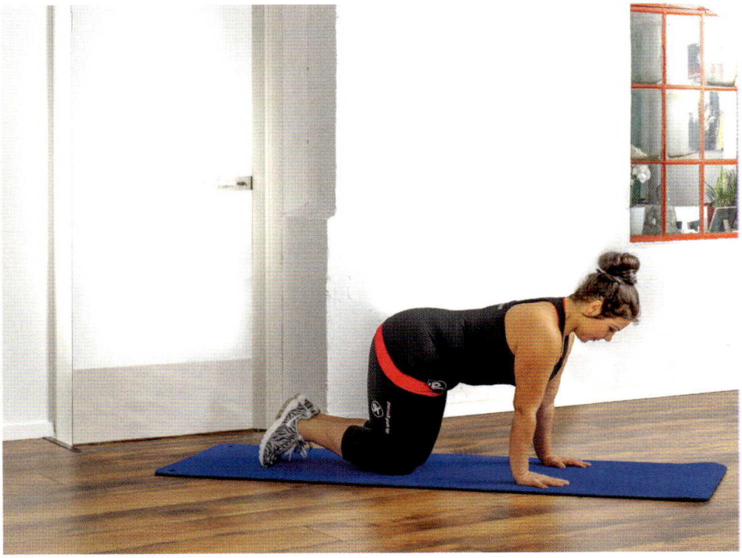

1 Solltest du anfangs noch nicht in der Lage sein, diese Übung korrekt auszuführen, führe sie im Vierfüßlerstand aus.

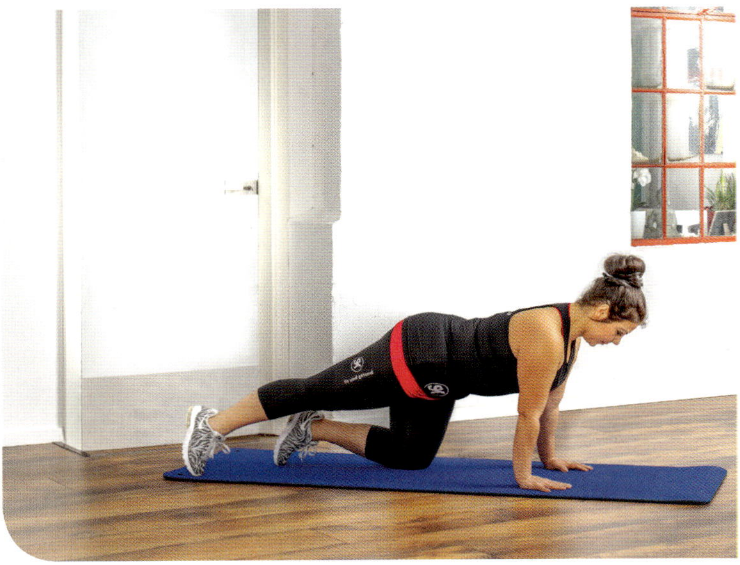

2 Ziehe von dort aus die Knie wie oben beschrieben abwechselnd Richtung Brust.

FERSENHEBELAUF

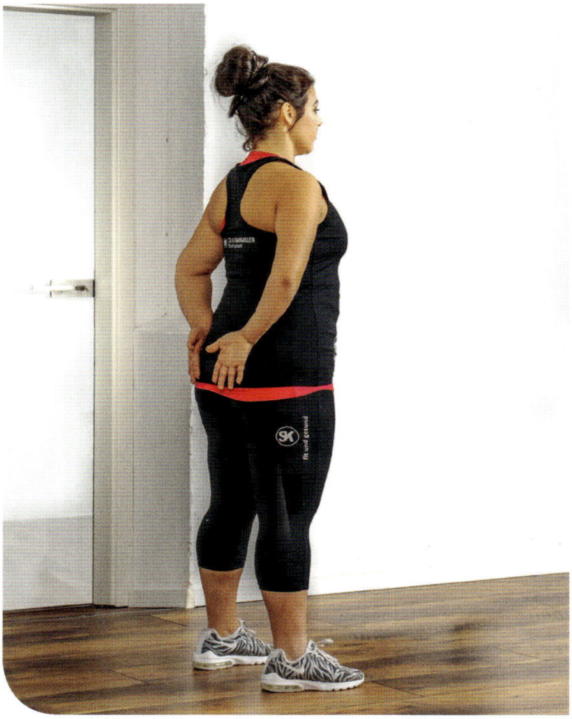

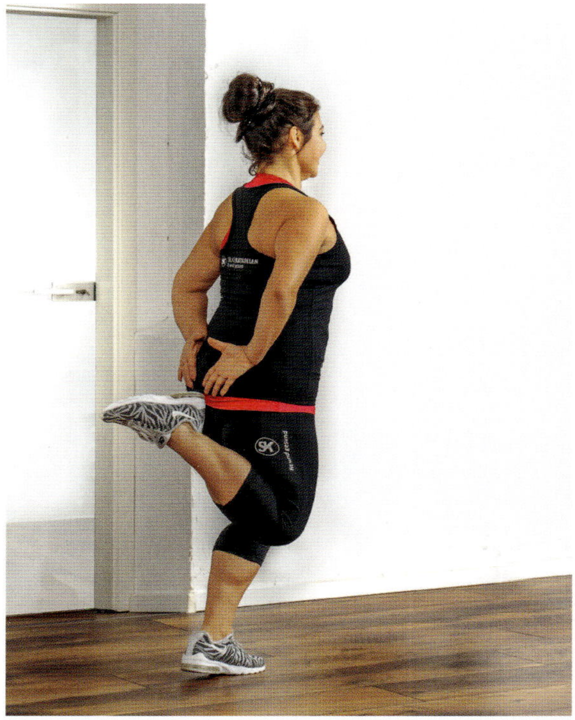

1 Stehe in der Ausgangsposition aufrecht mit hüftbreit geöffneten Füßen. Dein Blick ist gerade nach vorn gerichtet. Lege deine Hände mit den Handrücken auf dein Gesäß.

2 Springe nun von einem Bein auf das andere und hebe dabei im Wechsel deine rechte Ferse zur rechten Gesäßhälfte und deine linke Ferse zur linken Gesäßhälfte.

VARIANTE FÜR EINSTEIGER

Solltest du anfangs noch nicht in der Lage sein, vom Boden abzuspringen, dann führe diese Übung ohne Sprünge aus.

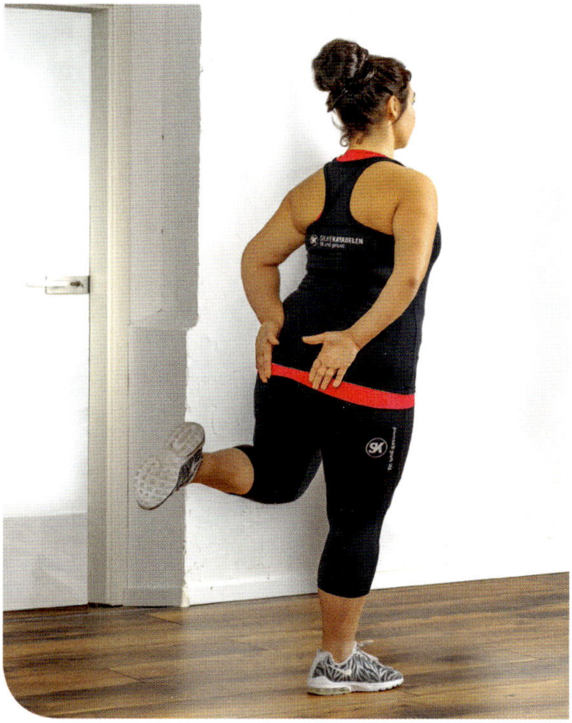

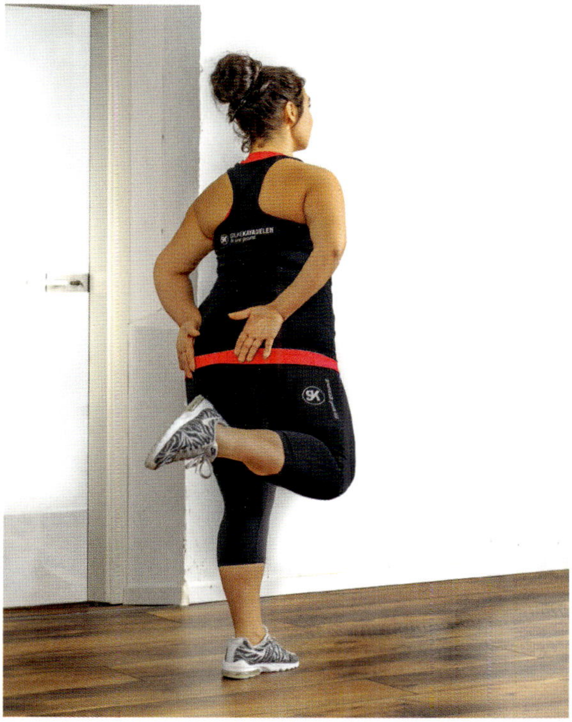

1 Wechsle stattdessen jeweils vom linken auf das rechte Standbein …

2 … und führe die Ferse des entsprechend gegengleichen Fußes zum Gesäß.

SUPERMAN

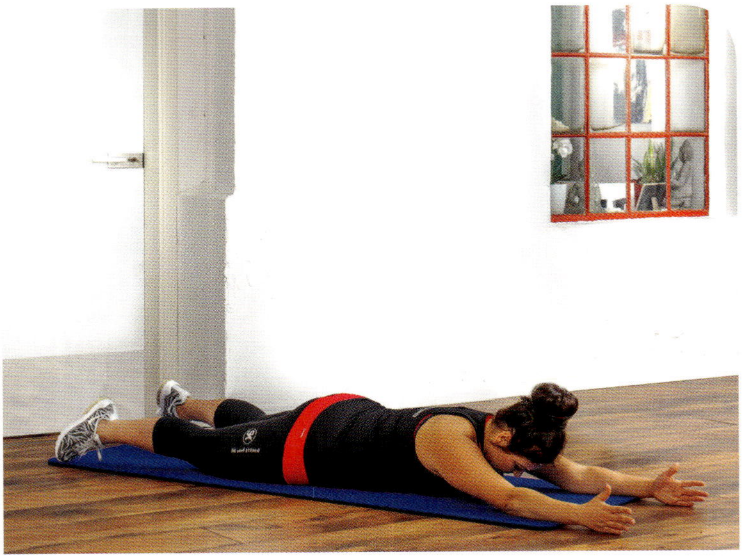

1 Lege dich bäuchlings auf den Boden. Halte deinen Kopf in Verlängerung der Wirbelsäule, dein Blick geht Richtung Boden.

Strecke deine Arme über den Kopf und deine Beine kräftig nach hinten weg, sodass die Knie vom Boden abheben. Die Arme und Beine befinden sich nun jeweils in einem Winkel von 45 Grad zueinander.

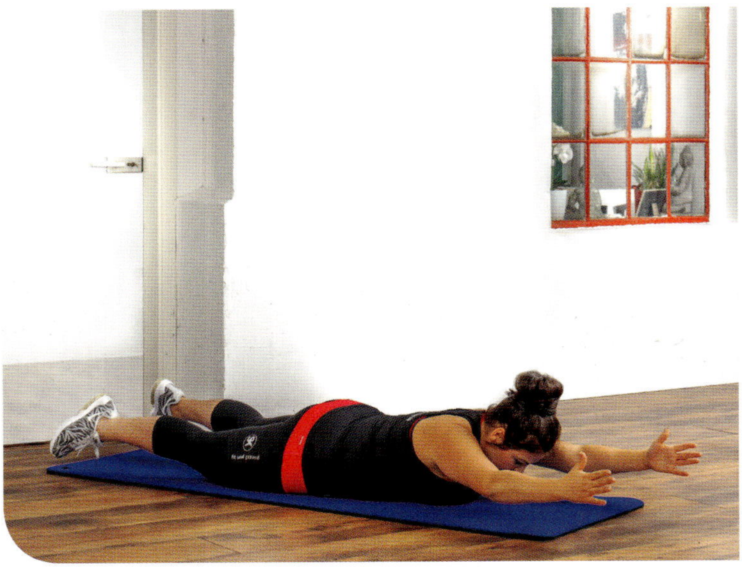

2 Ziehe nun deinen Bauchnabel Richtung Wirbelsäule und spanne so deine Bauchmuskulatur an. Hebe zeitgleich deine Arme und Beine vom Boden ab, wobei du die Schultern Richtung Hosentaschen ziehst.

Halte diese Position kurz und senke Arme und Beine wieder ab in die Ausgangsposition.

HEINEMANN

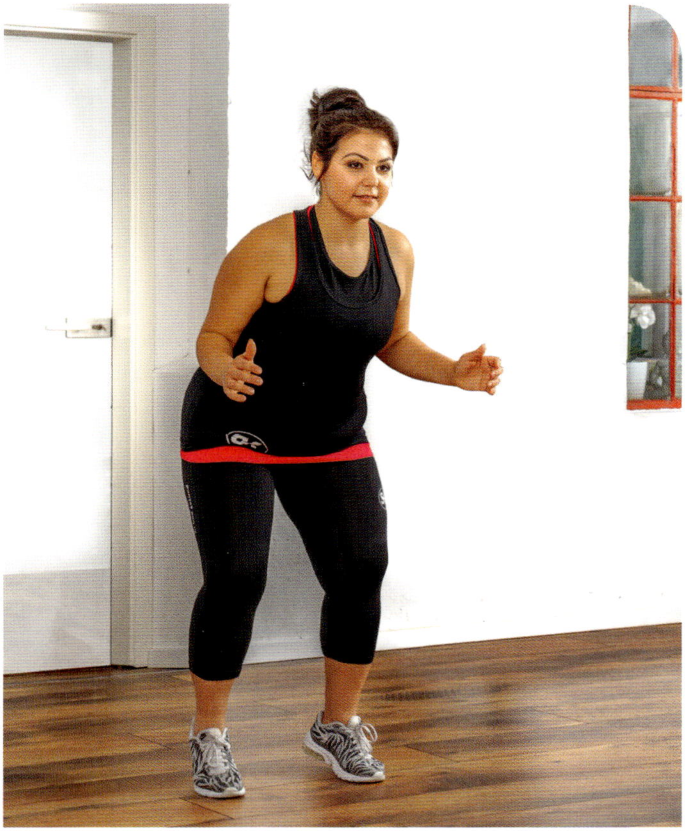

1 Stehe in der Ausgangsposition aufrecht mit schulterbreit geöffneten Füßen und beuge deine Arme im 90-Grad-Winkel.

Beginne, auf der Stelle zu tippeln, und achte dabei darauf, ausschließlich die Fußballen aufzusetzen. Werde immer schneller und schneller und beschleunige in den letzten 10 Sekunden stark.

Schüttle deine Beine im Anschluss zur Lockerung aus.

VARIANTE FÜR EINSTEIGER

Solltest du anfangs noch nicht in der Lage sein, auf den Fußballen zu tippeln, mache einfach schnelle Schritte auf der Stelle.

CRISS-CROSS

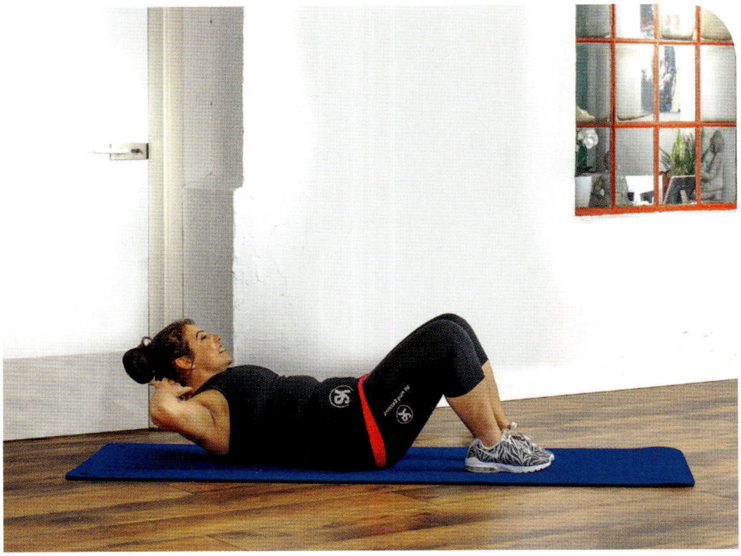

1 Lege dich für die Ausgangsposition auf den Rücken und stelle deine Füße hüftbreit geöffnet nah am Gesäß auf der Matte auf. Lege deine Hände an deinen Hinterkopf.

Wichtig ist, dass deine Ellenbogen nach außen, nicht zur Seite zeigen.

Spanne deine Bauchmuskulatur an, indem du den Bauchnabel Richtung Wirbelsäule ziehst. Hebe deine Schultern etwas vom Boden ab, jedoch ohne mit den Händen am Kopf zu ziehen. Dein Blick geht schräg Richtung Decke.

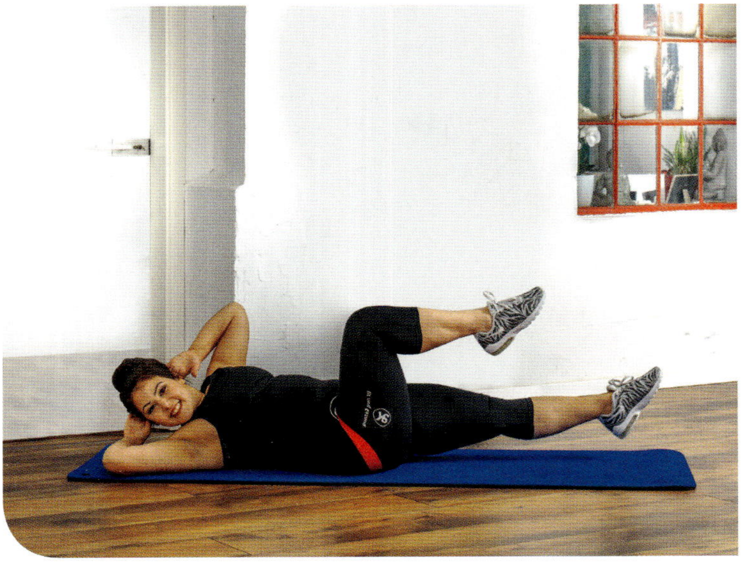

2 Ziehe jetzt dein rechtes Knie zur Brust und halte zeitgleich dein linkes Bein gestreckt knapp über dem Boden. Hebe gleichzeitig deinen Oberkörper noch etwas weiter vom Boden ab und drehe ihn nach rechts.

Versuche den linken Ellenbogen und das rechte Knie zusammenzuführen. Wiederhole die Übung auf der anderen Seite mit dem linken Knie und rechten Ellenbogen, ohne die Beine zwischenzeitlich auf dem Boden abzusetzen. Fahre wechselseitig fort.

VARIANTE FÜR EINSTEIGER

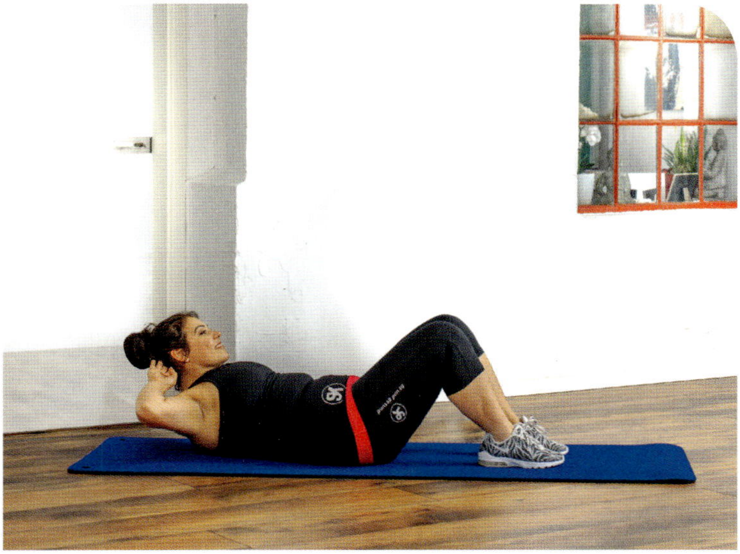

1 Solltest du anfangs noch nicht in der Lage sein, diese Übung mit angehobenem und gestrecktem Bein korrekt auszuführen, dann lass den entsprechenden Fuß auf dem Boden stehen …

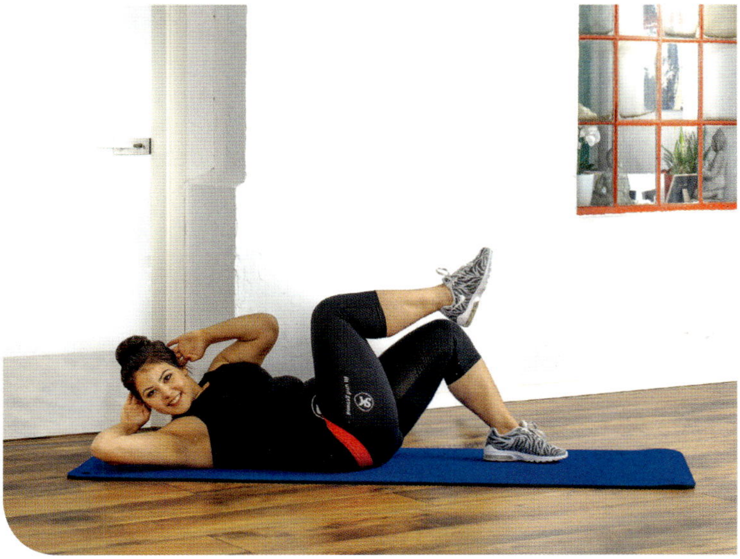

2 … und ziehe nur das Knie des gerade aktiven Beins Richtung Oberkörper. Führe die Übung wie links beschrieben wechselseitig aus.

KNIEHEBELAUF

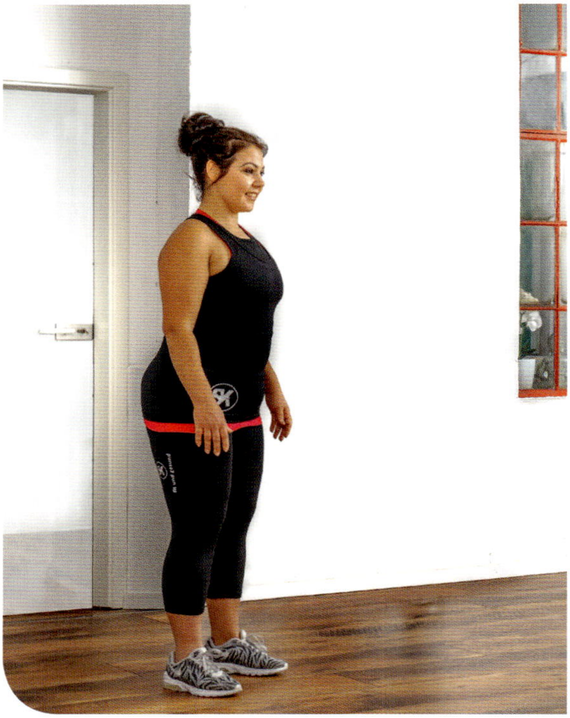

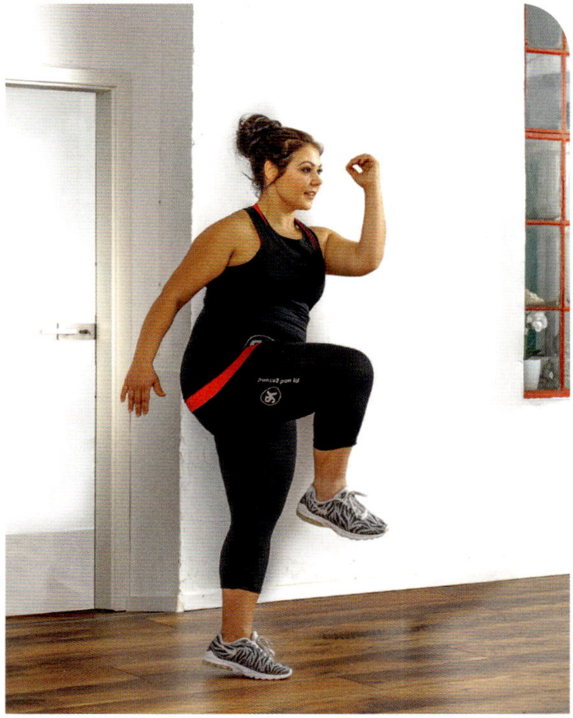

1 Stehe in der Ausgangsposition aufrecht mit hüftbreit geöffneten Füßen. Dein Blick ist nach vorn gerichtet und deine Arme hängen locker an den Seiten herunter.

2 Springe nun von einem Bein auf das andere und hebe dabei deine Knie im Wechsel bis auf Hüfthöhe an. Deine Arme schwingen gegengleich mit. Setze immer mit dem Fußballen, nicht mit dem gesamten Fuß auf.

VARIANTE FÜR EINSTEIGER

Solltest du anfangs noch nicht in der Lage sein, vom Boden abzuspringen, führe diese Übung ohne Sprung aus.

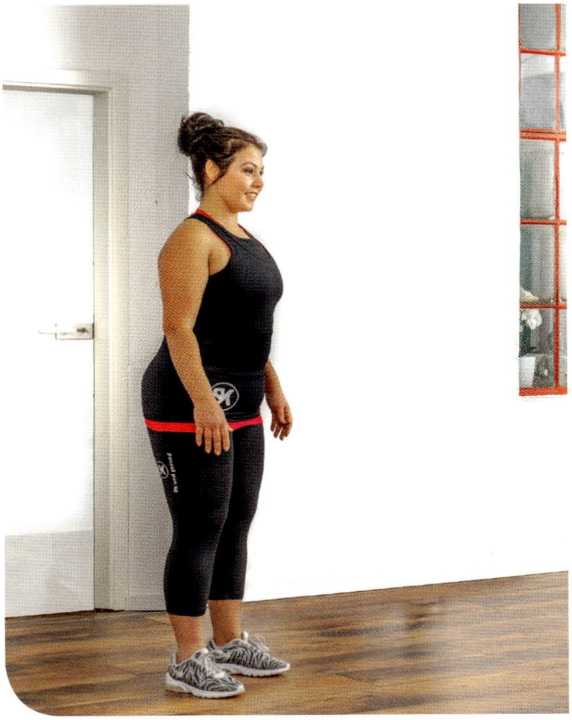

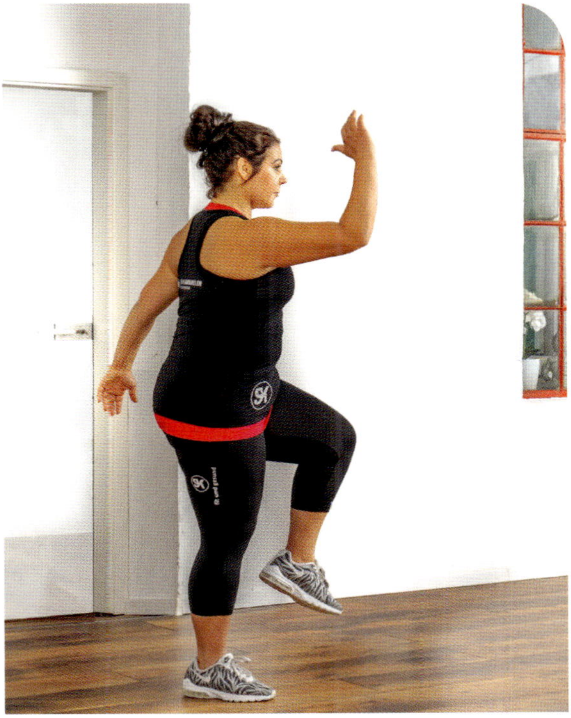

1 Stehe in der Ausgangsposition aufrecht mit hüftbreit geöffneten Füßen. Dein Blick ist nach vorn gerichtet und deine Arme hängen locker an den Seiten herunter.

2 Ziehe deine Knie im Wechsel bis auf Hüfthöhe an, während das andere Bein fest auf dem Boden stehen bleibt.

PLANK

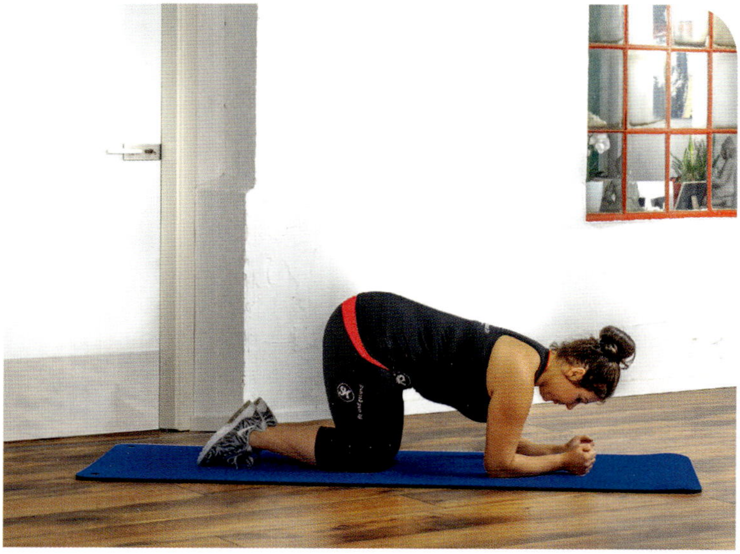

1 Knie dich auf den Boden und nimm den Vierfüßlerstand ein. Deine Knie stehen direkt unterhalb der Hüfte.

Lege nun deine Unterarme am Boden ab, sodass sich deine Ellenbogen genau unter den Schultern befinden.

Halte den Rücken gerade und den Kopf in Verlängerung zur Wirbelsäule, dein Blick geht Richtung Boden.

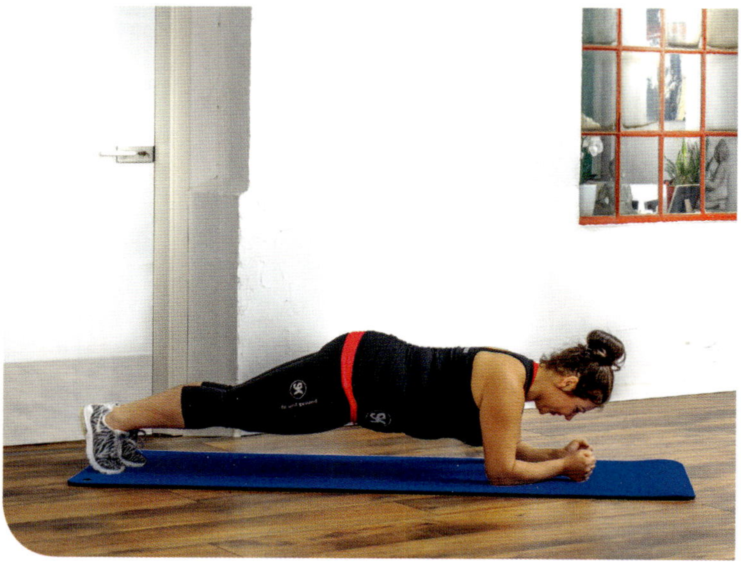

2 Strecke nun deine Beine nacheinander nach hinten aus, sodass du in die Plank-Position kommst.

Wichtig ist, dass dein Körper hier vom Kopf bis zu den Füßen eine gerade Linie bildet.

Halte diese Position.

VARIANTE FÜR FORTGESCHRITTENE

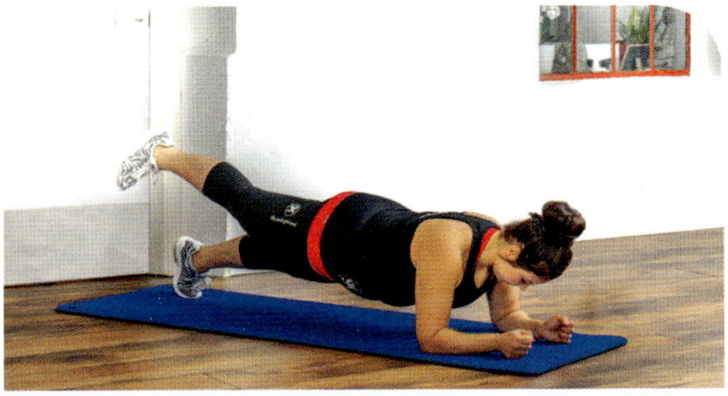

1 Komme wie links beschrieben in die Plank-Position. Hebe von dort aus nun das rechte Bein gestreckt vom Boden ab und halte diese Position kurz.

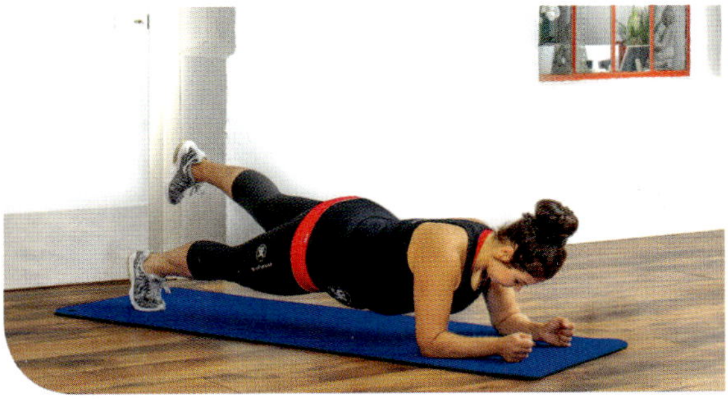

2 Setze das Bein wieder ab und hebe nun das linke Bein gestreckt vom Boden ab. Fahre wechselseitig fort.

VARIANTE FÜR EINSTEIGER

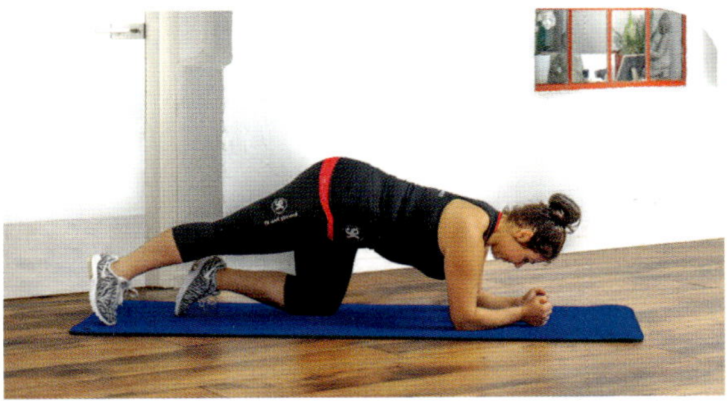

1 Ist es für dich anfangs noch zu schwierig, die Plank-Position zu halten, dann setze während der Plank ein Knie am Boden ab.

ABNEHMEN MIT GENUSS

Deine Rezepte für Woche 1 bis 6

Wie du gleich sehen wirst, warten auf dich jede Menge ebenso gesunder wie köstliche Gerichte. Schon beim Kochen und Zubereiten wirst du Spaß daran haben, denn fast alle sind ganz unkompliziert und dazu schnell gemacht. Die Mittagsmahlzeiten kannst du grundsätzlich auch vorbereiten und dann in Dosen, Gläser etc. verpackt mit an den Arbeitsplatz nehmen. Plan für die Vorbereitung morgens einfach etwas Extrazeit ein.

ALLES MUSS RAUS

Bevor es richtig losgeht, raten wir dir, deine Vorräte einmal gründlich und kritisch zu checken. Sortiere alles aus, was du in diesen Wochen nicht zu dir nehmen solltest. Schließlich bist auch du nur ein Mensch, und jeder Mensch kann schwach werden. Aber selbst, wenn du so stark bist, dass du bei Verlockungen hart bleibst: Du machst es dir unnötig schwer, wenn ungesunde Lebensmittel und Getränke in Sichtweite bleiben, weil du dann permanent kämpfen musst.

ALSO SORTIERE FOLGENDES AUS:

- alle alkoholhaltigen Getränke
- alle zuckerhaltigen Getränke
- alle Fertig- und Halbfertiggerichte
- alle TK-Pizzen und -Kuchen sowie Eiscreme
- alle Süßigkeiten
- Zucker, Honig, Sirup
- Desserts und Mischungen für Desserts (Puddingpulver)
- alle Marmeladen und Gelees
- alle gezuckerten Obstkonserven
- alle vorgebackenen Brötchen und Backwaren
- Nudeln aus weißem Mehl
- alle fettreichen Lebensmittel wie Wurst, Schmalz, H-Sahne etc.

Du musst diese aussortierten Nahrungs- und Genussmittel nicht wegwerfen: Alles Haltbare kannst du zum Beispiel auch in Kartons packen und in den Keller oder auf den Dachboden bringen. Alles Frische kannst du verschenken. Aber denk dran: Selbst wegwerfen ist immer noch besser, als sich quälen oder den Erfolg zu gefährden!

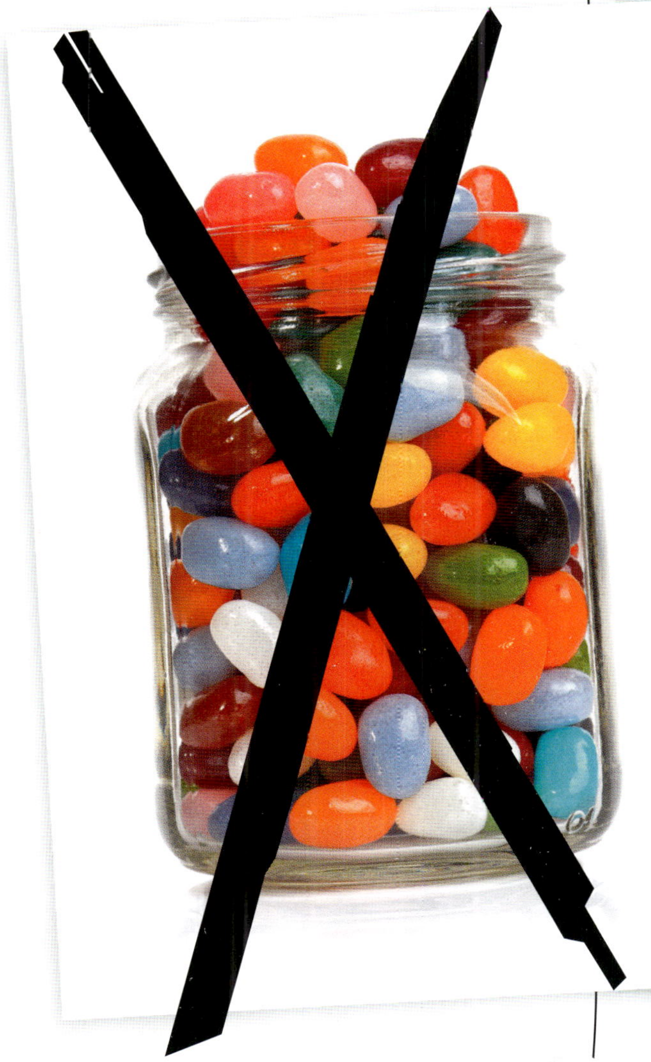

LEG DIR EINEN NEUEN VORRAT AN

Wahrscheinlich herrscht nach dieser Inventur ziemliche Leere in deinen Vorratsschränken und im Kühl- bzw. Gefrierschrank. Das ist gut so, denn nun kannst du sie neu füllen – mit gesunden Lebensmitteln und Getränken, die du in den kommenden Wochen brauchst und die dich auf deinem Weg durch unser Programm unterstützen!

Alle frischen Lebensmittel kaufst du natürlich am besten kurz vor der Zubereitung ein. Aber vieles kannst du im Vorrat haben. Hier eine Liste mit allem, was im Haus sein sollte:

- Raps- und Olivenöl
- Kokosöl
- Kokosmilch
- Vollkornpasta
- Couscous
- Naturreis (Vollkornreis)
- Basmatireis
- Milchreis
- Vollkornbrot (in Scheiben)
- Hirse
- Rote Linsen (getrocknet)
- Gemüsebrühe (Instant oder Würfel)
- getrocknete Kräuter
- getrocknete Tomaten (ohne Öl!)
- Sojasoße
- Chiliflocken
- fettarme H-Milch (1,5 %)
- Haferflocken
- Haferkleie
- Mandeln
- Walnusskerne
- Cashewkerne
- Tomatenmark
- passierte Tomaten (Tetrapak)
- Senf
- Oliven
- Balsamico (rot und hell)
- Apfelessig
- Rotweinessig
- Weißweinessig
- Kapern
- Agavendicksaft
- Thunfisch im eigenen Saft (Dosen)
- Kidneybohnen (Dose)
- Kichererbsen (Dose)
- Zwiebeln
- Knoblauch
- Frischkäse (20 %)
- Eier
- Mineralwasser
- TK-Erbsen
- TK-Beeren (Himbeeren, Beerenmischung)
- TK-Fischfilet

Und nun kann es wirklich losgehen. Wir wünschen dir viel Spaß beim Zubereiten und viel Freude beim Genießen!

Deine Rezepte für Woche 1

TAG 1

Frühstück

Blaubeer-Mandel-Smoothie

Zutaten

- 125 g Blaubeeren
- 1 Apfel
- ½ Banane
- 200 ml Mandelmilch (oder vegane Milchalternative nach Belieben)
- 10 Mandelkerne
- Eiswürfel nach Belieben

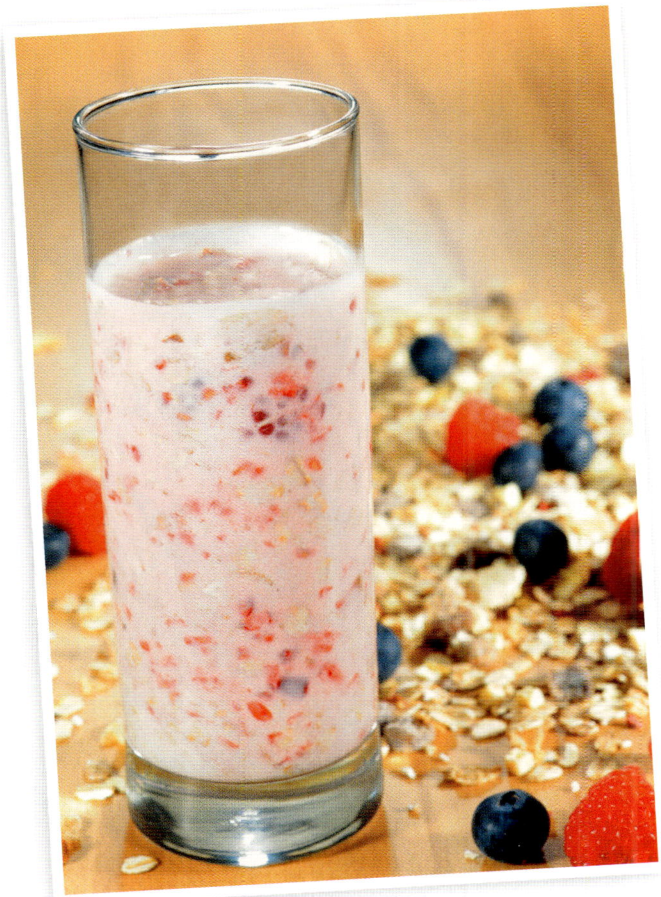

ZUBEREITUNG

1. Blaubeeren verlesen, waschen und abtropfen lassen. Apfel waschen, vierteln und entkernen. Banane schälen und alles in kleine Stücke schneiden.

2. Alle Zutaten mit 200 ml Wasser in den Mixer geben. Auf höchster Stufe durchmixen, bis der Smoothie schön cremig ist. Nach Belieben mit Eiswürfeln genießen.

WOCHE 1

TAG 1

Mittagsmahlzeit

Rührei auf Tomatenbrot

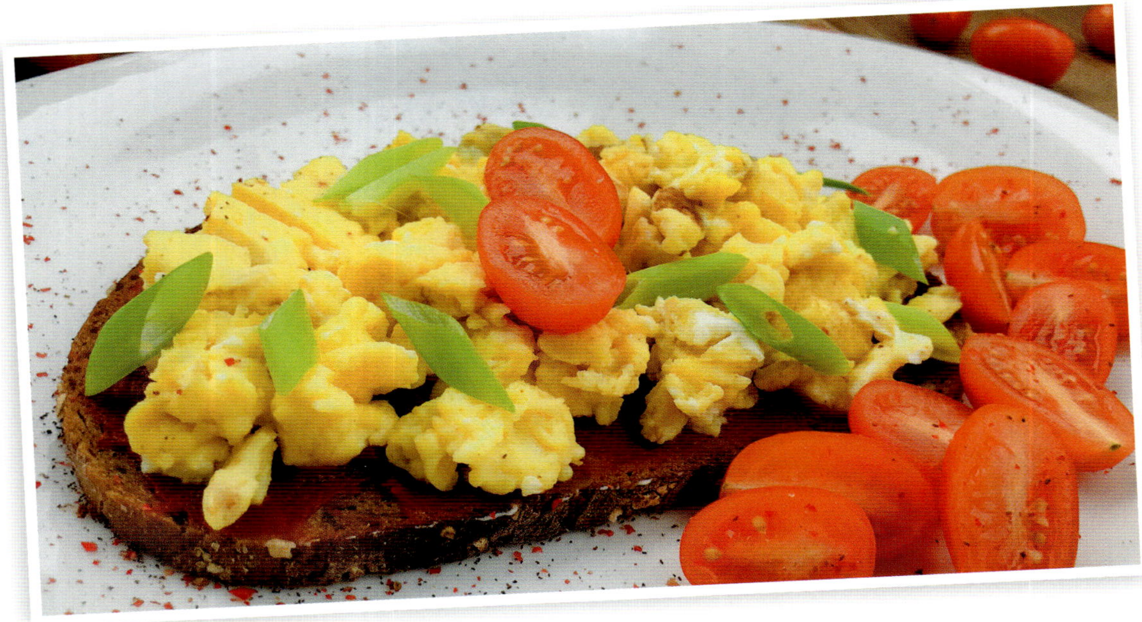

ZUBEREITUNG

1. Das Brot mit Tomatenmark bestreichen. Frühlingszwiebeln putzen, waschen und sehr fein schneiden. Etwas Zwiebelgrün beiseite legen.

2. Restliche Zwiebeln mit Eiern und Mineralwasser verquirlen. Salzen, pfeffern und im heißen Öl in einer kleinen beschichteten Pfanne stocken lassen.

3. Das Rührei auf das bestrichene Brot gleiten lassen. Tomaten waschen und vierteln. Mit Salz und Pfeffer würzen und dazu essen.

Zutaten

- 1 Scheibe Vollkornbrot
- 2 TL Tomatenmark
- 3 Frühlingszwiebeln
- 2 Eier
- 50 ml Mineralwasser
- Salz
- Pfeffer
- 1 TL Rapsöl
- 2–3 Tomaten

TAG 1

Abendessen

Gemüsebrühe

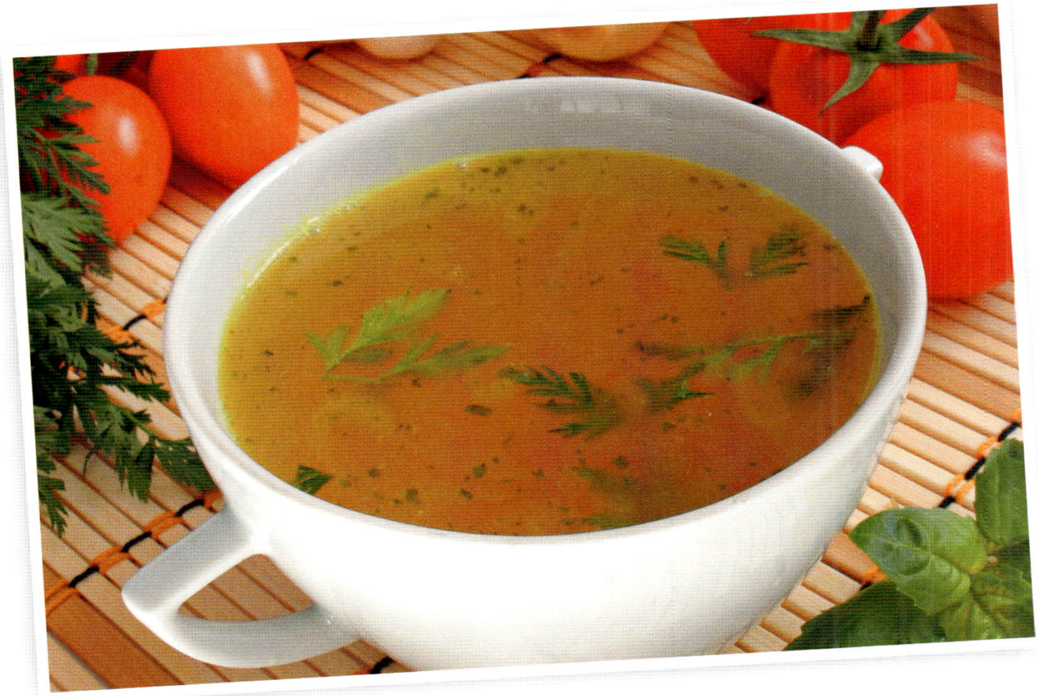

Zutaten

- 250 ml Gemüsebrühe
- 1 P. Suppengemüse (TK; 300 g)
- 2 Stiele glatte Petersilie (oder andere Kräuter)

ZUBEREITUNG

1. Die Gemüsebrühe in einem Topf zum Kochen bringen. Das Suppengemüse hineingeben und nach Packungsanleitung darin garen.

2. Petersilie oder andere Kräuter waschen, trocken schütteln und hacken. Über die fertige Suppe streuen.

TAG 2

Frühstück

Low-Carb-Müsli Bircher Art

Zutaten

- 4 EL Mandeln oder Walnüsse
- 1 Handvoll Beeren (nach Saison und Belieben)
- 1 Apfel
- 1 Apfelsine
- ½ Handvoll Weintrauben
- 125 g Joghurt (1,5 %)
- 1 TL Zitronensaft

ZUBEREITUNG

1. Mandeln oder Nüsse im Mixer zerkleinern. Beeren verlesen und gegebenenfalls waschen.

2. Den Apfel waschen, vierteln, entkernen und in kleine Stückchen schneiden. Die Apfelsine schälen, in Scheiben schneiden und sehr fein würfeln. Weintrauben gründlich waschen, abtropfen lassen und halbieren.

3. Das Obst mit gehackten Nüssen in eine Schale geben. Joghurt unterheben und genießen.

TAG 2

Mittagsmahlzeit

Folienkartoffel mit Kräuter-Paprika-Quark

ZUBEREITUNG

1. Den Backofen auf 220° C (Umluft: 200° C, Gas: Stufe 3–4) vorheizen. Die Kartoffel gründlich waschen, trocken tupfen und in Alufolie wickeln. Auf dem Backofenrost etwa 1 Stunde im Backofen garen.

2. Inzwischen die Paprikaschoten putzen, waschen und fein würfeln. Knoblauchzehe abziehen und sehr fein hacken. Die Kräuter waschen, trocken schütteln und ebenfalls fein hacken.

Zutaten

- 1 große festkochende Kartoffel
- je ½ kleine rote, gelbe und grüne Paprikaschote
- 1 kleine Knoblauchzehe
- Kräuter nach Belieben (Schnittlauch, Petersilie, Kresse)
- 250 g Magerquark
- Mineralwasser
- Salz
- Pfeffer
- 1 Tomate

3. Alles mit dem Quark in eine Schüssel geben und soviel Mineralwasser unterrühren, dass die Mischung cremig wird. Mit Salz und Pfeffer abschmecken. Die Tomate waschen und halbieren.

4. Die gebackene Kartoffel aus dem Ofen nehmen. Die Folie öffnen und die Kartoffel in der Mitte aufschneiden. Den Kräuter-Paprika-Quark darauf verteilen. Mit Tomate anrichten und nach Belieben mit Kräutern garnieren.

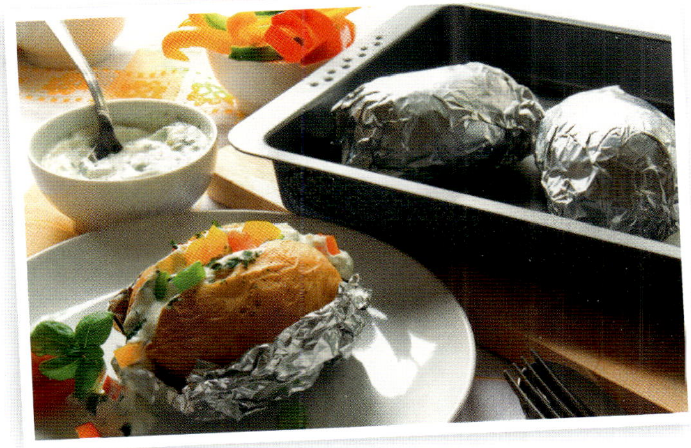

TAG 2

Abendessen

Blumenkohl-Brokkoli-Suppe

ZUBEREITUNG

1. Blumenkohl und Brokkoli putzen, waschen und jeweils in kleine Röschen zerteilen.

2. Die Zwiebel schälen und fein hacken. Öl in einen Topf geben und Zwiebel darin glasig dünsten. Blumenkohl und Brokkoli sowie die Gemüsebrühe dazugeben.

3. Alles einmal aufkochen lassen, dann bei kleiner Hitze 10 Minuten köcheln lassen. Je 1 EL Blumenkohl- und Brokkoliröschen abnehmen und abtropfen lassen.

4. Topf vom Herd nehmen und die Suppe mit dem Pürierstab oder im Mixer pürieren. Salzen, pfeffern und den Frischkäse unterrühren. Die übrigen Gemüseröschen wieder zur Suppe geben und genießen.

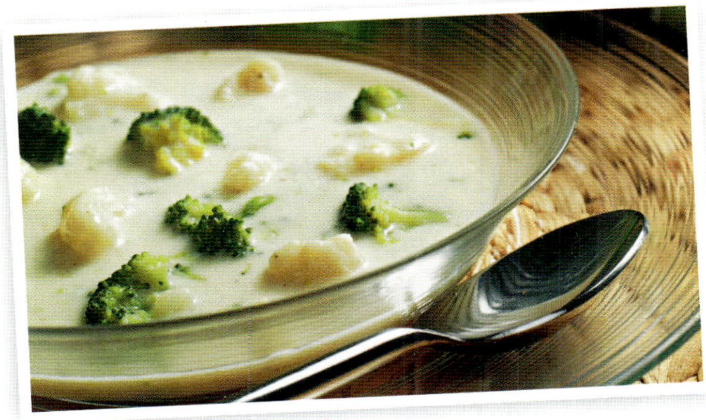

Zutaten

- ½ Blumenkohl (ca. 250 g)
- ½ Brokkoli (ca. 250 g)
- Salz
- 1 Zwiebel
- 1 TL Rapsöl
- 200 ml Gemüsebrühe
- Salz
- Pfeffer aus der Mühle
- 1 TL Frischkäse (20 %)

WOCHE 1

TAG 3

Frühstück

Mango-Bananen-Quarkspeise

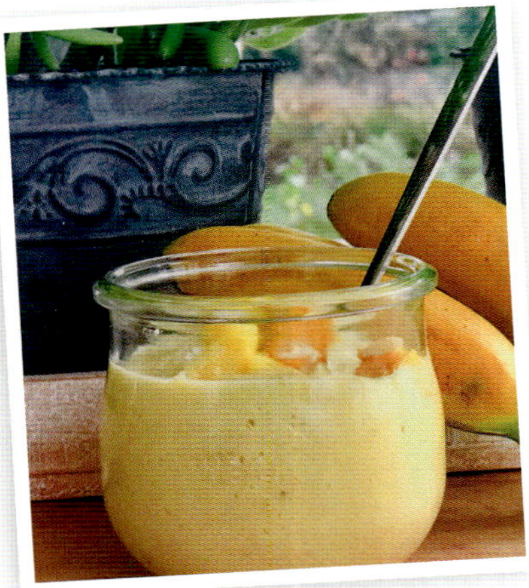

ZUBEREITUNG

1. Mango waschen und schälen. Das Fruchtfleisch vom Kern schneiden und fein würfeln. Banane schälen und in kleine Stücke schneiden.

2. Das Obst mit den Mandeln in den Mixer geben. Magerquark und Joghurt zufügen. Gut mixen und in ein Glas oder eine Schüssel füllen.

Zutaten

- 1 Mango
- 10 Mandelkerne
- 1 kleine Banane
- 75 g Magerquark
- 75 g Joghurt (1,5 % Fett)

TIPP

Wenn du keine Mandeln magst oder verträgst, kannst du sie gern durch Nüsse oder Samen ersetzen.

TAG 3

Mittagsmahlzeit

Avocado-Brot mit Räucherlachs

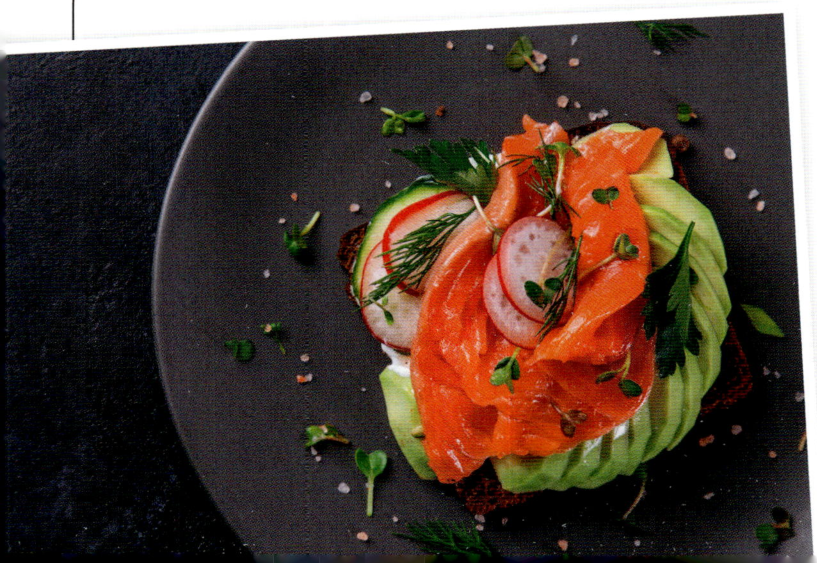

Zutaten

- 1–2 Radieschen
- je 1–2 Stiele Dill und Petersilie
- etwas Gartenkresse
- ½ Avocado
- 1 Scheibe Vollkornbrot
- Saft von ½ kleinen Limette
- Pfeffer
- 2 Scheiben Räucherlachs

ZUBEREITUNG

1. Radieschen putzen, waschen und in Scheiben schneiden. Die Kräuter waschen, trocken schütteln und zerkleinern.

2. Avocado in Scheiben schneiden, auf dem Brot anrichten und mit Limettensaft beträufeln. Mit etwas Pfeffer würzen.

3. Die Lachsscheiben auf der Avocado anrichten. Mit Radieschen und Kräutern garnieren.

TAG 3

Abendessen

Erbsensuppe mit Minze

Zutaten

- 1 mittelgroße Kartoffel
- 1 Zwiebel
- 1 TL Rapsöl
- 300 g TK-Erbsen
- 200 ml Gemüsebrühe
- 1 EL Milch (1,5 %)
- Salz
- Pfeffer aus der Mühle
- 4 Stiele Minze

ZUBEREITUNG

1. Kartoffel und Zwiebel schälen und würfeln. Öl in einem Topf erhitzen. Erst die Zwiebeln kurz darin andünsten, dann die Kartoffelstücke dazugeben und alles ca. 5 Minuten dünsten.

2. Die Erbsen, die Gemüsebrühe und die Milch zufügen. Einmal aufkochen lassen, dann zugedeckt bei mittlerer Hitze 10 Minuten köcheln lassen.

3. Inzwischen die Minze waschen, trocken schütteln, die Blätter abzupfen und zum Schluss in die Suppe geben. Alles mit dem Pürierstab oder im Mixer pürieren. In eine Schale oder in ein Glas geben und genießen.

TIPP

Du kannst die Suppe auch zum Schluss mit ein paar gerösteten Pinien- oder Sonnenblumenkernen aufpeppen.

TAG 4

Frühstück

Vollkornbrot mit Ei und bunter Rohkost

Zutaten

- 1 Scheibe Vollkornbrot
- 1 TL Butter
- 1 hart gekochtes Ei
- Kräutersalz
- 1–2 Radieschen
- 1–2 Kirschtomaten
- Pfeffer
- 1 Frühlingszwiebel
- Gartenkresse (nach Belieben)

ZUBEREITUNG

1. Zubereitung: Die Brotscheibe mit Butter bestreichen. Das Ei pellen, in Scheiben schneiden und auf dem Brot verteilen. Mit Kräutersalz würzen.

2. Radieschen und Tomate putzen, waschen und in Scheiben schneiden. Das Brot damit belegen und mit Pfeffer würzen.

3. Die Frühlingszwiebel putzen, waschen, abtropfen lassen und in Ringe schneiden. Mit der Kresse über das Ei-Brot streuen.

TAG 4

Mittagsmahlzeit

Mandarinen-Joghurt

Zutaten

- 200 g Joghurt (1,5 % Fett)
- ½ TL Agavendicksaft
- 3 große Mandarinen

TIPP

Statt der Mandarinen kannst du auch 1 große Orange oder 150 g frische Beeren nehmen.

ZUBEREITUNG

1. Den Joghurt mit dem Agavendicksaft cremig rühren.

2. Die Mandarinen schälen, in kleine Stücke schneiden und unter den Joghurt mischen.

TAG 4

Abendessen

Schnelle Tomatensuppe

ZUBEREITUNG

1. Zwiebel schälen und fein würfeln. Öl in einen Topf geben und die Zwiebelwürfel darin glasig dünsten.

2. Die passierten Tomaten und die Gemüsebrühe dazugeben. Unter gelegentlichem Rühren langsam zum Kochen bringen.

3. Basilikum waschen, trocken schütteln und die Blätter abzupfen. Die Suppe mit Salz, Pfeffer und evtl. Chilipulver abschmecken. Den Quark unterrühren und mit Basilikum garnieren.

Zutaten

- 1 kleine Zwiebel
- 1 TL Olivenöl
- 1 Packung passierte Tomaten (500 g)
- 100 ml Gemüsebrühe
- 3 Stiele Basilikum
- Salz
- bunter Pfeffer aus der Mühle
- Chilipulver (nach Belieben)
- 1 EL Magerquark

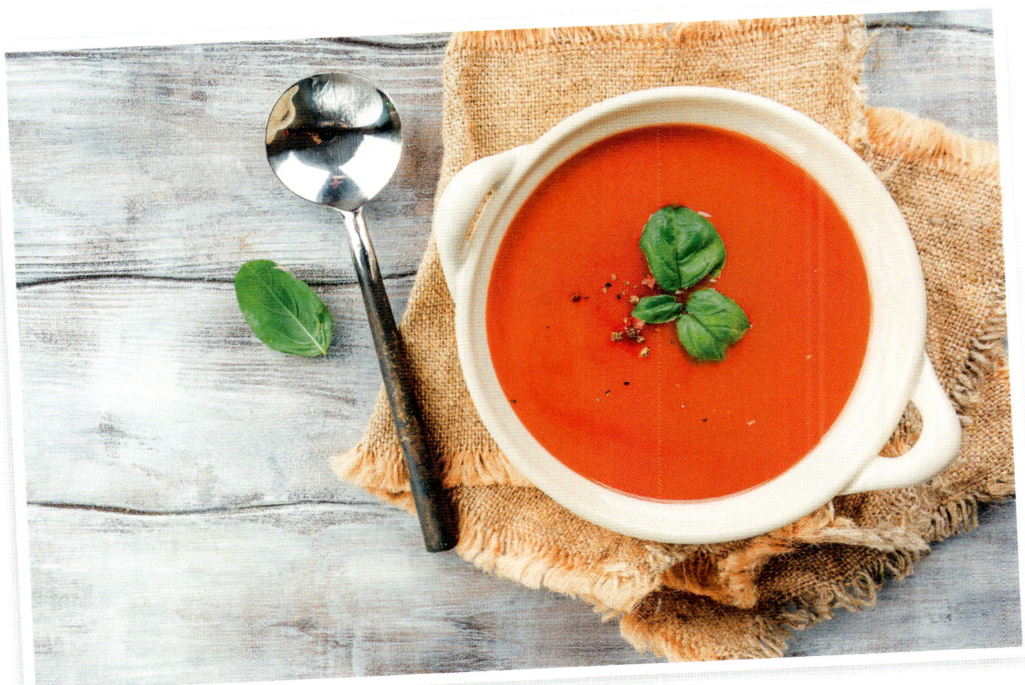

TAG 5

Frühstück

Pfirsich-Haferflocken-Shake

Zutaten

- 1 reifer Pfirsich
- 125 g Joghurt (1,5 % Fett)
- 2 EL Haferflocken
- 100 ml Orangensaft (frisch gepresst)
- 1 EL Crushed Ice
- einige Blätter Minze

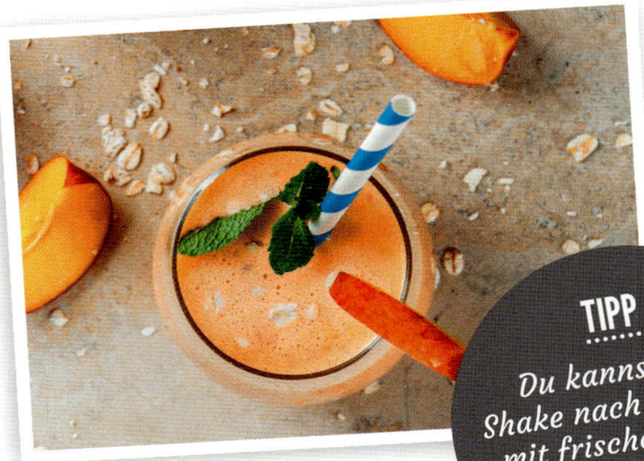

TIPP

Du kannst den Shake nach Belieben mit frischer Minze oder Zitronenmelisse garnieren.

ZUBEREITUNG

1. Den Pfirsich waschen, halbieren, entsteinen und in kleine Stücke schneiden.
2. Mit den übrigen Zutaten im Mixer fein pürieren, mit Minzeblättchen garnieren.

TAG 5

Mittagsmahlzeit

Thunfischsalat

Zutaten

- 6–8 Kirschtomaten
- 1 rote Zwiebel
- 1 rote Paprikaschote
- ½ Gurke
- 1 Handvoll Romanasalat (oder anderer Blattsalat)
- 1 Dose Thunfisch im eigenen Saft
- 3–4 Stiele glatte Petersilie
- 10 schwarze Oliven (entsteint)
- 1 TL Olivenöl
- 1 TL Zitronensaft (frisch gepresst)
- 1 TL mittelscharfer Senf
- Salz
- Pfeffer

ZUBEREITUNG

1. Tomaten waschen und halbieren. Zwiebel abziehen und in Streifen schneiden. Paprikaschote putzen, waschen und ebenfalls in Streifen schneiden.

2. Die Gurke gründlich waschen, längs halbieren und in Scheiben schneiden. Den Salat waschen, trocken schleudern und in mundgerechte Stücke zupfen. Mit dem übrigen vorbereiteten Gemüse in einer Schüssel anrichten.

3. Den Thunfisch abtropfen lassen und in Stücke teilen. Petersilie waschen, trocken schütteln, Blätter abzupfen und grob hacken. Beides mit den Oliven unter den Salat heben.

4. Das Olivenöl mit Zitronensaft, Senf, Salz und Pfeffer in ein Schraubglas geben. Fest verschließen und gut schütteln, bis eine cremige Vinaigrette entsteht. Über den Salat geben und genießen.

TAG 5

Abendessen

Thai-Suppe mit Kokos und Hühnchen

Zutaten

- 100 g Hähnchenbrustfilet
- 1 Zwiebel
- 1 Knoblauchzehe
- 1 TL Kokosöl
- 200 ml Gemüsebrühe
- 2 EL Kokosmilch
- 2 Handvoll asiatisches Gemüse (TK-Mischung)
- 1 Stück frischer Ingwer (1 cm; frisch gerieben)
- 1 TL rote Currypaste
- Chilipulver
- Currypulver
- Salz
- Pfeffer

ZUBEREITUNG

1. Das Hähnchenbrustfilet in feine Streifen schneiden. Zwiebel und Knoblauch abziehen und fein würfeln bzw. durchpressen.

2. Das Kokosöl in einem Topf erhitzen. Hühnerbrust darin bei mittlerer Hitze rundherum braun anbraten.

3. Zwiebel und Knoblauch zufügen und unter Rühren 2–3 Minuten andünsten. Alles mit Gemüsebrühe und Kokosmilch ablöschen.

4. Das asiatische Gemüse, Ingwer, Currypaste und Gewürze dazugeben und aufkochen lassen. Bei mittlerer Hitze 3–4 Minuten köcheln lassen. Nochmals abschmecken und servieren.

TIPP

Vegetarier können das Hähnchenbrustfilet mit Tofu ersetzen.

TAG 6

Frühstück

Bananen-Smoothie mit Walnüssen

Zutaten

- 1 EL gehackte Walnusskerne
- 1 kleine Banane
- 100 g Joghurt (1,5 % Fett)
- 100 ml Buttermilch
- 2 EL Haferflocken
- 1 Spritzer Limettensaft

ZUBEREITUNG

1. Walnüsse in einer beschichteten Pfanne bei mittlerer Hitze anrösten, bis sie duften.

2. Die Banane schälen, in grobe Stücke teilen und mit den Walnüssen in den Mixer geben. Joghurt, Buttermilch, Haferflocken und Limettensaft zufügen. Alles auf höchster Stufe mixen und sofort genießen.

TAG 6

Mittagsmahlzeit

Süßkartoffel-Möhren-Suppe mit Kokosmilch

Zutaten

- 1 Süßkartoffel (mittelgroß)
- 4 Möhren
- 1 Zwiebel
- 1 Stück frischer Ingwer (1 cm)
- 1 TL Kokosöl
- 2 EL Kokosmilch
- 250 ml Gemüsebrühe
- Salz
- Pfeffer
- Paprikapulver rosenscharf
- frische Kräuter (nach Belieben)

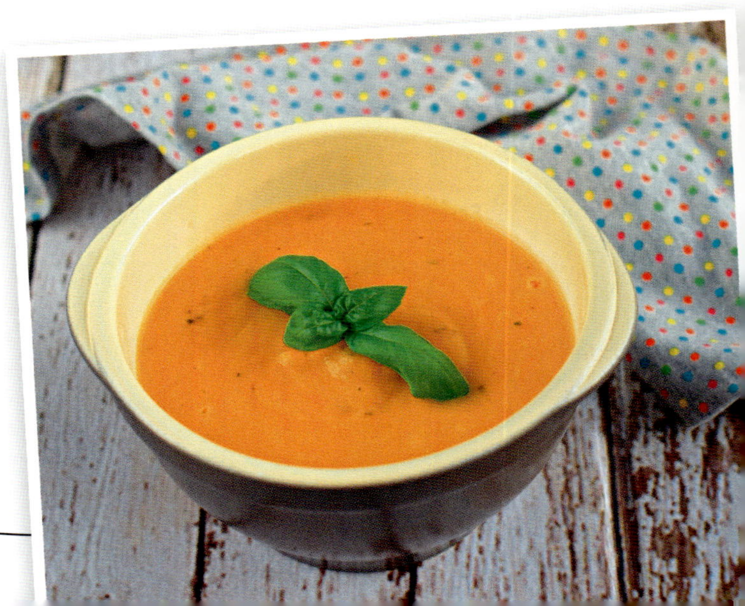

ZUBEREITUNG

1. Süßkartoffel und Möhren putzen, schälen und in kleine Stücke schneiden. Zwiebel und Ingwer schälen und jeweils sehr fein würfeln. Öl in einem Topf erhitzen, Zwiebel und Ingwer darin 1–2 Minuten andünsten.

2. Möhren und Kartoffel dazugeben und alles gut andünsten. Mit Kokosmilch und Gemüsebrühe ablöschen und aufkochen lassen. Dann die Hitze reduzieren und 20 Minuten leicht köcheln lassen. Die Suppe mit Salz, Pfeffer und Paprikapulver abschmecken. Mit dem Pürierstab oder im Mixer pürieren, nach Belieben mit Kräutern garnieren und heiß genießen.

TAG 6

Abendessen

Bunte Riesen-Salatschüssel

Zutaten

- 1 kleine Zucchini
- 1 Handvoll Radieschen
- 1 kleine Möhre
- 1 Stange Staudensellerie
- 1 Handvoll Feldsalat
- 4 EL Mais (aus der Dose)
- 1 TL Olivenöl
- 1 EL Balsamico
- 1 Spritzer Zitronensaft
- 1 EL Orangensaft (frisch gepresst)
- Salz
- Pfeffer aus der Mühle

ZUBEREITUNG

1. Zucchini und Radieschen waschen, putzen und in dünne Scheiben schneiden.

2. Möhren und Sellerie waschen, putzen und grob raspeln bzw. ebenfalls in dünne Scheiben schneiden.

3. Den Feldsalat sehr gründlich waschen und gut trocken schleudern. Mit dem übrigen vorbereiteten Gemüse in einer großen Schüssel anrichten.

4. Öl, Balsamico, Zitronen- und Orangensaft mit Agavendicksaft sowie Salz und Pfeffer in ein Schraubglas geben.

5. Das Glas verschließen und sehr gründlich schütteln, bis sich alle Zutaten zu einer cremigen Vinaigrette verbunden haben. Unter den Salat mischen und etwa 10 Minuten ziehen lassen.

TIPP

Wer den Salat auf der Arbeit essen möchte, mischt das Dressing erst kurz vor dem Essen unter. Einfach den Salat ohne Dressing in einem Einmachglas und das Dressing im Schraubglas mitnehmen!

TAG 7

Frühstück

Overnight Oats

(einen Tag vorher zubereiten)

Zutaten

- 5 EL kernige Haferflocken
- 1 Prise Zimt
- 100 ml Milch (1,5 % Fett)
- 50 g Joghurt (1,5 % Fett)
- 1 kleiner Apfel
- 1 kleine Birne
- 1 EL Leinsamen (geschrotet)
- 10 Mandelkerne

ZUBEREITUNG

1. Haferflocken und Zimt in ein größeres Einmach- oder Schraubdeckelglas füllen. Die Milch unterrühren.

2. Apfel und Birne waschen, vierteln, entkernen und in kleine Stücke schneiden. Apfelstücke über die Haferflocke geben.

3. Den Joghurt in das Glas geben, aber nicht unterrühren. Birnenstücke darauf verteilen und die Mandeln darüber geben.

4. Das Glas zuschrauben, über Nacht in den Kühlschrank stellen und am anderen Morgen genießen.

TAG 7

Mittagsmahlzeit

Käse-Tomaten-Brötchen

ZUBEREITUNG

1. Das Brötchen durchschneiden. Die untere Hälfte mit Butter, die obere Hälfte mit Tomatenmark bestreichen.

2. Salat waschen und gut trocken schütteln. Gurke waschen, nach Belieben schälen und in Scheiben schneiden. Tomaten waschen und halbieren.

3. Die untere Brötchenhälfte mit Salat, Gurke, Käse und Tomaten belegen. Die obere Hälfte darüber klappen und genießen.

Zutaten

- 1 Dinkel-Vollkornbrötchen
- 1 TL Butter
- 1–2 TL Tomatenmark
- 2 schöne Salatblätter
- 1 Stück Salatgurke
- 2–3 Kirschtomaten
- 2 Scheiben Käse (Sorte nach Belieben; à 30 g; 30 % F.i.Tr.)

TAG 7

Abendessen

Champignon-Cashew-Suppe

ZUBEREITUNG

1. Champignons putzen, mit Küchenpapier sauber reiben und 1–2 schöne Pilze beiseite legen. Den Rest klein hacken.

2. Die Frühlingszwiebel putzen, waschen und sehr fein hacken. Knoblauch abziehen und durchpressen. Beides im heißen Öl glasig andünsten. Gehackte Champignons und Cashewkerne dazugeben und ca. 5 Minuten andünsten. Mit der Gemüsebrühe ablöschen, aufkochen und dann bei mittlerer Hitze 8–10 Minuten köcheln lassen.

3. Die restlichen Champignons blättrig schneiden. Die Suppe mit frisch geriebenem Muskat, Salz und Pfeffer abschmecken. Mit dem Pürierstab oder im Mixer fein pürieren und in eine Schale füllen. Mit Champignonscheiben und nach Belieben mit Thymian garnieren.

Zutaten

- 400 g Champignons
- 1 große Frühlingszwiebel
- 1 Knoblauchzehe
- 1 TL Rapsöl
- 1 EL Cashewkerne, ungesalzen
- 250 ml Gemüsebrühe
- Muskatnuss
- Salz
- Pfeffer
- frischer Thymian (nach Belieben)

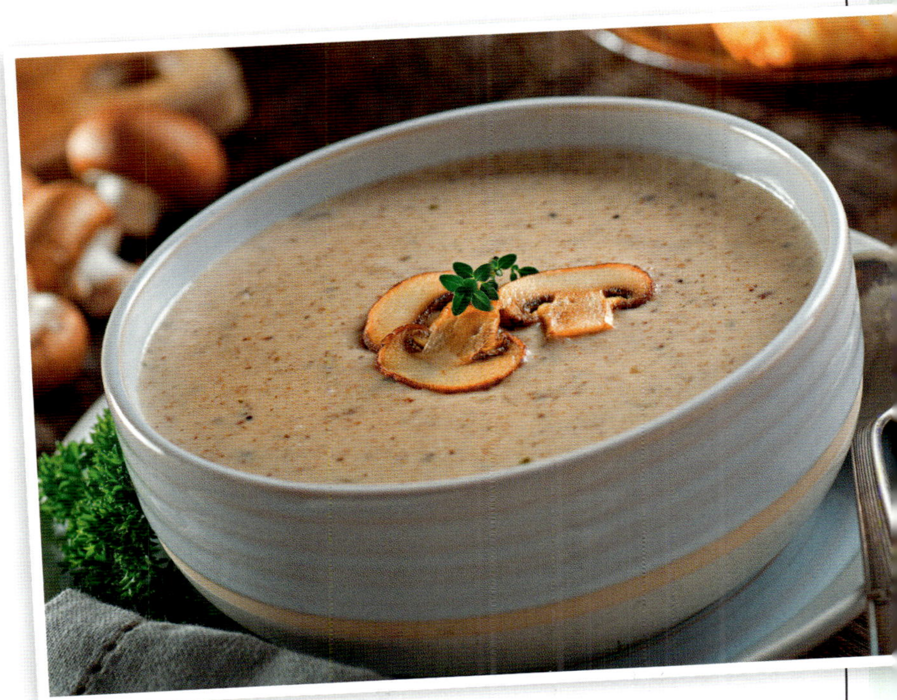

Deine Rezepte für Woche 2 und 3

WOCHE 2

TIPP

Du kannst dieses Müsli auch mit anderem Obst, wie z. B. frischen Beeren oder Orangenstückchen, zubereiten. Das Zerkleinern im Mixer entfällt dann natürlich!

TAG 8

Frühstück

Frischkäse-Apfel-Müsli

ZUBEREITUNG

1. Den Apfel waschen, vierteln und entkernen. Mit Zitronensaft und Mandeln im Mixer kurz zerkleinern.

2. Frischkäse, Kleie, Apfelsaft und Zimt in einer Schüssel verrühren. Apfel- und Mandelstücke daruntermischen.

Zutaten

- 1 Apfel
- 1 TL Zitronensaft (frisch gepresst)
- 10 Mandelkerne
- 150 g körniger Frischkäse
- 1 TL Haferkleie
- 2 EL Apfelsaft
- ½ TL Zimt

TAG 8

Mittagsmahlzeit

Bunter Bohnensalat

Zutaten

- 1 rote Paprikaschote
- 1 rote Zwiebel
- 1 kleine Dose Kidneybohnen
- 1 kleine Dose weiße Bohnen
- 2 EL Mais (Dose)
- 1 TL Rapsöl
- 2 TL heller Balsamico
- Salz
- Pfeffer
- Chilipulver
- 2–3 Stiele glatte Petersilie

ZUBEREITUNG

1. Paprikaschote putzen, waschen und in Streifen schneiden. Zwiebel schälen, halbieren und in Ringe oder Streifen schneiden.

2. Kidneybohnen und weiße Bohnen in ein Sieb geben, abspülen und sehr gut abtropfen lassen. Dann mit Paprika und Zwiebel in einer Schüssel mischen. Den Mais abtropfen lassen und zufügen.

3. Aus Öl, Balsamico und Gewürzen ein Dressing rühren. Gut unter den Salat mischen und 15 Minuten (gern auch länger) ziehen lassen.

4. Zum Schluss den Salat nochmals mit Salz und Pfeffer abschmecken. Petersilie waschen, trocken schütteln, hacken und darüberstreuen.

TAG 8

Abendessen

Gemüsebrühe

Zutaten

- 250 ml Gemüsebrühe
- 1–2 EL Kerbel oder Petersilie

ZUBEREITUNG

1. Die Gemüsebrühe zum Kochen bringen. Kerbel oder Petersilie waschen, trocken schütteln, Blättchen abzupfen, fein hacken und in die Brühe streuen.

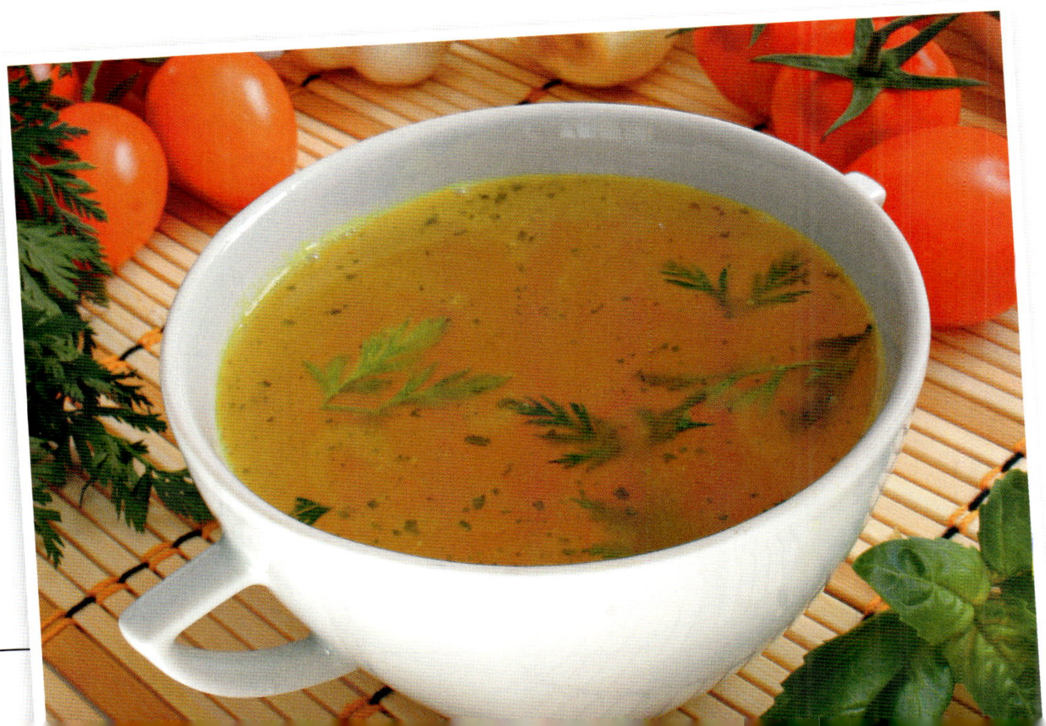

WOCHE 2

TAG 9

Frühstück

Power-Smoothie mit Hafer

Zutaten

- 1 Grapefruit
- 1 Orange
- 1 Handvoll gemischte Beeren
- 1 TL Zitronensaft (frisch gepresst)
- 1 TL Haferkleie
- 1 EL Haferflocken
- 150 ml Milch (1,5 % Fett)
- etwas Minze zum Garnieren

ZUBEREITUNG

1. Grapefruit und Orange schälen und grob zerteilen. Mit den Beeren und dem Zitronensaft im Mixer fein pürieren.

2. Haferkleie, Haferflocken und Milch dazugeben und alles auf höchster Stufe gründlich durchmixen. Mit Minze garnieren und genießen.

TAG 9

Mittagsmahlzeit

Gemüse-Couscous mit Kokosmilch

Zutaten

- 40 g Couscous
- 1 mittelgroße Salatgurke
- 1 Zwiebel
- 1 Möhre
- 1 cm frischer Ingwer
- 2–3 Stiele Koriandergrün
- Saft von ½ Zitrone (frisch gepresst)
- 30 ml Kokosmilch
- ½ TL Currypulver
- Salz
- Pfeffer

ZUBEREITUNG

1. Couscous nach Packungsanleitung zubereiten. Inzwischen die Gurke waschen, putzen, schälen und klein würfeln. Zwiebel schälen und sehr fein hacken. Möhre waschen, putzen, schälen und fein würfeln.

2. Den Ingwer schälen und so fein wie möglich hacken oder reiben. Das Koriandergrün hacken. Zitronensaft, Kokosmilch, Currypulver, Salz und Pfeffer zum Couscous geben und alles gut mischen. Das vorbereitete Gemüse unterheben. Nochmals mit Salz, Pfeffer und evtl. mehr Currypulver abschmecken und anrichten.

TAG 9

Abendessen

Gemüse-Frittata

ZUBEREITUNG

1. Das Öl in einer beschichteten Pfanne erhitzen. Zwiebeln darin kurz glasig dünsten. Dann Zucchini, Tomaten und Oliven dazugeben. Alles bei kleiner Hitze 2–3 Minuten andünsten.

2. In der Zwischenzeit die Eier mit Milch, Kräutern, Salz und Pfeffer gründlich in einer Schüssel verquirlen.

3. Die Eimischung über das Gemüse geben. Bei kleiner Hitze langsam von beiden Seiten stocken lassen.

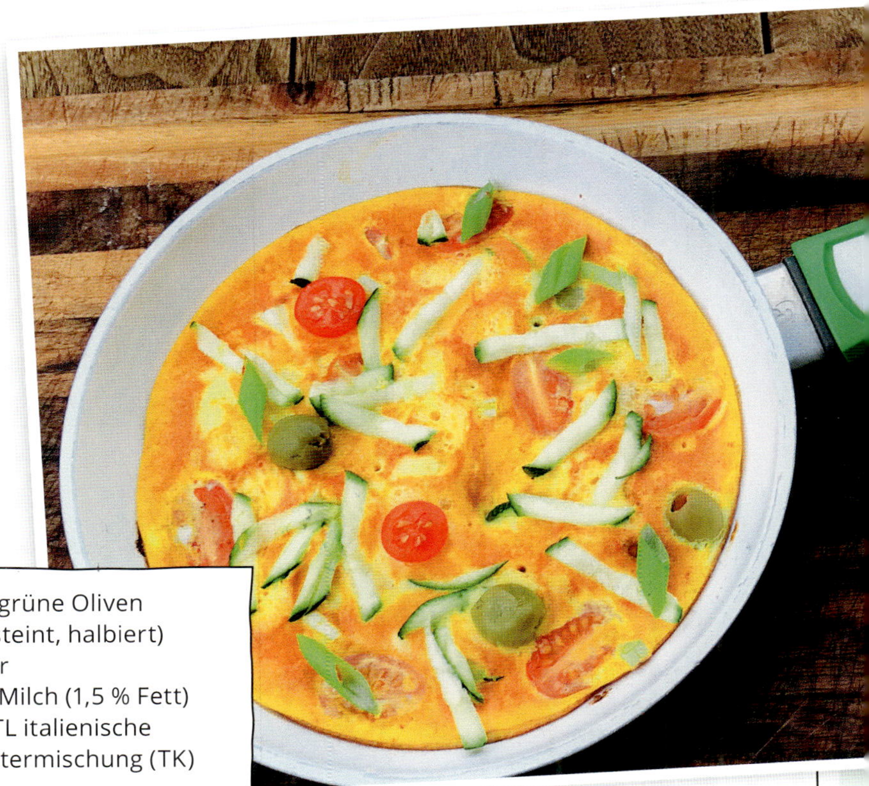

Zutaten

- 1 TL Olivenöl
- 1 Zwiebel, fein gewürfelt
- 1 kleine Zucchini, grob geraspelt
- 1 Handvoll Kirschtomaten, klein gewürfelt
- 1 EL grüne Oliven (entsteint, halbiert)
- 2 Eier
- 3 EL Milch (1,5 % Fett)
- 1–2 TL italienische Kräutermischung (TK)
- Salz
- Pfeffer

TAG 10

Frühstück

Mango-Schinken-Sandwich

Zutaten

- 1 Scheibe Vollkornbrot
- 100 g Magerquark
- 1 Handvoll Schnittlauch (frisch gehackt)
- 5 Walnusshälften (grob gehackt)
- 2 Tomaten (in Scheiben)
- Salz
- Pfeffer aus der Mühle
- ½ Mango
- 1 Scheibe magerer Kochschinken

ZUBEREITUNG

1. Die Brotscheibe mit dem Quark bestreichen und halbieren. Ein halbe Scheibe dick mit Schnittlauch und Nüssen bestreuen und mit Tomatenscheiben belegen. Salzen und pfeffern.

2. Das Fruchtfleisch der Mango in Scheiben vom Kern schneiden. Mit dem Kochschinken auf der 2. Brothälfte verteilen. Nach Belieben die beiden Brote zum Sandwich zusammenklappen oder einzeln anrichten.

TAG 10

Mittagsmahlzeit

Hühnerfrikassee

Zutaten

- 40 g Naturreis (Vollkornreis)
- Salz
- 3 Frühlingszwiebeln
- 150 g Hähnchenbrustfilet
- 1 Glas Spargel
- 1 TL Öl
- 150 ml Gemüsebrühe
- 2 EL Frischkäse
- 1 Handvoll Erbsen (TK)
- Salz
- Pfeffer
- Muskatnuss

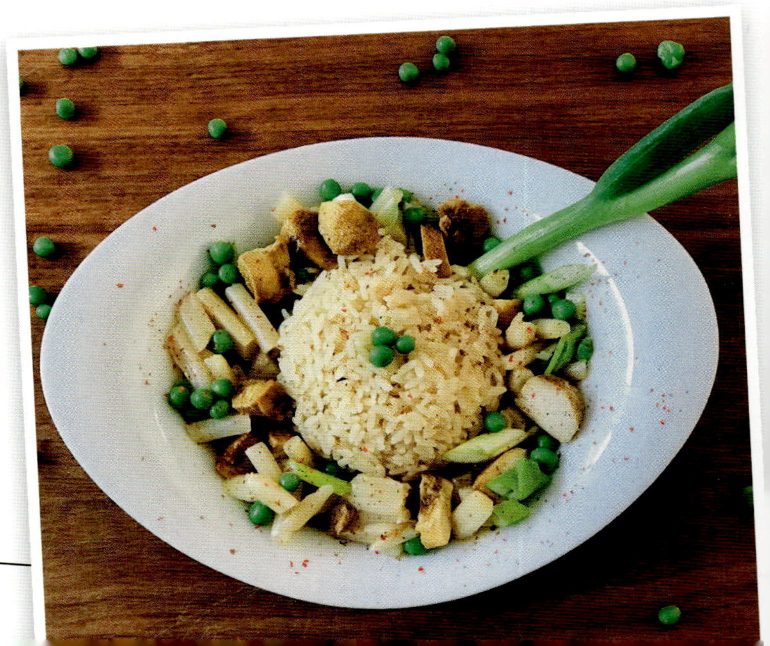

ZUBEREITUNG

1. Den Reis nach Packungsanleitung in leicht gesalzenem Wasser garen. Inzwischen die Frühlingszwiebeln waschen, putzen und in feine Ringe schneiden. Hähnchenbrustfilet klein würfeln.

2. Spargel abtropfen lassen und dabei 60 ml des Spargelsuds auffangen. Spargel in Stücke schneiden.

3. Öl in einer Pfanne erhitzen, Frühlingszwiebeln 2–3 Minuten anbraten, mit dem Spargelsud und der Brühe ablöschen. Hähnchenstücke dazugeben und 6 Minuten garen. Die Erbsen zufügen und weitere 5 Minuten garen. Den Frischkäse unterrühren. Mit Salz, Pfeffer und Muskatnuss würzen. Die Spargelstücke im Frikassee erwärmen. Reis abgießen, abtropfen lassen und mit dem Hühnerfrikassee anrichten.

TIPP

Wenn du vegetarisch lebst, kannst du das Hähnchen nach Lust und Laune mit Tofu, Seitan oder einer anderen veganen Fleischalternative ersetzen.

Starter Week

TAG 10

Abendessen

Silkes Tomaten-Gurken-Salat

Zutaten

- 1 kleine Salatgurke
- 5 Tomaten
- 1 rote Zwiebel
- 1 Bund Petersilie
- 1 EL Zitronensaft (frisch gepresst)
- 1 TL Rapsöl
- Salz
- Pfeffer

ZUBEREITUNG

1. Die Gurke waschen, putzen, schälen, längs halbieren und in kleine Stücke schneiden. Tomaten waschen, vierteln und ebenfalls in Stücke schneiden.

2. Zwiebel schälen und fein würfeln. Petersilie waschen, gut trocken schütteln, Blätter abzupfen und grob hacken. Zitronensaft, Öl, Salz und Pfeffer in eine Schüssel geben und mit dem Schneebesen zu einer Vinaigrette aufschlagen. Alles gut mischen, nochmals abschmecken und anrichten.

TAG 11

Frühstück

Baked Oatmeal mit Banane und Beeren

Zutaten

- 1 reife Banane
- 5 EL Haferflocken
- 200 ml fettarme Milch (auch Mandel- oder Hafermilch)
- 5 Mandeln (fein gehackt)
- 1 Prise Backpulver
- Zimt (nach Belieben)
- 1 Handvoll Beeren (z. B. Cranberrys) oder Granatapfelkerne

ZUBEREITUNG

1. Den Backofen auf 200 °C (Umluft: 180° C, Gas: Stufe 3) vorheizen.
2. Die Banane schälen und in einer Schüssel fein zerdrücken. Haferflocken, Milch, Mandeln, Backpulver und Zimt dazugeben und gut vermischen. Zum Schluss die Beeren zufügen und alles nochmals mischen. In eine feuerfeste Form geben und im vorgeheizten Ofen 15–20 Minuten goldbraun backen.

TAG 11

Mittagsmahlzeit

Lachs-Gemüse-Päckchen aus dem Ofen

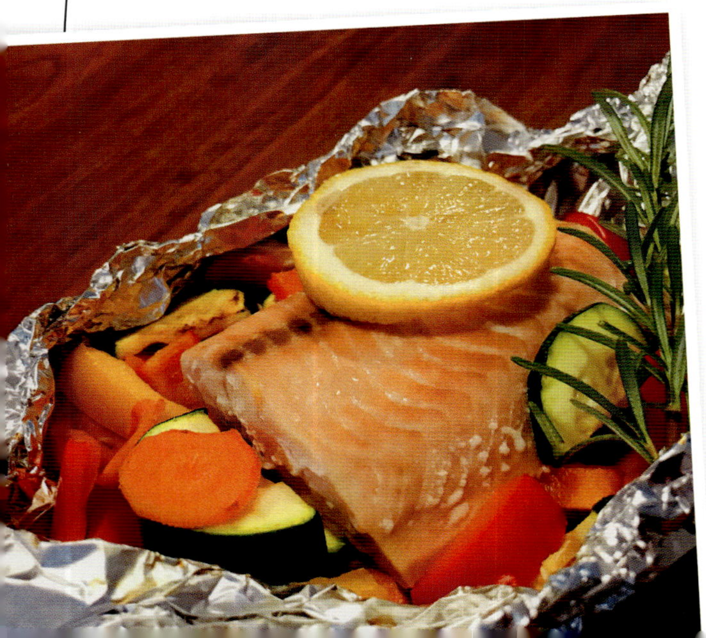

Zutaten

- 150 g Lachsfilet (TK oder frisch)
- 2 TL Zitronensaft (frisch gepresst)
- Salz
- Pfeffer
- 2 Möhren
- 1 Zucchini
- 1 rote Paprikaschote
- 1 gelbe Paprikaschote
- 4 kleine Tomaten
- 1 Knoblauchzehe
- 100 ml Gemüsebrühe
- 1 TL Olivenöl

ZUBEREITUNG

1. Lachsfilet mit Zitronensaft beträufeln. Von beiden Seiten salzen, pfeffern und dann beiseite stellen. Den Backofen auf 160° C (Umluft: 140° C, Gas: Stufe 1–2) vorheizen.

2. Möhren, Zucchini, Paprikaschoten und Tomaten waschen, putzen und gegebenenfalls schälen. Alles in feine Streifen schneiden. Knoblauch abziehen und zerdrücken.

3. Möhren und Paprikaschoten in der kochenden Gemüsebrühe 3–4 Minuten garen. Danach abgießen, gut abtropfen lassen und auf einem großen Stück doppelt gelegter Alufolie verteilen.

4. Die Tomatenstreifen zufügen. Mit Salz und Pfeffer würzen und das Lachsfilet darauflegen. Die Folie zu einem Päckchen verschließen und im vorgeheizten Backofen auf der mittleren Schiene 15 Minuten garen. Mit der Alufolie auf einem Teller anrichten.

TAG 11

Abendessen

Pilz-Blattspinat-Omelett

Zutaten

- 1 Handvoll Champignons
- 1 Handvoll frischer Blattspinat
- 1 Zwiebel
- 1 TL Rapsöl
- 2 Eier
- Salz
- Pfeffer

ZUBEREITUNG

1. Die Pilze putzen und mit Küchenpapier sauber reiben. Spinat putzen, gründlich waschen und gut abtropfen lassen. Die Zwiebel schälen und fein würfeln.

2. Das Öl in einer beschichteten Pfanne erhitzen, die Zwiebelwürfel darin glasig dünsten.

3. Pilze und Spinat unterrühren und garen, bis der Spinat zusammenfällt.

4. Die Eier mit Salz und Pfeffer verquirlen. Zum Gemüse geben und das Omelett bis zur gewünschten Konsistenz stocken lassen.

TAG 12

Frühstück

Joghurt-Frucht-Bombe

(am Vorabend zubereiten)

WOCHE 2

Zutaten

- 150 g Joghurt (1,5 % Fett)
- 100 g Magerquark
- 1 TL Zitronensaft (frisch gepresst)
- 1 TL Zitronenabrieb
- 1 TL Agavendicksaft
- 1 TL Vanille-Extrakt (oder einige Tropfen Vanille-Aroma)
- 2 Handvoll Beerenmischung (frisch oder TK)

ZUBEREITUNG

1. Ein Sieb komplett mit festem Küchenpapier auslegen und in eine Schüssel hängen oder stellen.

2. Joghurt, Quark, Zitronensaft und -abrieb, Agavendicksaft sowie Vanille in eine Schüssel geben. Alles gut verrühren, in das vorbereitete Sieb füllen und über Nacht im Kühlschrank abtropfen lassen. Die Beeren evtl. auftauen lassen und mit dem Pürierstab oder Mixer fein pürieren. Die Quark-Joghurt-Masse auf einen Teller stürzen und das Beerenpüree darüber geben.

TAG 12

Mittagsmahlzeit

Bunter Linsensalat mit Koriander

Zutaten

- 70 g Beluga-Linsen
- Salz
- 1 TL Zitronensaft
- Pfeffer aus der Mühle
- 1 TL Rapsöl
- 1 Stange Staudensellerie, klein gewürfelt
- 5 Walnüsse, fein gehackt
- je ½ gelbe und rote Paprikaschote, klein gewürfelt
- ½ Handvoll Korianderblätter, fein gehackt

ZUBEREITUNG

1. Die Linsen mit etwas Salz in einen Topf geben und so viel Wasser aufgießen, dass die Linsen bedeckt sind. Zum Kochen bringen, die Hitze reduzieren und die Linsen zugedeckt 25 Minuten köcheln lassen. Sie sollen gar, aber noch bissfest sein. Dann abgießen und abkühlen lassen.

2. Die Linsen mit dem Zitronensaft, Salz und Pfeffer kräftig würzen. Öl, Sellerie, Walnüsse, Paprikawürfel und Koriander unterheben.

Starter Week

TAG 12

Abendessen

Weißkohl mit Hackbällchen

TIPP

Für die Veggie-Version kannst du jeden pflanzlichen Hackfleischersatz verwenden. Ich nehme gern Tofu – den muss man nur mit den Händen zerkrümeln und kann ihn dann genauso wie das Tatar verarbeiten.

Zutaten

- 150 g Tatar oder mageres Rinderhack
- 2 Zwiebeln, gehackt
- 1 Ei
- 1 Handvoll Petersilie, fein gehackt
- 1 TL Senf
- Salz
- Pfeffer aus der Mühle
- ½ kleiner Weißkohl (ca. 300 g)
- 2 Tomaten
- 1 TL Rapsöl
- 100 ml Gemüsebrühe
- 1 TL Frischkäse (20 %)
- Muskatnuss

ZUBEREITUNG

1. Tatar mit der Hälfte der gehackten Zwiebeln, dem Ei, Petersilie, Senf, Salz und Pfeffer gut verkneten. Mit angefeuchteten Händen kleine Bällchen daraus formen.

2. Weißkohl waschen, putzen und in Streifen schneiden. Tomaten waschen und würfeln. Das Öl in einem Schmortopf oder in einer tiefen Pfanne erhitzen. Die Fleischbällchen darin bei mittlerer Hitze rundum braun anbraten.

3. Restliche Zwiebeln mit den Tomaten zu den Fleischbällchen geben. Kurz andünsten, den Weißkohl zufügen und alles ca. 5 Minuten schmoren lassen.

4. Mit der Gemüsebrühe ablöschen und den Frischkäse einrühren. Mit Muskatnuss würzen und alles solange köcheln lassen, bis der Weißkohl gar ist. Nochmals mit Salz und Pfeffer abschmecken und anrichten.

TAG 13

Frühstück

Vollkornbrot mit Avocado und Spiegelei

Zutaten

- ½ TL Rapsöl
- 1 Ei
- Fruchtfleisch von ½ Avocado (reif)
- ½ TL Zitronensaft (frisch gepresst)
- Salz
- Pfeffer
- 1 Scheibe Vollkornbrot
- Chiliflocken

ZUBEREITUNG

1. Das Öl in einer kleinen beschichteten Pfanne erhitzen. Das Ei hineinschlagen und zu einem Spiegelei braten.

2. Avocado mit dem Zitronensaft in eine kleine Schüssel geben und mit einer Gabel fein zerdrücken. Mit Salz und Pfeffer abschmecken.

3. Die Brotscheibe mit zerdrückter Avocado bestreichen und das Spiegelei darauf setzen. Mit Salz, Pfeffer und Chiliflocken würzen.

TAG 13

Mittagsmahlzeit

Italienischer Nudelsalat

Zutaten

- 40 g Farfalle (oder andere kurze Pasta)
- Salz
- 1 Handvoll Rucola
- 2 getrocknete Tomaten
- 2 EL grüne Oliven mit Paprikafüllung
- ½ Knoblauchzehe
- 1 EL Pinienkerne
- ½ TL Agavendicksaft
- 25 ml Gemüsebrühe
- 2 TL heller Balsamico
- 1 TL Olivenöl
- ½ TL Senf
- Pfeffer aus der Mühle
- 1 Prise getr. Oregano

ZUBEREITUNG

1. Die Nudeln in reichlich kochendem Salzwasser nach Packungsanleitung bissfest garen. Abgießen, kurz abspülen, abtropfen und abkühlen lassen.

2. Rucola waschen, trocken schleudern, putzen und in Streifen schneiden. Getrocknete Tomaten und die abgetropften Oliven in kleine Stücke schneiden.

3. Knoblauch zerdrücken. Pinienkerne in einer trockenen Pfanne ohne Fett anrösten. Alle vorbereiteten Zutaten in eine Schüssel geben.

4. Aus den restlichen Zutaten eine Vinaigrette herstellen. Mit den Salatzutaten mischen und den Salat mindestens 1 Stunde ziehen lassen. Nochmals abschmecken und genießen.

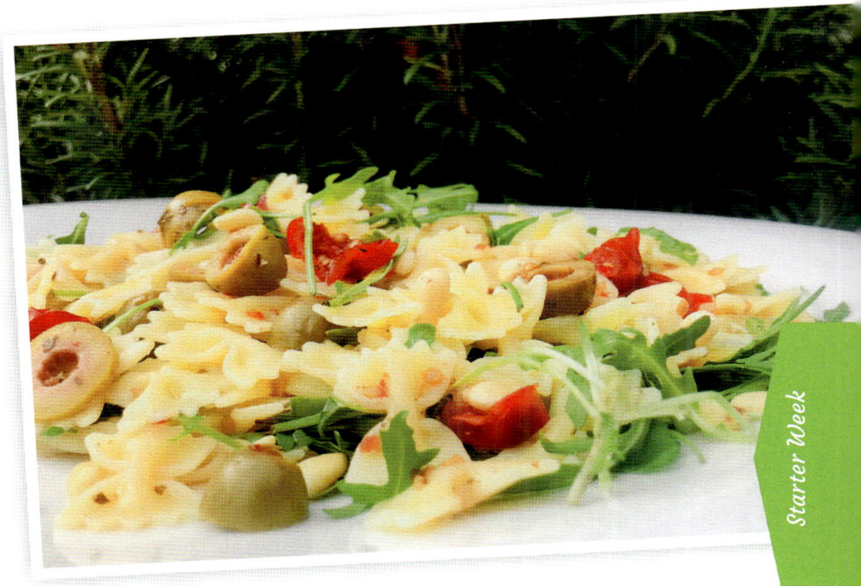

TAG 13

Abendessen

Gefüllte Paprika mit pikantem Frischkäse

ZUBEREITUNG

1. Die Paprikaschoten halbieren, putzen und waschen. Den Rettich bzw. Meerrettich waschen, schälen und fein reiben.

2. Frischkäse und Joghurt in eine Schüssel geben. Knoblauch schälen und dazu pressen. Rettich bzw. Meerrettich zufügen und alles gut verrühren.

3. Mit Salz und Pfeffer abschmecken und in die Paprikahälften füllen.

4. Dill waschen, trocken schütteln und die Fähnchen abzupfen. Gefüllte Paprika damit garnieren.

Zutaten

- 1 gelbe Paprikaschote
- 1 rote Paprikaschote
- 1 Stück scharfer Rettich oder Meerrettich (ca. 30 g)
- 150 g körniger Frischkäse
- 1 EL Joghurt (1,5 % Fett)
- 1 Knoblauchzehe
- Salz
- Pfeffer
- ½ Bund Dill

WOCHE 2

TAG 14

Frühstück

Großer Tropen-Smoothie

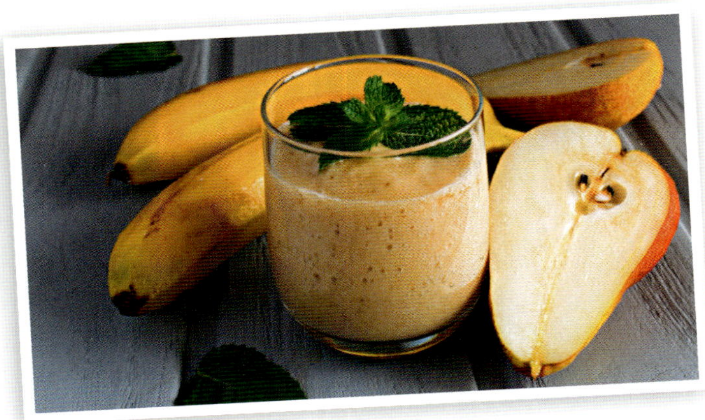

ZUBEREITUNG

1. Zubereitung: Die Banane schälen, grob zerteilen und in einen Mixer geben. Birne waschen, putzen, vierteln, vom Kerngehäuse befreien und zur Banane geben.

2. Alle übrigen Zutaten sowie 200 ml Wasser zufügen und kräftig durchmixen. Den Smoothie in ein Glas umgießen, mit Minze garnieren und frisch genießen.

Zutaten

- 1 Banane
- 1 Birne
- 1 TL Mandelmus
- 1 TL Kokosmus
- 6 Cashewkerne (ungesalzen)
- 1 TL Zitronensaft (frisch gepresst)
- einige Blättchen Minze zum Garnieren

TIPP

Wenn du den Smoothie gern kalt magst, gib einfach ein paar Eiswürfel mit in den Mixer.

TAG 14

Mittagsmahlzeit

Gemüse-Kartoffel-Gulasch

Zutaten

- 4 mittelgroße Kartoffeln
- 1 Zwiebel
- 4 Frühlingszwiebeln
- 2 Tomaten
- 1 rote Paprikaschote
- 1 gelbe Paprikaschote
- 1 Knoblauchzehe
- 2–3 Stiele glatte Petersilie
- 1 TL Rapsöl
- Salz
- Pfeffer aus der Mühle
- ½ TL Paprika, edelsüß
- 1 Prise Majoran, getrocknet
- 1 Prise Kreuzkümmel
- 200 ml Gemüsebrühe
- 1 EL Frischkäse (20 %)

ZUBEREITUNG

1. Kartoffeln und Zwiebel schälen und klein würfeln. Frühlingszwiebeln und Tomaten putzen und waschen. Frühlingszwiebeln in feine Ringe, Tomaten in kleine Würfel schneiden.

2. Paprikaschoten halbieren, putzen, waschen und fein würfeln. Knoblauch abziehen und zerdrücken. Petersilie waschen, trocken schütteln, Blätter abzupfen und hacken.

3. Öl in einer beschichteten Pfanne erhitzen. Zwiebeln darin glasig dünsten, Kartoffeln dazugeben und leicht anbraten.

4. Das restliche Gemüse zufügen, würzen und die Gemüsebrühe dazugießen. Alles bei kleiner Hitze ca. 20 Minuten schmoren lassen. Zum Schluss mit Salz und Pfeffer abschmecken und den Frischkäse unterrühren. Mit Petersilie bestreuen und anrichten.

TAG 14

Abendessen

Exotische Linsen-Gemüse-Suppe

ZUBEREITUNG

1. Den Blumenkohl putzen, waschen und in kleine Röschen teilen. Tomaten waschen, achteln und klein schneiden.

2. Zwiebel, Knoblauch und Ingwer schälen, fein hacken und im erhitzten Öl andünsten.

3. Linsen, Blumenkohl und Currypulver zufügen und kurz andünsten.

4. Mit Gemüsebrühe und Orangensaft ablöschen; ca. 5 Minuten bei mittlerer Hitze köcheln lassen.

5. Tomaten zur Suppe geben und weitere 5–8 Minuten köcheln lassen. Dann pürieren, mit Salz und Pfeffer abschmecken.

Zutaten

- ½ Blumenkohl (ca. 250 g)
- 2 Tomaten
- 1 Zwiebel
- 1 Knoblauchzehe
- 1 Stück Ingwer (1–2 cm)
- 1 TL Kokosöl
- 50 g rote Linsen
- 1 TL Currypulver
- 250 ml Gemüsebrühe
- 5 EL Orangensaft (frisch gepresst)
- Salz
- Pfeffer aus der Mühle

TIPP

Wenn du noch etwas zum »Beißen« in der Suppe haben möchtest, kannst du ein paar Blumenkohlröschen beiseite nehmen und nach dem Pürieren in die Suppe geben.

WOCHE 3

TAG 15

Frühstück

Hirsebrei mit Weintrauben und Beeren

Zutaten

- 2 EL Hirse
- 1 Prise Jodsalz
- 125 g Joghurt (1,5 %)
- 1 TL Zitronensaft (frisch gepresst)
- 1 TL Agavendicksaft
- 1 Handvoll Beeren (frisch oder TK)
- 1 Handvoll Weintrauben (frisch)
- 10 Mandelkerne

ZUBEREITUNG

1. Hirse nach Packungsanleitung in leicht gesalzenem Wasser garen. Den Topf vom Herd nehmen und die Hirse noch ca. 10 Minuten quellen und abkühlen lassen.

2. Joghurt, Zitronensaft und Agavendicksaft in einer Schale glatt rühren.

3. Beeren verlesen und gegebenenfalls waschen bzw. auftauen lassen. Weintrauben gründlich unter fließendem warmem Wasser waschen und abtropfen lassen.

4. Die Mandelkerne im Mixer oder Blitzhacker hacken. Hirse und Früchte zum Joghurt geben, mit Mandeln bestreuen und genießen.

TAG 15

Mittagsmahlzeit

Couscous-Schichtsalat mit Räucherlachs

Zutaten

- 50 g Instant-Couscous
- 60 ml Gemüsebrühe
- 1 TL Olivenöl
- 1 Gurke
- Salz
- Pfeffer aus der Mühle
- 1 TL Zitronensaft (frisch gepresst)
- 1 EL Schnittlauchröllchen
- 50 g Räucherlachs

TIPP

Wenn du den Salat in ein verschließbares Glas schichtest, ist er perfekt zum Mitnehmen an den Arbeitsplatz.

ZUBEREITUNG

1. Couscous nach Packungsanleitung in der Gemüsebrühe zubereiten. Das Olivenöl zufügen, Couscous mit einer Gabel auflockern und abkühlen lassen.

2. Die Gurke putzen, schälen und längs halbieren. Das Innere mit einem Löffel herauslösen und die Gurke fein würfeln. Mit Salz, Pfeffer, Zitronensaft und Schnittlauch mischen.

3. Den Lachs in feine Streifen schneiden und abwechselnd mit Couscous und Gurke in ein großes Glas schichten. Dabei mit Gurke abschließen.

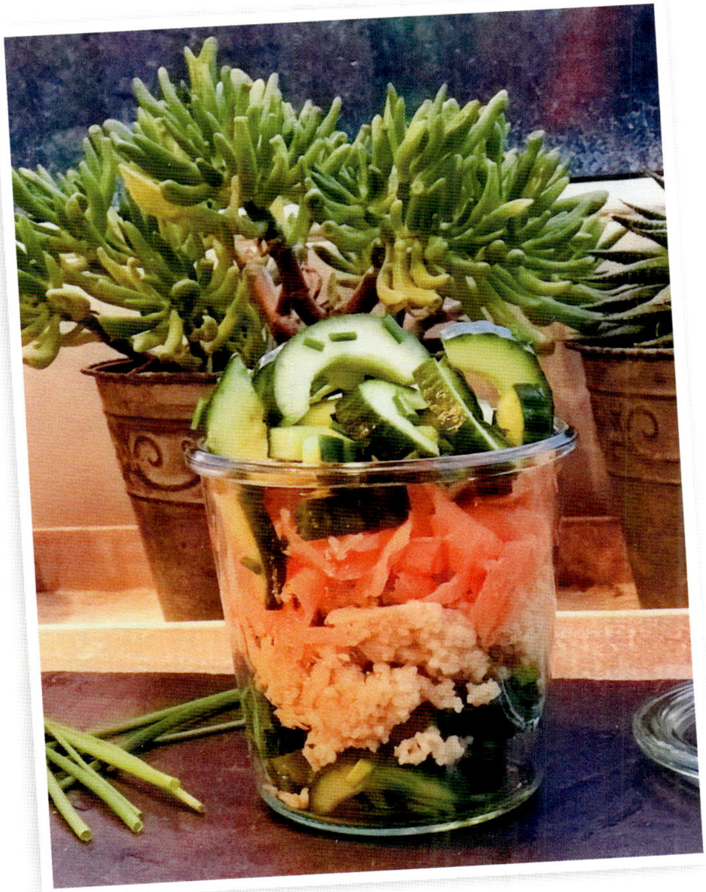

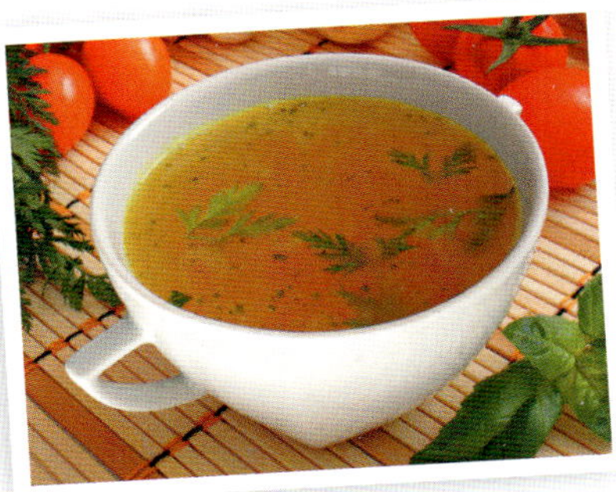

TAG 15

Abendessen

Gemüsebrühe

Zutaten

- 250 ml Gemüsebrühe
- 1–2 EL Kerbel oder Petersilie

ZUBEREITUNG

1. Die Gemüsebrühe zum Kochen bringen. Kerbel oder Petersilie waschen, trocken schütteln, Blättchen abzupfen, fein hacken und in die Brühe streuen.

TAG 16

Frühstück

Beeren-Bananen-Smoothie

Zutaten

- 1 Banane
- 1 Handvoll Beeren nach Geschmack (frisch oder TK)
- 150 ml Milch (1,5 % Fett)
- 3 EL Haferflocken
- Mark ½ Vanilleschote

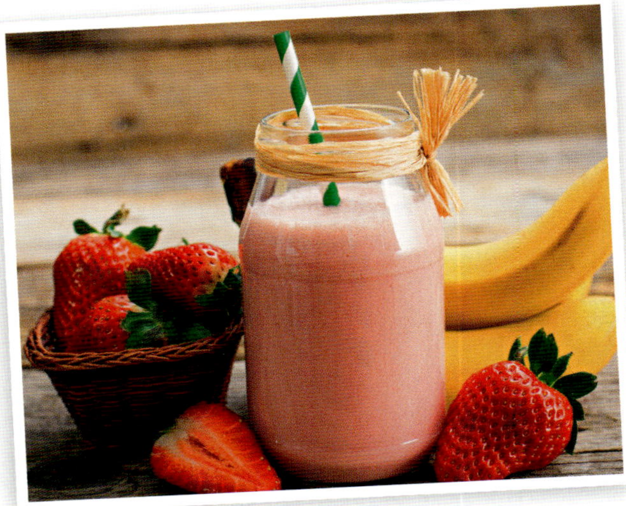

ZUBEREITUNG

1. Die Banane schälen, in Stücke teilen und in den Mixer geben.
2. Beeren verlesen, gegebenenfalls waschen bzw. auftauen und zu den Bananen geben.
3. Alle restlichen Zutaten zufügen und zu einem cremigen Smoothie mixen.

TAG 16

Mittagsmahlzeit

Feurige Gemüse-Tofu-Pfanne

Zutaten

- 1 Handvoll Brokkoli
- 1 grüne Paprikaschote
- 1 Handvoll Zuckerschoten
- 1 Zwiebel
- 100 g Tofu
- 4 TL Sojasoße
- 1 TL Kokosöl
- 100 ml Kokosmilch
- 1 Msp. grüne Currypaste
- ein paar Chiliflocken
- 100 ml Gemüsebrühe
- Salz

ZUBEREITUNG

1. Brokkoli und Paprika putzen, waschen und in Röschen bzw. Streifen schneiden. Zuckerschoten waschen und abtropfen lassen. Zwiebel schälen und fein würfeln.

2. Tofu in mittelgroße Würfel schneiden. Mit Sojasoße in einer Schüssel vermischen und zur Seite stellen.

3. Die Hälfte des Kokosöls in einer beschichteten Pfanne erhitzen und die Zwiebeln darin 1–2 Minuten dünsten. Tofu dazugeben und anbraten. Dann aus der Pfanne nehmen und beiseite stellen.

4. Restliches Öl in der Pfanne erhitzen. Paprika und Brokkoli unter ständigem Rühren darin ca. 2 Minuten braten. Kokosmilch, Currypaste und Chiliflocken zufügen und alles zugedeckt ca. 5 Minuten köcheln lassen.

5. Tofu, Gemüsebrühe und Zuckerschoten dazugeben. Alles weitere 3–4 Minuten köcheln lassen, mit Salz abschmecken und anrichten.

TAG 16

Abendessen

Schneller Kichererbsensalat

ZUBEREITUNG

1. Die Mandeln im Blitzhacker oder Mixer hacken. In einer trockenen Pfanne anrösten, bis sie duften, und abkühlen lassen.

2. Kichererbsen in ein Sieb geben, gut abspülen und abtropfen lassen.

3. Gurken und Möhren waschen, putzen, schälen und fein raspeln. Koriander, Minze und Dill waschen, trocken schütteln und fein hacken. Alles in einer Schüssel mischen.

4. Mandeln, Zitronensaft, Agavendicksaft, Olivenöl, Chili, Salz und Pfeffer in ein Schraubglas geben. Verschließen und kräftig schütteln, bis ein cremiges Dressing entsteht.

5. Das Dressing behutsam unter die Salatzutaten mischen. 10–15 Minuten ziehen lassen, nach Belieben nochmals abschmecken und anrichten.

Zutaten

- 10 Mandelkerne
- 100 g Kichererbsen (Dose oder Glas; Abtropfgewicht)
- 2 kleine Salatgurken
- 3 Möhren
- 1 Stängel Koriander
- 2 Stängel Minze
- etwas Dill
- etwas Zitronensaft (frisch gepresst)
- 1 TL Agavendicksaft
- 1 TL Olivenöl
- 1 Prise Chilipulver
- Salz
- Pfeffer

WOCHE 3

TAG 17

Frühstück

Bananen-Mandel-Shake

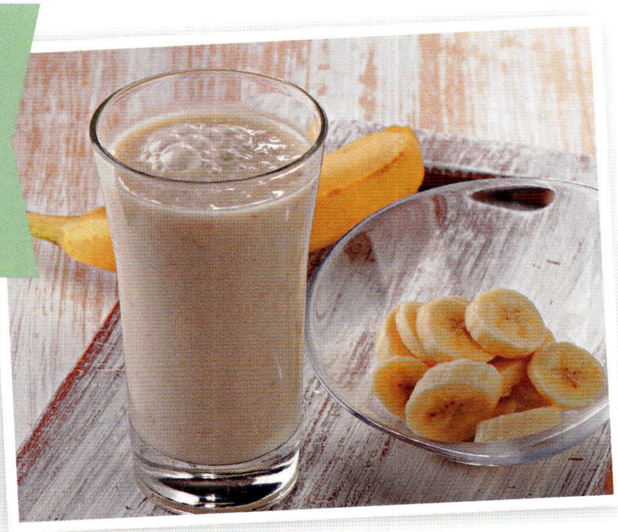

Zutaten

- 1 Banane
- 1 TL Cashewmus
- 200 ml Mandelmilch
- 1 Spritzer Limettensaft
- Zimtpulver (nach Belieben)

ZUBEREITUNG

1. Die Banane schälen, in Stücke teilen und in den Mixer geben.

2. Die übrigen Zutaten zufügen und alles cremig pürieren. Evtl. mit etwas Zimt bestreuen und genießen.

TAG 17

Mittagsmahlzeit

Thunfisch-Nudelsalat

Zutaten

- 60 g Fusilli (oder andere kurze Nudeln)
- Salz
- 1 Dose Thunfisch im eigenen Saft
- 2 EL Mais (Dose)
- 1 Bio-Salatgurke
- 1 rote Zwiebel
- 1 TL Zitronensaft (frisch gepresst)
- 2 EL Joghurt (1,5 %)
- 1–2 EL Mineralwasser
- Salz
- Pfeffer

ZUBEREITUNG

1. Die Nudeln nach Packungsanleitung in reichlich Salzwasser bissfest garen.

2. Thunfisch und Mais aus der Dose nehmen und abtropfen lassen.

3. Die Gurke waschen, putzen und fein würfeln. Zwiebel schälen und grob hacken.

4. Zitronensaft und Joghurt mit Mineralwasser in einer Schüssel glatt rühren. Mit Salz und Pfeffer kräftig würzen.

5. Nudeln abgießen, etwas abkühlen lassen und mit den übrigen vorbereiteten Zutaten in die Schüssel geben. Alles gut mischen, ca. 20 Minuten ziehen lassen und nochmals abschmecken.

TIPP

Wenn du magst, kannst du auch noch 2 gewürfelte Tomaten und frisch gehackte Kräuter unter den Salat mischen.

TAG 17

Abendessen

Gefüllte Papaya mit Walnüssen

ZUBEREITUNG

1. Die Papaya halbieren, Kerne entfernen, Fruchtfleisch herauslösen und sehr fein würfeln. Mit dem Frischkäse vermischen.

2. Die Walnüsse hacken. Minze waschen, trocken schütteln und in feine Streifen schneiden. Beides zum Frischkäse geben und gut mischen.

3. Die Käsemischung mit Limettensaft, Salz und Pfeffer abschmecken und in die Papayahälften füllen. Das Brötchen dazu essen.

TIPP

Du magst es scharf? Dann kannst du die Käsefüllung gern zusätzlich mit Chilipulver oder rosenscharfem Paprikapulver würzen!

Zutaten

- 1 Papaya
- 200 g körniger Frischkäse
- 2 EL Walnüsse
- 5–6 Blätter frische Minze
- 1 TL Limettensaft (frisch gepresst)
- Salz
- Pfeffer
- 1 Vollkorn-Dinkelbrötchen

TAG 18

Frühstück

Exotische Smoothie Bowl

ZUBEREITUNG

1. Die Mango waschen und schälen. Das Fruchtfleisch in Scheiben rundherum vom Kern schneiden und die Hälfte davon mit dem Joghurt in einen Mixer geben.

2. Maracujas waschen, halbieren, das Fruchtfleisch herauslösen. Etwa 2/3 davon ebenfalls in den Mixer geben und alles cremig pürieren.

3. Den Smoothie in eine Schale geben. Übriges Mango-Fruchtfleisch würfeln, mit restlichem Maracuja-Fruchtfleisch auf dem Smoothie verteilen. Mit Kokosflocken bestreuen und genießen.

Zutaten

- 1 Mango
- 100 g Joghurt (1,5 %)
- 2 Maracujas
- 1 EL Kokosflocken

TAG 18

Mittagsmahlzeit

Hähnchen-Paprika-Pfanne mit Quinoa

Zutaten

- 1 Knoblauchzehe
- 1 Stück Ingwer (ca. 2 cm)
- 150 g Hähnchenbrustfilet
- 2 TL Sojasoße
- ½ TL Agavendicksaft
- 50 g Quinoa
- 1 rote Zwiebel
- 1 TL Kokosöl
- 50 ml Kokosmilch
- je 1 rote und gelbe Paprikaschote
- 1 Handvoll Petersilie
- Salz
- 1 Prise Cayennepfeffer
- Pfeffer aus der Mühle

FÜR VEGETARIER

Hähnchenbrustfilet durch 200 g Tofu oder eine andere Fleischalternative ersetzen.

ZUBEREITUNG

1. Knoblauch und Ingwer schälen und sehr fein hacken. Hähnchenbrustfilet in kleine Würfel schneiden.

2. Sojasoße, Agavendicksaft, Knoblauch und Ingwer in einer Schüssel gut verrühren. Das Hähnchenfilet untermischen und ziehen lassen.

3. Quinoa in einem Sieb so lange unter kaltem Wasser abspülen, bis das Wasser klar bleibt und abtropfen lassen. Zwiebel schälen und in feine Ringe schneiden.

4. Eine tiefe beschichtete Pfanne mit etwas Öl ausstreichen und erhitzen. Hähnchenbrustfilet darin anbraten, dann aus der Pfanne nehmen und zur Seite stellen.

5. Restliches Öl in die Pfanne geben und die Zwiebelringe darin andünsten. Quinoa und 50 ml Wasser dazugeben. Zugedeckt ca. 5 Minuten bei mittlerer Hitze garen lassen.

6. In der Zwischenzeit die Paprikaschoten putzen, waschen und klein würfeln. Die Petersilie waschen, trocken schütteln, Blätter abzupfen und hacken.

7. Paprika zur Quinoa geben und untermischen. Mit Salz, Pfeffer und Cayennepfeffer würzen und zugedeckt weitere 5 Minuten garen. Zum Schluss das Hähnchenbrustfilet zufügen, alles nochmals kurz erhitzen und auf einen Teller geben. Petersilie darüber streuen und genießen.

Starter Week

TAG 18

Abendessen

Rote-Bete-Carpaccio mit Feta

Zutaten

- 2 EL Walnusskerne
- 1 Handvoll Rucola
- 2 gegarte rote Bete (vakuumverpackt)
- 50 g fettreduzierter Fetakäse
- 1 TL Olivenöl
- 1 EL Zitronensaft (frisch gepresst)
- ½ TL Agavendicksaft
- Salz
- Pfeffer aus der Mühle

ZUBEREITUNG

1. Walnüsse hacken, in einer trockenen Pfanne anrösten und beiseite stellen.

2. Rucola waschen, trocken schleudern, putzen und gegebenenfalls kleiner zupfen.

3. Rote Bete mit einem Gemüsehobel in sehr feine Scheiben schneiden und dekorativ auf einem Teller auslegen.

4. Den Feta in mundgerechte Würfel schneiden und mit Rucola auf dem Carpaccio anrichten. Die gerösteten Walnüsse darüber streuen.

5. Das Öl mit Zitronensaft, Agavendicksaft, Salz und Pfeffer in ein Schraubglas geben. Verschließen, kräftig schütteln und das Dressing über das Carpaccio träufeln.

TIPP

Ich persönlich verwende am liebsten frische rote Bete. Wenn du etwas mehr Zeit hast, probiere dieses Rezept mal damit – es geht ganz einfach: Rote Bete waschen und zugedeckt in Salzwasser ca. 45 bis 60 Minuten garen (mit einem Messer prüfen, ob sie gar sind). Danach abgießen, mit kaltem Wasser abschrecken, abkühlen lassen und schälen. Dabei am besten Einmalhandschuhe tragen, weil Rote Bete sehr stark färbt!

WOCHE 3

TAG 19

Frühstück

Vegetarischer Strammer Max

Zutaten

- 1 Mini-Gurke
- 2 kleine Tomaten
- 4 Radieschen
- ½ TL Öl
- 2 Eier
- 1 Scheibe Vollkornbrot
- ½ TL Butter
- Salz
- Pfeffer aus der Mühle

ZUBEREITUNG

1. Die Gurke waschen, putzen, schälen und in dünne Scheiben schneiden. Tomaten und Radieschen waschen, putzen und ebenfalls in Scheiben schneiden.
2. Das Öl in einer kleinen beschichteten Pfanne erhitzen. Eier hineinschlagen und zu Spiegeleiern braten.
3. Die Brotscheibe mit Butter bestreichen. Mit Gurken-, Tomaten- und Radieschenscheiben belegen. Spiegeleier darauf setzen, mit Salz und Pfeffer würzen.

TIPP

Wenn du den Strammen Max noch etwas würziger magst, kannst du fein gewürfelte Zwiebeln und ganz klein geschnittenen Knoblauch darauf geben.

TAG 19

Mittagsmahlzeit

Bunter Kartoffelsalat

Zutaten

- 200 g Kartoffeln (vorwiegend festkochend)
- 1 kleine Bio-Gurke
- 1 Bund Radieschen
- 1 Handvoll Dill
- 2 EL Gemüsebrühe
- 1 Msp. Senf
- 1 TL Rapsöl
- 1 TL Essig
- Salz
- Pfeffer

TIPP

Der Kartoffelsalat lässt sich prima vorbereiten und am nächsten Tag mit zum Arbeitsplatz nehmen.

ZUBEREITUNG

1. Die Kartoffeln in einen Topf geben. So viel kaltes Wasser hinzugeben, das die Kartoffeln bedeckt sind, aufkochen lassen und bei mittlerer Hitze zugedeckt ca. 25 Minuten weich kochen.
2. In der Zwischenzeit die Gurke waschen und putzen. Radieschen putzen, waschen. Beides in mundgerechte Stücke schneiden und in eine Schüssel geben. Dill waschen, trocken schütteln und fein hacken.

3. Kartoffeln abgießen, unter fließendem kaltem Wasser abschrecken und kurz ausdampfen lassen. Dann pellen, in Stücke schneiden und zum Gemüse in die Schüssel geben.

4. Brühe, Senf, Öl, Essig, Salz und Pfeffer in ein Schraubglas geben. Verschließen, kräftig schütteln und das Dressing gut unter den Salat mischen. 20–30 Minuten ziehen lassen, dann nochmals abschmecken, mit Dill bestreuen und anrichten.

TAG 19

Abendessen

Puten-Geschnetzeltes mediterran

ZUBEREITUNG

1. Die Zwiebel schälen, halbieren und in Streifen schneiden. Paprikaschoten halbieren, putzen, waschen und in feine Steifen schneiden.

2. Zucchini waschen, putzen, längs halbieren und in dünne Scheiben schneiden. Tomaten waschen und vierteln.

3. Das Putenbrustfilet in Streifen schneiden. Öl in einer Pfanne erhitzen, Fleisch darin anbraten, salzen und pfeffern. Aus der Pfanne nehmen und beiseite stellen.

4. Zwiebel und Kräuter in die Pfanne geben. Kurz andünsten. Knoblauch schälen und dazu pressen. Dann Paprika, Zucchini und Tomatenmark dazugeben und etwas andünsten.

5. Tomatenstücke zufügen, alles mit der Hühnerbrühe ablöschen. Etwas köcheln lassen, dann die Putenstreifen untermischen und noch etwa 7 Minuten köcheln. Mit Salz und Pfeffer abschmecken. Den Frischkäse unterrühren und anrichten.

Zutaten

- 1 Zwiebel
- 1 gelbe Paprikaschote
- 1 rote Paprikaschote
- 1 Zucchini
- 1 Handvoll kleine Cocktailtomaten
- 150 g Putenbrustfilet
- 1 TL Olivenöl
- Salz
- Pfeffer aus der Mühle
- 1 TL Rosmarin
- 1 TL Thymian
- 1 Knoblauchzehe
- 1 TL Tomatenmark
- 30 ml Hühnerbrühe (oder Gemüsebrühe)
- 1 EL Frischkäse (20 %)

TIPP

Vegetarier nehmen statt Putenbrustfilet einfach eine Fleischalternative wie z. B. Seitan und ersetzen die Hühnerbrühe durch Gemüsebrühe.

WOCHE 3

TAG 20

Frühstück

Müsli-Shake

Zutaten

- 100 g Beerenmischung (TK)
- 150 ml Buttermilch
- ½ TL Agavendicksaft
- 4 EL Müsli (ungezuckert, ohne Früchte)
- 1 TL Leinsamen (geschrotet)
- ½ TL Sesam (geröstet)

ZUBEREITUNG

1. Die Beeren antauen lassen. Mit Buttermilch und Agavendicksaft im Mixer fein pürieren.
2. Müsli, Leinsamen und Sesam zufügen und alles nochmals gut durchmixen.

TAG 20

Mittagsmahlzeit

Reispfanne mit Hähnchen und Curry

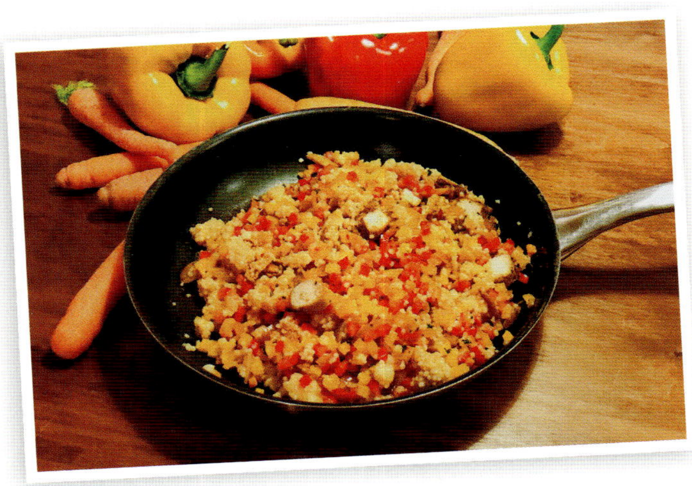

Zutaten

- 150 g Hähnchenbrustfilet
- 2 Möhren
- 1 Zwiebel
- 1 TL Rapsöl
- 1 TL Currypulver
- ein paar Chiliflocken
- Salz
- Pfeffer aus der Mühle
- 50 g Basmatireis
- 150 ml Gemüsebrühe
- 150 g Erbsen (TK)
- 1 Handvoll Petersilie

ZUBEREITUNG

1. Hähnchenbrustfilet in mundgerechte Stücke schneiden. Möhren waschen, putzen, schälen und in schmale Stifte schneiden. Zwiebel schälen, halbieren und in Streifen schneiden.

2. Öl in einem Topf erhitzen. Hähnchen und Zwiebeln darin anbraten. Mit Currypulver, Chiliflocken, Salz und Pfeffer kräftig würzen.

3. Möhren und Reis dazugeben und mit der Brühe ablöschen. Alles zugedeckt ca. 15 Minuten garen. Dabei häufig rühren, damit nichts anhängt. Falls nötig, noch etwas Brühe zufügen.

4. Die Erbsen unterrühren und weitere 5 Minuten köcheln lassen. Die Petersilie waschen, trocken schütteln und hacken. Unter die Hähnchenpfanne mischen und alles auf einem Teller anrichten.

TIPP

Für die Veggie-Variante einfach Seitan oder Tempeh verwenden.

Starter Week

TAG 20

Abendessen

Ratatouille für den großen Hunger

Zutaten

- 1 Aubergine
- 1 Zucchini
- 1 rote Paprikaschote
- 1 gelbe Paprikaschote
- 2 große Tomaten
- 1 große Zwiebel
- 1 Knoblauchzehe
- 1 TL Olivenöl
- 1 TL Tomatenmark
- Salz
- Pfeffer
- 1–2 TL Kräuter der Provence

ZUBEREITUNG

1. Aubergine und Zucchini waschen, putzen, vierteln und in Stücke schneiden. Paprikaschoten halbieren, putzen, waschen und grob würfeln.

2. Die Tomaten waschen, achteln und würfeln. Die Zwiebel schälen, halbieren und in Streifen schneiden. Knoblauch abziehen und mit einem breiten Messerrücken zerdrücken.

3. Das Öl in einer weiten Pfanne erhitzen, Zwiebeln und Knoblauch darin glasig dünsten. Aubergine, Zucchini, Paprika und Tomaten zugeben. Alles unter Rühren 5 Minuten andünsten.

4. Tomatenmark unterrühren, mit Salz und Pfeffer würzen. Knoblauch und Kräuter hinzufügen und alles auf mittlerer Hitze ca. 20 Minuten köcheln lassen.

TIPP

Das Gemüse sollte noch etwas Biss haben. Bei den Sorten kannst du übrigens abwandeln – die Ratatouille schmeckt z. B. auch mit Champignons sehr gut.

WOCHE 3

TAG 21

Frühstück

Griechisches Rührei auf Brot

Zutaten

- 1 Ei
- 2 EL Milch (1,5 % Fett)
- Salz
- Pfeffer aus der Mühle
- 1 Frühlingszwiebel
- 5 schwarze Oliven (ohne Stein)
- 2 getrocknete Tomaten
- 1 TL Olivenöl
- 50 g Feta
- 1 Scheibe Vollkornbrot

ZUBEREITUNG

1. Das Ei mit Milch, Salz und Pfeffer verquirlen. Frühlingszwiebel putzen, waschen und in feine Ringe schneiden.

2. Oliven ebenfalls in feine Ringe schneiden. Getrocknete Tomaten in feine Streifen schneiden. Öl in einer Pfanne erhitzen; Zwiebeln, Oliven und Tomaten kurz darin andünsten.

3. Das verquirlte Ei darüber gießen und bei schwacher Hitze stocken lassen. Dabei 1–2 Mal umrühren. Den Feta zerkrümeln und zum Rührei geben. Auf dem Brot anrichten.

TAG 21

Mittagsmahlzeit

Wassermelonen-Gurken-Salat mit Feta

Zutaten

- 2 Bio-Mini-Gurken
- Fruchtfleisch von ½ kleinen Wassermelone
- 1 TL Rapsöl
- 1 TL Limettensaft (frisch gepresst)
- 1 TL Agavendicksaft
- Salz
- Pfeffer aus der Mühle
- Chiliflocken
- 50 g Feta
- 1–2 Stiele Minze

ZUBEREITUNG

1. Gurken waschen, putzen, halbieren und die Kerne mit einem kleinen Löffel heraus schaben. Die Gurken anschließend in kleine Stücke schneiden.

2. Das Melonen-Fruchtfleisch von den schwarzen Kernen befreien und dann in Würfel schneiden. Mit der Gurke in einer große Schüssel mischen.

3. Für das Dressing Öl, Limettensaft, Agavendicksaft, Salz, Pfeffer und Chiliflocken in einem verschlossenen Schraubglas kräftig schütteln. Unter die Melonen- und Gurkenstücke mischen und etwa 20 Minuten ziehen lassen.

4. Den Feta zerkrümeln und über den Salat streuen. Minze waschen, trocken schütteln, Blättchen abzupfen, in Streifen schneiden und ebenfalls überstreuen.

TAG 21

Abendessen

Gefüllte Zucchini mit Couscous

TIPP

Nach Belieben mit Zitronenjoghurt (2 EL Joghurt mit 1 Spritzer Zitronensaft) anrichten.

Zutaten

- 20 g Couscous
- 50 ml Gemüsebrühe
- 2 mittelgroße Zucchini
- 1 Handvoll Kirschtomaten
- 1 Schalotte
- 1 EL Frischkäse (20 %)
- 2 EL geriebener Parmesan
- 1 TL frisch gehackte Kräuter (z. B. Thymian, Rosmarin, Oregano)
- 150 g Tatar
- Salz
- Pfeffer aus der Mühle
- 1 TL Olivenöl

ZUBEREITUNG

1. Couscous in einer Schüssel mit der heißen Brühe übergießen und quellen lassen, bis alle Flüssigkeit aufgesogen ist (das dauert etwa 15–20 Minuten).

2. Den Backofen auf 180° C (Umluft: 160° C, Gas: Stufe 2–3) vorheizen.

3. Die Zucchini waschen, putzen und längs halbieren. Das Fruchtfleisch jeweils mit einem kleinen Löffel vorsichtig aus den Hälften lösen und sehr fein hacken.

4. Die Tomaten waschen und in sehr kleine Stücke schneiden. Schalotte schälen und fein hacken.

5. Alle vorbereiteten Gemüse, Couscous, Frischkäse, Parmesan und Kräuter unter das Tatar mischen. Salzen, pfeffern und in die Zucchinihälften füllen.

6. Eine feuerfeste Form mit dem Öl ausstreichen. Die gefüllten Zucchini hineinsetzen und im vorgeheizten Ofen ca. 30 Minuten garen. Falls nötig, etwas Wasser dazugeben.

Deine Rezepte für Woche 4 und 5

WOCHE 4

TAG 22

Frühstück

Fruchtige Smoothie-Müsli-Bowl

Zutaten

- 150 g Beeren nach Belieben (frisch oder TK)
- 1 kleine Banane
- 2 EL Haferflocken
- 150 g Joghurt (1,5 % Fett)
- 1 kleiner Apfel
- 1 TL Zitronensaft (frisch gepresst)
- 1 EL Granola

ZUBEREITUNG

1. Die Beeren verlesen und gegebenenfalls waschen bzw. auftauen. Die Banane schälen, mit 100 g Beeren, den Haferflocken und dem Joghurt im Mixer fein pürieren. In eine Schale geben.

2. Den Apfel waschen, putzen, vierteln, vom Kerngehäuse befreien und in schmale Spalten schneiden. Mit Zitronensaft beträufeln, mit den übrigen Beeren und Granola auf dem Joghurt-Mix anrichten.

TAG 22

Mittagsmahlzeit

Gefüllte Paprikaschoten mit Feta

Zutaten

- 1 rote Paprikaschote
- 1 gelbe Paprikaschote
- 2 Lauchzwiebeln
- 1 TL Olivenöl
- 30 g Feta
- 50 g gegarter Reis
- 2 EL Mais (aus der Dose)
- 1 EL Frischkäse (20 %)
- Salz
- Pfeffer aus der Mühle

ZUBEREITUNG

1. Den Backofen auf 180° C (Umluft: 160° C, Gas: Stufe 2–3) vorheizen. Die Paprikaschoten halbieren, putzen und waschen.

2. Lauchzwiebeln putzen, waschen und fein hacken. Öl in einer Pfanne erhitzen, Lauchzwiebeln darin andünsten und in eine kleine Schüssel umfüllen.

3. Den Feta klein würfeln. Mit Reis, abgetropftem Mais und Frischkäse zu den Lauchzwiebeln geben und alles gut mischen. Mit Salz und Pfeffer abschmecken.

4. Die Paprikahälften in eine feuerfeste Form setzen, mit der Käse-Gemüse-Masse füllen und im vorgeheizten Ofen ca. 25 Minuten garen.

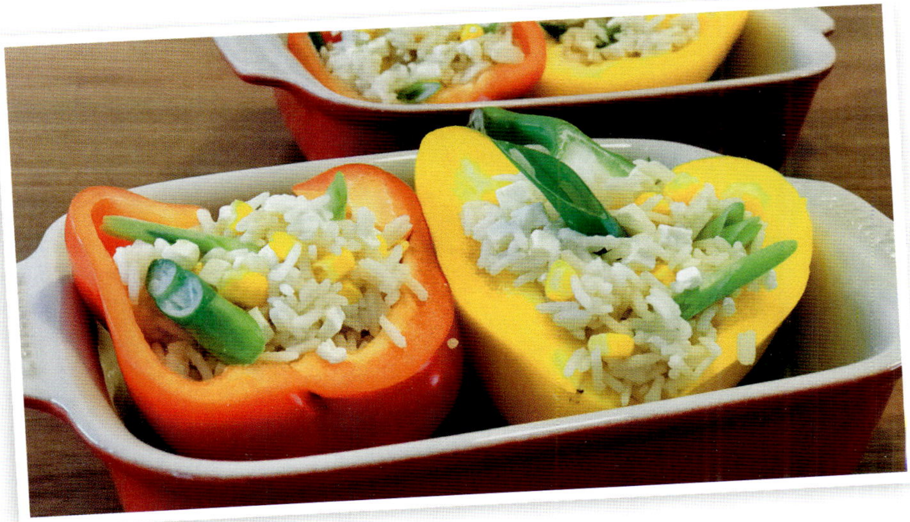

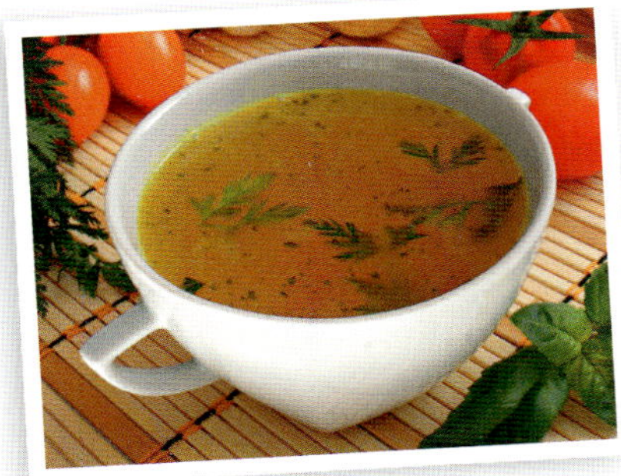

TAG 22

Abendessen

Gemüsebrühe

ZUBEREITUNG

1. Die Gemüsebrühe zum Kochen bringen. Kerbel oder Petersilie waschen, trocken schütteln, Blättchen abzupfen, fein hacken und in die Brühe streuen.

Zutaten

- 250 ml Gemüsebrühe
- 1–2 EL Kerbel oder Petersilie

Advanced Week

TAG 23

Frühstück

Vollkornschnitte mit Thunfischcreme

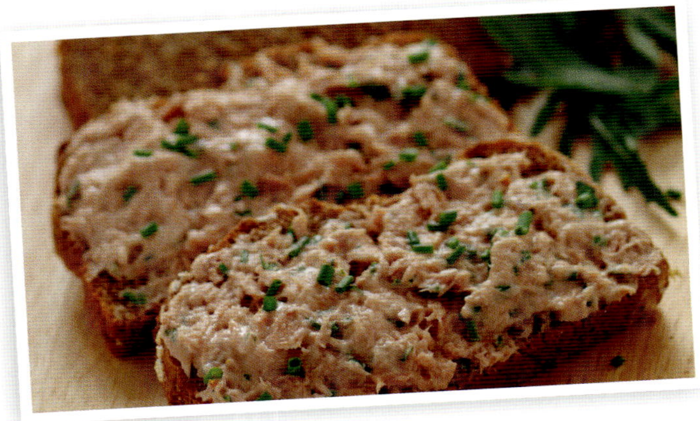

Zutaten

- 1 Dose Thunfisch im eigenen Saft
- 1 kleine rote Zwiebel
- 1 TL Joghurt (1,5 %)
- 1 TL Frischkäse (20 %)
- 1 TL Olivenöl
- Salz
- Pfeffer
- Zitronensaft (frisch gepresst) nach Belieben
- 2 kleine Scheiben Vollkornbrot
- 1 EL Schnittlauchröllchen

WOCHE 4

ZUBEREITUNG

1. Den Thunfisch abtropfen lassen, in eine Schüssel geben und mit der Gabel fein zerpflücken.
2. Die Zwiebel schälen und sehr fein hacken. Mit dem Joghurt, dem Frischkäse und dem Olivenöl gut unter den Thunfisch mischen.
3. Die Creme mit Salz, Pfeffer und nach Belieben mit Zitronensaft abschmecken. Die Brotscheiben damit bestreichen, mit Schnittlauch bestreuen und anrichten.

TAG 23

Mittagsmahlzeit

Linsen-Gemüse-Curry mit Reis

Zutaten

- 40 g Basmatireis
- Salz
- 1 grüne Paprikaschote
- 1 gelbe Paprikaschote
- 2 Lauchzwiebeln
- 1 TL Kokosöl
- 60 g rote Linsen
- 2 EL Sojasoße
- 100 g Erbsen (TK)
- 2 EL Milch (1,5 %)
- ½ TL Currypulver
- etwas Cayennepfeffer

ZUBEREITUNG

1. Reis nach Packungsanleitung in leicht gesalzenem Wasser garen. Die Paprikaschoten halbieren, putzen, waschen und in feine Würfel schneiden. Die Lauchzwiebeln putzen, waschen und hacken.

2. Das Öl in einem Topf erhitzen. Paprika, Zwiebeln und die Linsen darin unter Rühren andünsten. Sojasoße und 100 ml Wasser dazugießen, aufkochen lassen und 5–7 Minuten bei mittlerer Hitze garen.

3. Die Erbsen zufügen und weitere 5 Minuten köcheln lassen. Milch, Currypulver und Cayennepfeffer unterrühren. Evtl. mit etwas Salz abschmecken und mit dem Basmatireis anrichten.

TAG 23

Abendessen

Frikadellen auf Ofengemüse

ZUBEREITUNG

1. Den Backofen auf 200° C (Umluft: 180° C, Gas: Stufe 3) vorheizen.

2. Zwiebel schälen und fein würfeln; Knoblauch abziehen und mit einem breiten Messerrücken zerdrücken.

3. Petersilie waschen, trocken schütteln, die Blätter abzupfen und sehr fein hacken. Die Möhren waschen, putzen, schälen und in feine Stifte schneiden. Rote Bete in Streifen schneiden.

4. Ein Backblech mit Backpapier auslegen. Möhren und Rote Bete darauf verteilen. Die Hälfte des Öls darüber träufeln, salzen und pfeffern. Auf der mittleren Schiene im vorgeheizten Ofen ca. 15 Minuten garen.

5. Inzwischen Tatar mit Zwiebeln, Knoblauch, Petersilie und Ei in eine Schüssel geben. Mit Rosmarin, Kümmel, Sambal Oelek, Salz und Pfeffer würzen und zu einem Fleischteig verkneten.

6. Mit angefeuchteten Händen kleine Bällchen aus der Masse formen und flach drücken. Eine beschichtete Pfanne mit dem restlichen Öl bestreichen und erhitzen. Die Frikadellen darin bei mittlerer Hitze von beiden Seiten braun braten. Mit dem Ofengemüse anrichten.

Zutaten

- 1 Zwiebel
- 1 Knoblauchzehe
- 3–4 Stiele glatte Petersilie
- 2 Möhren
- 1 gegarte Rote Bete (vakuumverpackt oder frisch gekocht und geschält)
- 1 TL Olivenöl
- Salz
- Pfeffer
- 100 g Tatar
- 1 Ei
- 1 Prise Rosmarin (gemahlen)
- 1 Prise Kümmel (gemahlen)
- 1 Msp. Sambal Oelek

TIPP

Veggies ersetzen das Tatar einfach durch eine vegetarische Hackfleischalternative.

TAG 24

Frühstück

Porridge mit Physalis

Zutaten

- 1 kleiner Apfel
- 1 Handvoll Physalis
- 150 ml Milch (1,5 % Fett)
- 50 g kernige Haferflocken
- 1 Prise Salz
- 1 TL Rosinen
- Zimtpulver (nach Belieben)

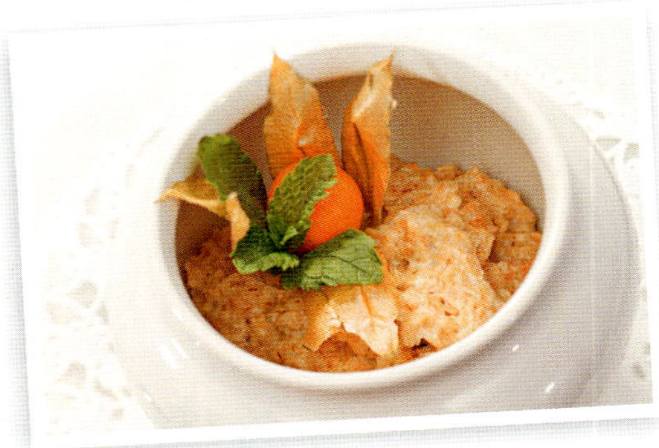

ZUBEREITUNG

1. Apfel waschen, vierteln, vom Kerngehäuse befreien und in feine Stücke schneiden. Physalis aus den Häuten lösen, waschen und halbieren.
2. Milch, Haferflocken und Salz in einem Topf unter ständigem Rühren zum Kochen bringen. Apfel und Rosinen zufügen, zugedeckt bei schwacher Hitze ca. 6 Minuten köcheln lassen.
3. Porridge in eine Schale umfüllen, nach Geschmack mit Zimt bestäuben und mit den Physalis garnieren.

TAG 24

Mittagsmahlzeit

Nizzasalat mit Thunfisch

Zutaten

- 1 Dose Thunfisch im eigenen Saft
- 2 kleine gegarte Pellkartoffeln
- 1 Handvoll Kirschtomaten
- 1 rote Spitzpaprikaschote
- 2 Schalotten
- 1 Artischockenherz (aus der Dose)
- 10 schwarze Oliven (entsteint)
- 3–4 Blätter Salat
- 1 EL Mais (aus der Dose)
- 1 Sardellenfilet (aus dem Glas)
- 1 TL Olivenöl
- 2–3 TL Rotweinessig
- ½ TL Agavendicksaft
- Salz
- Pfeffer aus der Mühle

ZUBEREITUNG

1. Den Thunfisch abtropfen lassen, mit einer Gabel in Stücke zupfen und in eine Schüssel geben. Kartoffeln pellen, in dicke Scheiben schneiden und zufügen.

2. Die Tomaten waschen und vierteln. Spitzpaprika halbieren, putzen, waschen und in feine Streifen schneiden. Schalotten schälen und fein hacken. Alles zum Thunfisch geben.

3. Das Artischockenherz abtropfen lassen und vierteln. Oliven in dünne Scheiben schneiden. Salatblätter waschen, trocken schütteln, putzen und in kleine Stücke zupfen.

4. Alles mit dem abgetropften Mais in die Schüssel geben und gut durchmischen.

5. Für das Dressing das Sardellenfilet abspülen, trocken tupfen und mit einem Messerrücken fein zerdrücken. Mit Olivenöl, Essig, 1 TL Wasser, Agavendicksaft, Salz und Pfeffer in einer kleinen Schüssel mit dem Schneebesen gut verrühren. Unter den Salat mischen, evtl. nochmals abschmecken und genießen.

TAG 24

Abendessen

Möhren-Kürbis-Süppchen

Zutaten

- ½ Hokkaido Kürbis (ca. 300 g)
- 1 Zwiebel
- 2 Möhren
- 1 Orange
- 1 TL Rapsöl
- 250 ml Gemüsebrühe
- Salz
- Pfeffer aus der Mühle
- Currypulver

ZUBEREITUNG

1. Die Kürbiskerne mit einem Löffel entfernen und den Kürbis in kleine Stücke schneiden.

2. Zwiebel schälen und hacken. Die Möhren waschen, putzen, schälen und in kleine Stücke schneiden. Die Orange halbieren und auspressen.

3. Das Öl in einem Topf erhitzen und die Zwiebeln darin glasig dünsten. Kürbis- und Möhrenstücke zufügen und kurz mitdünsten.

4. Orangensaft und Gemüsebrühe dazugießen. Die Suppe zugedeckt ca. 15 Minuten köcheln lassen, dann mit dem Pürierstab oder im Mixer fein pürieren. Mit Salz, Pfeffer und Currypulver abschmecken und genießen.

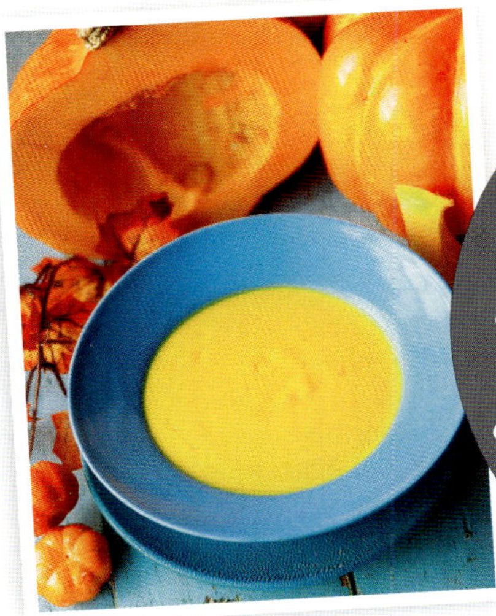

TIPP

Damit du den ganzen Kürbis verbrauchen kannst, empfehle ich dir, die doppelte Portion der Suppe zu kochen und eine davon einzufrieren. So hast du immer einen Vorrat und kannst z. B. auch mal eine andere Mahlzeit damit ersetzen, wenn die Zeit zum Kochen knapp ist.

Advanced Week

WOCHE 4

TAG 25

Frühstück

Omelett mit Tomaten-Mozzarella

Zutaten

- ½ Kugel Mozzarella (62,5 g)
- 4 Kirschtomaten
- 2 Eier
- 2 EL Milch (1,5 %)
- 1 TL Petersilie, fein gehackt
- Salz
- Pfeffer
- 1 TL Olivenöl
- 1 Scheibe Vollkornbrot

ZUBEREITUNG

1. Mozzarella in kleine Stücke schneiden. Tomaten waschen und ebenfalls klein schneiden.
2. Eier in eine Schüssel schlagen. Milch, Petersilie, Salz und Pfeffer dazugeben und gut verquirlen.
3. Öl in einer beschichteten Pfanne erhitzen. Eimasse hineingeben und bis zur gewünschten Konsistenz stocken lassen.
4. Mozzarella und Tomaten zufügen. Zugedeckt weiter garen, bis der Mozzarella schmilzt, und auf die Brotscheibe geben.

TAG 25

Mittagsmahlzeit

Couscous mit Hähnchen

Zutaten

- 4 TL Pinienkerne
- 1 Zwiebel
- 150 g Hähnchenbrustfilet
- 1 TL Rapsöl
- 100 ml Geflügelbrühe
- 50 g Couscous
- 2 EL Rosinen
- Salz
- Currypulver
- 1 Prise Zimt
- 2 Frühlingszwiebeln

TIPP

Das Hähnchenbrustfilet kannst du problemlos durch 150 g Tofu ersetzen.

ZUBEREITUNG

1. Pinienkerne in einer Pfanne ohne Öl anrösten und auf einem Teller zur Seite stellen.

2. Zwiebel schälen und fein würfeln. Hähnchenbrustfilet in mundgerechte Stücke schneiden.

3. Das Öl in einer beschichteten Pfanne erhitzen und das Hähnchenfilet darin bei mittlerer Hitze rundum braun anbraten. Mit Geflügelbrühe ablöschen, kurz aufkochen lassen und vom Herd nehmen.

4. Couscous, Rosinen, Salz, Curry und Zimt untermischen und zugedeckt ca. 10 Minuten quellen lassen.

5. In der Zwischenzeit die Frühlingszwiebeln putzen, waschen und in feine Ringe schneiden. Mit den Pinienkernen unter den Couscous rühren und anrichten.

TAG 25

Abendessen

Rote-Bete-Salat

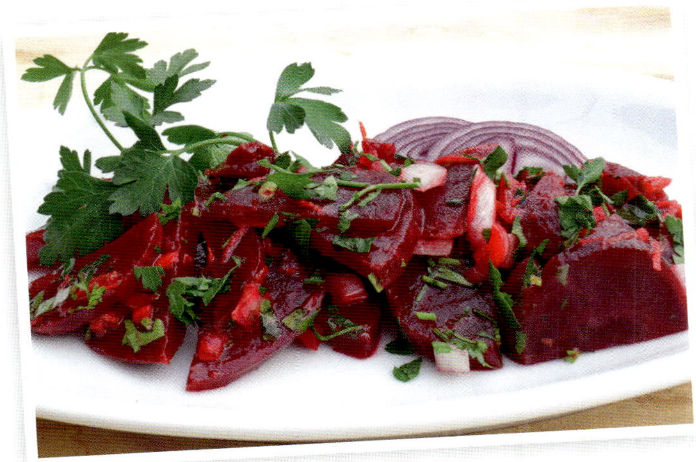

ZUBEREITUNG

1. Rote Bete jeweils halbieren, in Scheiben schneiden und auf einer Platte oder einem großen Teller verteilen.

2. Die Zwiebel schälen und klein würfeln. Petersilie waschen, trocken schütteln, Blätter abzupfen und hacken. Beides zur Roten Bete geben.

3. Öl, Zitronensaft, Salz und Pfeffer in einem verschlossenen Schraubglas schütteln, bis ein cremiges Dressing entsteht. Unter den Salat mischen und genießen.

Zutaten

- 3 gegarte Rote Bete (vakuumverpackt)
- 1 rote Zwiebel
- 2–3 Stiele glatte Petersilie
- 1 TL Rapsöl
- 2 EL Zitronensaft (frisch gepresst)
- Salz
- Pfeffer aus der Mühle

Advanced Week

WOCHE 4

TAG 26

Frühstück

Apfel-Birnen-Müsli mit Nüssen

Zutaten

- 2 EL Haferflocken
- 4 EL Milch (1,5 %)
- 50 g Joghurt (1,5 %)
- 1 Birne
- 1 Apfel
- 1 TL Zitronensaft (frisch gepresst)
- 1 TL Haselnüsse
- 1 TL Cashewkerne
- 1 TL Rosinen
- 1 Prise Zimt

ZUBEREITUNG

1. Die Haferflocken in eine Schale geben. Milch und Joghurt unterrühren.

2. Birne und Apfel waschen, jeweils vierteln und vom Kerngehäuse befreien. Fruchtfleisch in kleine Stückchen schneiden und mit Zitronensaft beträufeln.

3. Haselnüsse und Cashewkerne hacken, mit dem Obst und den Rosinen auf den Joghurt geben. Mit Zimt bestäuben und genießen.

TAG 26

Mittagsmahlzeit

Warmer Nudelsalat

ZUBEREITUNG

1. Die Nudeln nach Packungsanleitung in reichlich kochendem Salzwasser bissfest kochen.

2. Inzwischen die getrockneten Tomaten in feine Streifen schneiden und in heißer Brühe einweichen.

3. Kirschtomaten waschen und in kleine Stücke schneiden. Zucchini waschen, putzen und in dünne Scheiben schneiden.

Zutaten

- 50 g kleine Nudeln (z. B. Farfalle)
- Salz
- 4 getrocknete Tomaten
- 100 ml Gemüsebrühe
- 1 Handvoll Kirschtomaten
- 1 Zucchini
- 1 TL Olivenöl
- Pfeffer aus der Mühle
- 2 TL Balsamico
- 4 TL Tomatensaft
- 1 Msp. Sambal Oelek
- Italienische Kräutermischung (getrocknet oder TK)

4. Die eingeweichten Tomaten durch ein Sieb abgießen, dabei die Flüssigkeit in einer Schüssel auffangen.

5. Das Öl in einer beschichteten Pfanne erhitzen, Zucchini darin unter häufigem Rühren hellbraun dünsten. Mit der aufgefangenen Einweichflüssigkeit ablöschen.

6. Die eingeweichten und die frischen Tomaten zufügen, salzen und pfeffern. Alle restlichen Zutaten dazugeben und das Ganze weiter garen, bis die Zucchini noch etwas Biss haben. Die Nudeln abgießen, abtropfen lassen und sofort mit dem Gemüse mischen.

TAG 26

Abendessen

Paprika-Bohnen-Pfanne

ZUBEREITUNG

1. Pilze putzen, mit Küchenpapier sauber reiben und achteln. Paprikaschote halbieren, putzen, waschen und in mundgerechte Stücke schneiden. Chili putzen, waschen und sehr fein hacken.

2. Öl in einer beschichteten Pfanne erhitzen. Pilze, Paprikaschote und Chili darin bei mittlerer Hitze ca. 3 Minuten andünsten. Salzen.

3. Die Bohnen in einem Sieb unter fließendem Wasser abspülen und abtropfen lassen. Mit Zitronensaft, Oregano und 1 EL Wasser zum Gemüse geben. Alles zugedeckt 5 Minuten schmoren, nochmals abschmecken und anrichten.

Zutaten

- 1 Handvoll kleine Champignons
- 1 gelbe Paprikaschote
- ½ Chilischote (oder mehr)
- 1 TL Olivenöl
- Salz
- 5 EL Kidneybohnen (Dose)
- 1 Spritzer Zitronensaft
- etwas Oregano

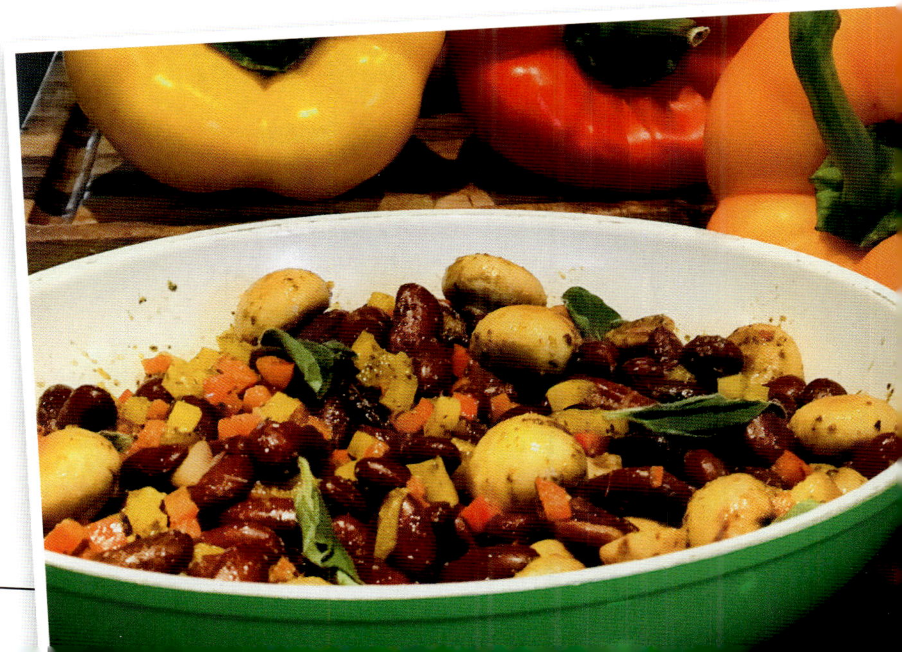

WOCHE 4

TAG 27

Frühstück

Mango-Maracuja-Smoothie

Zutaten

- 1 reife Mango
- 2 Maracujas
- 5 frische Minzeblätter
- 50 ml Orangensaft (frisch gepresst)
- 4 Eiswürfel (nach Belieben)

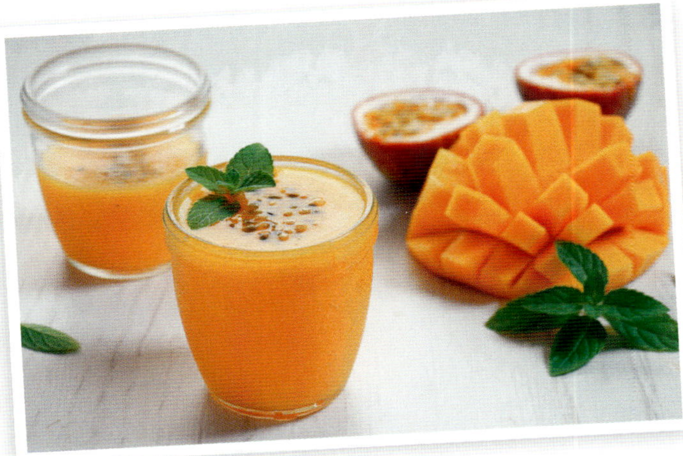

ZUBEREITUNG

1. Die Mango waschen, schälen, das Fruchtfleisch in Scheiben vom Kern schneiden und in den Mixer geben.

2. Die Maracujas halbieren, das Fruchtfleisch mit einem Löffel herauslösen und zur Mango geben.

3. Die Minze waschen, trocken schütteln und mit dem Orangensaft sowie gegebenenfalls Eiswürfeln zufügen. Alles schön cremig mixen und sofort genießen.

TAG 27

Mittagsmahlzeit

Kartoffel-Wirsing-Topf

Zutaten

- 2 mittelgroße Kartoffeln (mehligkochend)
- 350 ml Gemüsebrühe
- 1 Zwiebel
- ½ kleiner Wirsingkohl (ca. 250 g)
- 2 Möhren
- 1 TL Rapsöl
- Salz
- Pfeffer aus der Mühle
- gemischte Kräuter (TK)
- 1 EL Frischkäse (20 %)

ZUBEREITUNG

1. Kartoffeln schälen, waschen, würfeln, mit 300 ml Brühe in einen Topf geben und ca. 15 Minuten weich kochen.

2. Inzwischen die Zwiebel schälen und fein würfeln. Wirsing putzen, waschen und in schmale Streifen schneiden. Möhren waschen, putzen, schälen und in schmale Stifte schneiden.

3. Das Öl in einer großen beschichteten Pfanne erhitzen. Die Zwiebel darin glasig dünsten. Restliches Gemüse zufügen, unter Rühren 1–2 Minuten anbraten und mit der übrigen Brühe ablöschen.

4. Salzen, pfeffern und zugedeckt bei mittlerer Hitze 8–10 Minuten garen. Die Kartoffeln mit dem Pürierstab pürieren. Das Gemüse mit den Kräutern und dem Frischkäse unterrühren. Nochmals abschmecken.

TAG 27

Abendessen

Thunfischfrikadellen mit Gurkensalat

ZUBEREITUNG

1. Thunfisch abtropfen lassen, in eine Schüssel geben und mit einer Gabel zerzupfen. Zwiebel schälen und fein hacken. Champignons putzen und ebenfalls fein hacken.

2. Zwiebeln und Champignons mit Ei, Ajvar, 1 TL Apfelessig, Kapern und Haferflocken zum Thunfisch geben. Mit Paprika, Cayennepfeffer, Salz und Pfeffer würzen und alles gut vermischen.

3. Aus der Thunfischmasse mit angefeuchteten Händen 2–3 kleine Frikadellen formen.

4. Eine beschichtete Pfanne mit Öl bestreichen und erhitzen. Frikadellen darin von beiden Seiten je ca. 3 Minuten braten. Inzwischen Gurken waschen, putzen, schälen und in dünne Scheiben schneiden. Schalotte schälen und fein hacken. Dill waschen, trocken schütteln und sehr fein hacken. Alles in eine kleine Schüssel geben.

5. Agavendicksaft, übrigen Apfelessig, Salz und Pfeffer mit dem Schneebesen gut verrühren. Unter die Gurken mischen und den Salat mit den Frikadellen anrichten.

Zutaten

- 1 Dose Thunfisch im eigenen Saft
- 1 Zwiebel
- 1 Handvoll Champignons
- 1 Ei
- 2 TL Ajvar
- 2 TL Apfelessig
- 1 EL Kapern
- 2 EL Haferflocken
- Paprikapulver
- Cayennepfeffer
- Salz
- Pfeffer aus der Mühle
- 1 TL Rapsöl
- 2 kleine oder 1 große Gurke
- 1 Schalotte
- ½ Bund Dill
- ½ TL Agavendicksaft

TAG 28

Frühstück

Beeren-Milchreis mit Joghurt

Zutaten

- 50 g Milchreis
- 200 ml Milch (1,5 %)
- 150 g Himbeeren oder Beerenmischung (frisch oder TK)
- 1 TL Agavendicksaft
- 150 g Joghurt (1,5 %)
- Zimtpulver (nach Belieben)

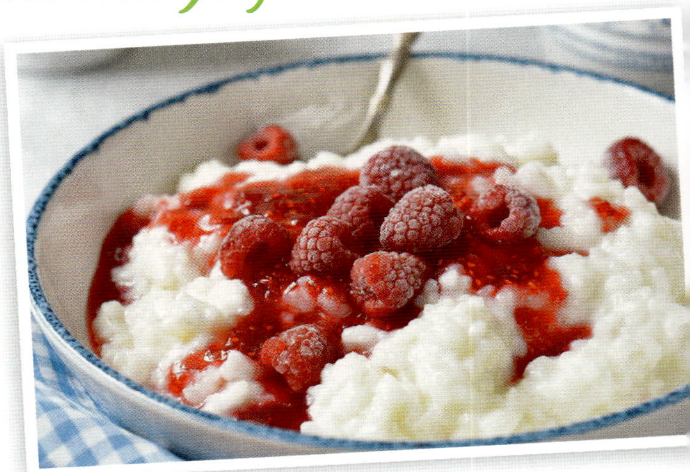

ZUBEREITUNG

1. Den Reis nach Packungsanleitung in der Milch garen. Inzwischen die Hälfte der Beeren mit einem Stabmixer fein pürieren und mit Agavendicksaft süßen.

2. Den Milchreis vom Herd nehmen und etwas abkühlen lassen. Joghurt unter den Milchreis rühren, danach das Beerenpüree untermischen und in einen tiefen Teller geben.

3. Die restlichen Beeren auf dem Milchreis anrichten, nach Belieben mit Zimt bestäuben und genießen.

TAG 28

Mittagsmahlzeit

Sandwich mit Harzer Käse und Radieschen

Zutaten

- 2 Frühlingszwiebeln
- 1 Handvoll Radieschen
- 2 mittelgroße Gewürzgurken
- 60 g Harzer Käse
- 1 TL Senf
- 1 TL Agavendicksaft
- 2 kleine Scheiben Vollkornbrot
- Pfeffer aus der Mühle

ZUBEREITUNG

1. Frühlingszwiebeln und Radieschen waschen, putzen und in feine Scheiben schneiden. Gewürzgurken abtropfen lassen und der Länge nach ebenfalls in dünne Scheiben schneiden. Harzer Käse in Scheiben schneiden.

2. Senf und Agavendicksaft mit dem Schneebesen gut verrühren und die Brotscheiben damit bestreichen.

3. Eine Brotscheibe mit Käse, Frühlingszwiebeln, Radieschen und Gewürzgurken belegen. Pfeffern und die andere Brotscheibe darauf setzen.

TIPP

Wenn du keinen Harzer Käse magst, kannst du auch zu einer anderen fettarmen Käsesorte greifen.

TAG 28

Abendessen

Schaschlik mit Gemüse

ZUBEREITUNG

1. Fleisch in ca. 1 cm kleine Stücke schneiden. Paprikaschoten halbieren, putzen, waschen und in mundgerechte Stücke schneiden. Abwechselnd mit dem Fleisch auf lange Spieße stecken.

2. Die Spieße rundum mit Salz, Pfeffer und Paprika würzen. Das Rapsöl in einer beschichteten Pfanne erhitzen und die Spieße darin ca. 15 Minuten braten. Dabei öfter wenden und danach warm halten.

3. Zucchini, Aubergine und Tomate waschen, putzen und in kleine Würfel schneiden. Zwiebeln schälen und hacken. Olivenöl in einer Pfanne erhitzen und das gesamte Gemüse darin ca. 5 Minuten andünsten.

4. Tomatenmark und Gemüsebrühe unterrühren. Mit Salz, Pfeffer und Paprikapulver würzen. Das Gemüse auf einem großen Teller anrichten, die Spieße dazulegen und genießen.

Zutaten

- ***Für die Spieße:***
- 150 g Rindersteak
- je 1 kleine gelbe, grüne und rote Paprikaschote
- Salz
- Pfeffer aus der Mühle
- Paprikapulver edelsüß
- ½ TL Rapsöl

- ***Für das Gemüse:***
- 1 Zucchini
- 1 Aubergine
- 1 große Tomate
- 2 Zwiebeln
- 1 TL Olivenöl
- 1 TL Tomatenmark
- 1 EL Gemüsebrühe
- Salz
- Pfeffer aus der Mühle
- Paprikapulver edelsüß

- ***Außerdem:***
- Schaschlikspieße

TIPP

Du kannst das Schaschlik auch gut in der Grillpfanne oder auf dem Grill zubereiten.

TAG 29

Frühstück

Brombeer-Frucht-Salat mit Joghurt

Zutaten

- 1 Birne
- 1 Handvoll Weintrauben
- 1 Handvoll Brombeeren
- 2 Pflaumen
- 100 g Joghurt (1,5 %)
- 1 Spritzer Zitronensaft
- 1 TL Agavendicksaft
- 10 Mandelkerne

ZUBEREITUNG

1. Birne waschen, vierteln, vom Kerngehäuse befreien und in feine Streifen schneiden. Weintrauben waschen, halbieren und evtl. entkernen.

2. Brombeeren waschen und auf Küchenpapier abtropfen lassen. Pflaumen waschen, halbieren, entsteinen und je nach Größe vierteln oder achteln.

3. Den Joghurt mit Zitronensaft und Agavendicksaft in einer Schüssel glatt rühren. Die Mandeln fein hacken.

4. Alle Früchte vorsichtig in einer Schale mischen und abwechselnd mit dem Joghurt in ein hohes Glas schichten. Zum Schluss mit gehackten Mandeln bestreuen.

TAG 29

Mittagsmahlzeit

Hähnchenpfanne mit Couscous

ZUBEREITUNG

1. Knoblauch und Zwiebel schälen und sehr fein hacken. Möhren waschen, putzen, schälen und in dünne Scheiben schneiden.

2. Die Paprikaschoten halbieren, putzen, waschen und klein würfeln. Das Hähnchenbrustfilet ebenfalls klein würfeln und im heißen Öl in einer Pfanne unter häufigem Wenden rundum goldbraun anbraten.

Zutaten

- 1 Knoblauchzehe
- 1 Zwiebel
- 2 Möhren
- 1 rote Paprikaschote
- 1 gelbe Paprikaschote
- 150 g Hähnchenbrustfilet
- 1 TL Olivenöl
- 1 TL Sambal Oelek
- 20 g Couscous
- 150 ml Gemüsebrühe
- Salz
- Pfeffer aus der Mühle

3. Knoblauch, Zwiebeln, Möhren, Paprikaschoten und Sambal Oelek untermischen. Alles unter Wenden ca. 5 Minuten leicht schmoren.

4. Couscous dazugeben und kurz andünsten. Mit der Brühe ablöschen und weitere 10–12 Minuten garen. Mit Salz und Pfeffer abschmecken.

TAG 29

Abendessen

Gemüsebrühe

ZUBEREITUNG

1. Die Gemüsebrühe zum Kochen bringen. Kerbel oder Petersilie waschen, trocken schütteln, Blättchen abzupfen, fein hacken und in die Brühe streuen.

Zutaten

- 250 ml Gemüsebrühe
- 1–2 EL Kerbel oder Petersilie

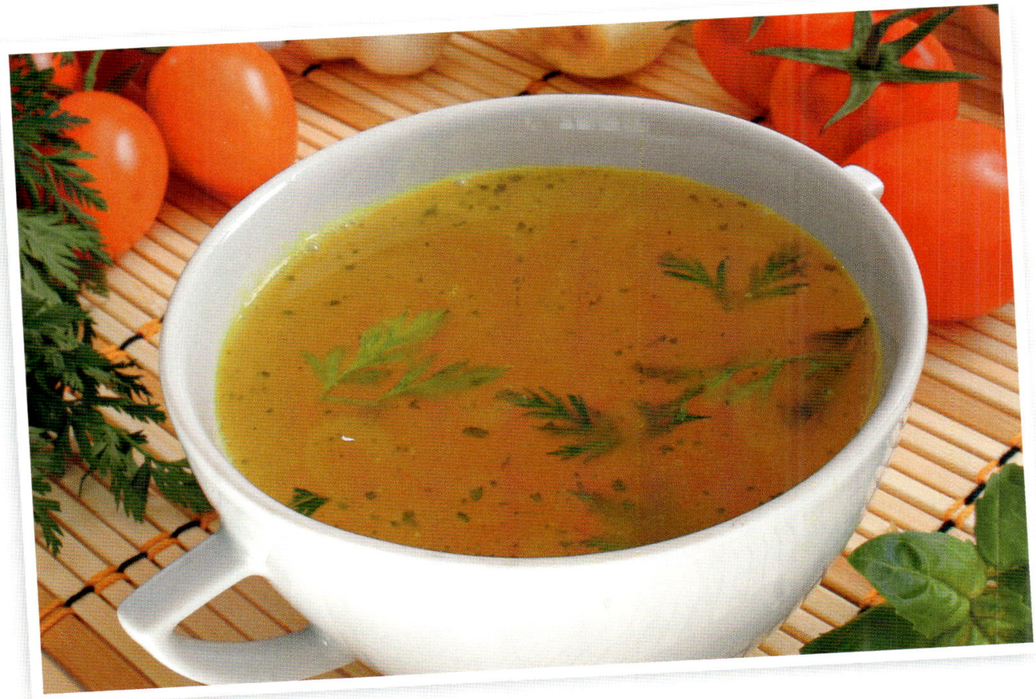

WOCHE 5

TAG 30

Frühstück

Powermüsli

Zutaten

- 2 EL Haferflocken
- 2 EL Haselnüsse (gehackt)
- 2 EL Walnüsse (gemahlen)
- 2 EL Mandeln (gehackt)
- 2 EL Sonnenblumenkerne
- 1 Prise Zimtpulver
- 1 TL Agavendicksaft
- 4 getrocknete Datteln
- 4 EL Joghurt (1,5 %)
- 2 EL Milch (1,5 %)

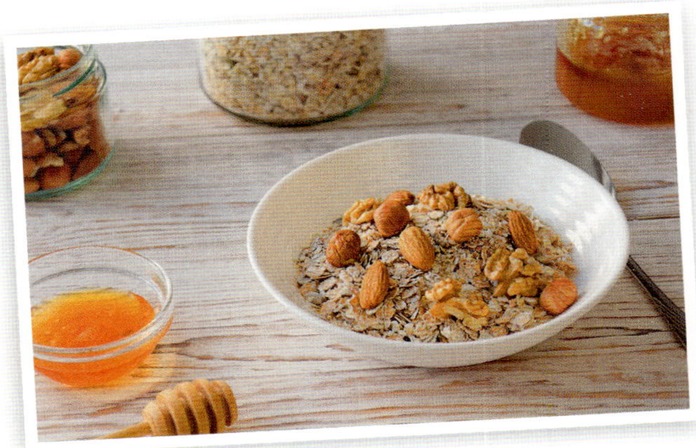

ZUBEREITUNG

1. Haferflocken mit Nüssen und Zimt ohne Fettzugabe in einer beschichteten Pfanne anrösten. Dabei öfter wenden und aufpassen, dass nichts verbrennt.
2. Den Agavendicksaft gut untermischen und alles weiter rösten, bis er karamellisiert. In eine Schale umfüllen und abkühlen lassen.
3. Datteln entkernen, in kleine Stücke schneiden und zur Haferflocken-Nuss-Mischung geben. Joghurt und Milch zufügen und genießen.

TAG 30

Mittagsmahlzeit

Folienkartoffel mit Schnittlauchdip

Zutaten

- 1 große Kartoffel (200 g)
- 150 g Joghurt (1,5 % Fett)
- 50 g Magerquark
- 1 Bund Schnittlauch
- ½ TL Senf
- Salz
- Pfeffer aus der Mühle
- 1 Handvoll Radieschen

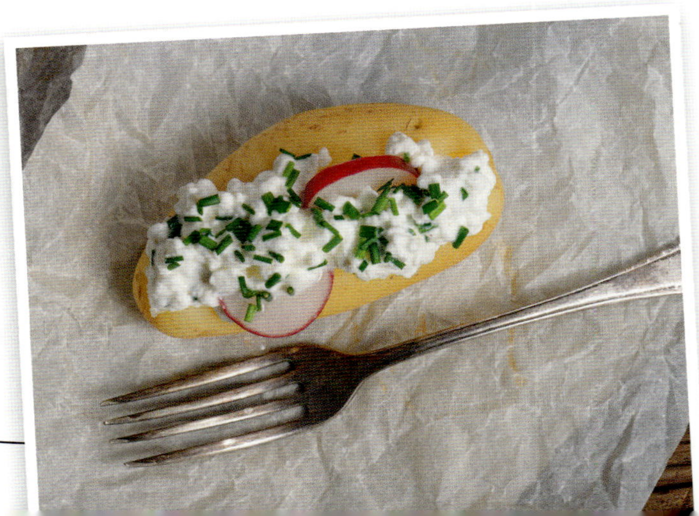

ZUBEREITUNG

1. Den Backofen auf 180° C (Umluft: 160° C, Gas: Stufe 2–3) vorheizen. Die Kartoffel gründlich waschen, in Alufolie wickeln und im Backofen ca. 1 Stunde garen.

2. Inzwischen den Schnittlauch waschen, trocken schütteln und in kleine Röllchen schneiden. Mit Joghurt, Quark und Senf in einer Schüssel glatt rühren. Salzen, pfeffern und ziehen lassen.

3. Die Radieschen waschen, putzen und 1 Radieschen in Scheiben schneiden. Kartoffel aus der Folie wickeln, pellen und (mit oder ohne Alufolie) auf einen Teller legen.

4. In der Mitte einschneiden, mit Schnittlauchdip und Radieschenscheiben füllen. Übrigen Dip und restliche Radieschen dazu essen.

TAG 30

Abendessen

Champignon-Süppchen

ZUBEREITUNG

1. Champignons putzen und in dünne Scheiben schneiden. Frühlingszwiebel putzen, waschen und fein hacken. Kartoffel schälen, waschen und würfeln.

2. Öl in einem Topf erhitzen. Kartoffeln und Zwiebeln darin 2–3 Minuten andünsten. Pilze zufügen und 2–3 Minuten mitbraten.

3. Brühe und Milch dazugießen und alles gut verrühren. Salzen, pfeffern und die Suppe ca. 10 Minuten kochen. Mit dem Pürierstab oder im Mixer pürieren und heiß genießen.

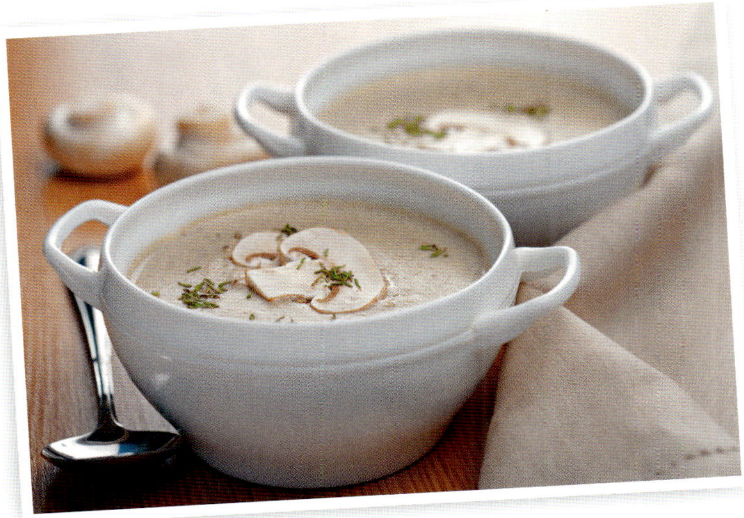

Zutaten

- 150 g Champignons
- 2 Frühlingszwiebel
- 2 mittelgroße Kartoffeln
- 1 TL Rapsöl
- 250 ml Gemüsebrühe
- 6 EL Milch (1,5 %)
- Salz
- Pfeffer aus der Mühle

TAG 31

Frühstück

Orangen-Karotten-Smoothie

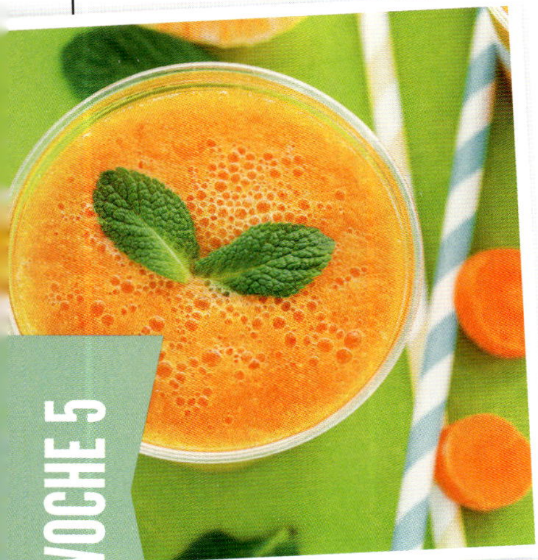

WOCHE 5

Zutaten

- 1 Handvoll Mango-Fruchtfleisch (TK)
- 1 Möhre
- 2 Mandarinen oder 1 Orange
- 1 kleine Banane
- 1 cm Ingwer
- 1 Spritzer Zitronensaft
- ½ TL Kurkuma
- 1 Prise Zimt
- 50 ml Mandelmilch (oder fettarme Milch)

ZUBEREITUNG

1. Mango-Fruchtfleisch auftauen lassen. Die Möhre waschen, putzen, schälen und in grobe Stücke schneiden.

2. Mandarinen oder Orange schälen und ebenfalls grob zerkleinern. Banane schälen und vierteln.

3. Ingwer schälen und halbieren. Mit dem Obst, der Möhre, dem Zitronensaft, Kurkuma, Zimt, Milch sowie 100 ml Wasser im Mixer gründlich pürieren.

TAG 31

Mittagsmahlzeit

Couscous-Salat mit Joghurt-Minz-Soße

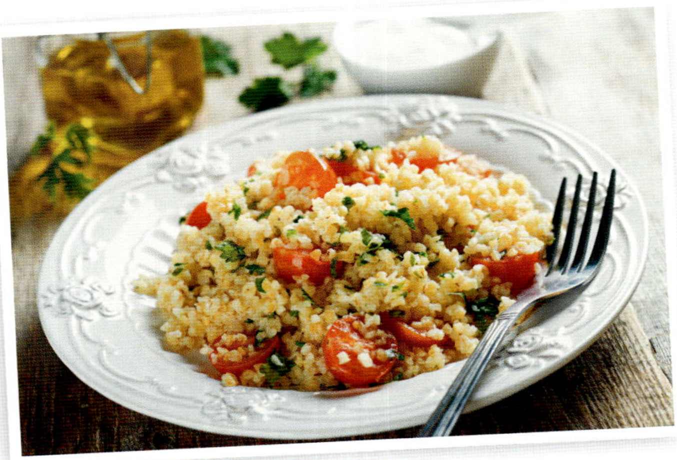

Zutaten

- 75 g Couscous
- 10 grüne Oliven (ohne Stein)
- 5 kleine Cocktailtomaten
- 1 Stange Staudensellerie
- 1 TL Olivenöl
- 1 Spritzer Zitronensaft
- Salz
- Pfeffer aus der Mühle
- 1 Msp. Kreuzkümmel
- 1 Handvoll frische Minzeblätter
- 50 g Joghurt (1,5 %)

ZUBEREITUNG

1. Den Couscous in eine Schüssel geben und mit 100 ml kochendem Wasser übergießen. Zugedeckt nach Packungsanleitung quellen lassen.

2. Inzwischen die Oliven in Scheiben schneiden. Tomaten waschen und halbieren. Sellerie waschen, putzen und in dünne Scheiben schneiden.

3. Alles mit Öl, Zitronensaft und Gewürzen unter den Couscous mischen. Etwa 20–30 Minuten ziehen lassen.

4. Die Minze waschen, trocken schütteln und sehr fein hacken. 2/3 davon mit dem Joghurt verrühren, salzen und pfeffern. Restliche Minze unter den Couscous heben. Couscous-Salat nochmals abschmecken. Den Joghurt dazu essen.

TAG 31

Abendessen

Hackbällchen mit Schmorgurken

ZUBEREITUNG

1. Zwiebeln schälen und fein würfeln. Schmorgurken putzen, schälen und jeweils längs halbieren. Das Innere mit einem Löffel herauslösen und die Gurken in etwas dickere Scheiben schneiden.

2. Die Hälfte der Zwiebeln mit Rinderhack, Haferflocken, Salz und Pfeffer zu einem geschmeidigen Teig verarbeiten. Mit angefeuchteten Händen Bällchen daraus formen.

3. Öl in einer beschichteten Pfanne erhitzen, die restliche Zwiebel darin glasig dünsten. Die Schmorgurken dazugeben und kurz mitdünsten. Mit Essig ablöschen und die Gurken aus der Pfanne nehmen.

4. Milch und Gemüsebrühe in der Pfanne verrühren, Fleischbällchen vorsichtig hineinlegen und ca. 10 Minuten garen.

5. Die Schmorgurken wieder zufügen und alles ca. 10 Minuten bei mittlerer Hitze weiter köcheln lassen. Auf einem Teller anrichten und nach Belieben mit Dill bestreuen.

Zutaten

- 2 Zwiebeln
- 3 Schmorgurken
- 150 g Rinderhackfleisch
- 1 EL Haferflocken
- Salz
- Pfeffer aus der Mühle
- 1 TL Rapsöl
- 1 EL Essig
- 2 EL Milch (1,5 %)
- 100 ml Gemüsebrühe
- etwas Dill (nach Belieben)

TIPP

Die Schmorgurke eignet sich zwar nicht zum Rohessen dafür schmeckt sie gegart umso besser. Außerhalb der Saison kannst du sie notfalls aber auch mit Salatgurke ersetzen.

Advanced Week

TAG 32

Frühstück

Frischkäsebrot mit Kresse

ZUBEREITUNG

1. Den Frischkäse mit der Milch cremig rühren. Mit Salz und Pfeffer abschmecken.

2. Die Brotscheibe mit dem Frischkäse bestreichen, reichlich Kresse darüber geben und genießen.

Zutaten

- 3 EL Frischkäse (20 %)
- 2 TL Milch (1,5 %)
- Salz
- Pfeffer aus der Mühle
- 1 Scheibe Vollkornbrot
- frische Kresse (so viel du magst)

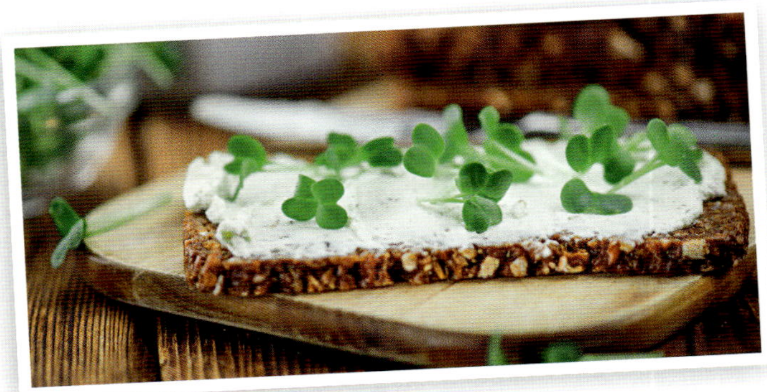

TAG 32

Mittagsmahlzeit

Nudeln mit grünem Gemüse

Zutaten

- 40 g Vollkornnudeln (z. B. Fusilli)
- Salz
- 200 g Rosenkohl
- 1 kleine Zucchini
- 1 TL Olivenöl
- 70 ml Gemüsebrühe (evtl. mehr)
- 1 Handvoll Erbsen (TK)
- Pfeffer aus der Mühle
- 1 EL Parmesankäse (frisch gerieben)

ZUBEREITUNG

1. Die Nudeln nach Packungsanleitung in reichlich Salzwasser bissfest garen.

2. Inzwischen Rosenkohl putzen, waschen und halbieren. Zucchini waschen, putzen und in Stifte schneiden.

3. Das Öl in einer großen beschichteten Pfanne erhitzen. Rosenkohl unter ständigem Umrühren leicht darin anbraten. Gemüsebrühe dazugießen und den Rosenkohl unter häufigem Rühren bissfest dünsten.

4. Zucchini und Erbsen zufügen und alles weitere 5 Minuten garen. Evtl. noch mehr Gemüsebrühe dazugeben. Das Gemüse salzen und pfeffern. Nudeln abgießen, abtropfen lassen, mit dem Gemüse mischen und mit Parmesan bestreuen.

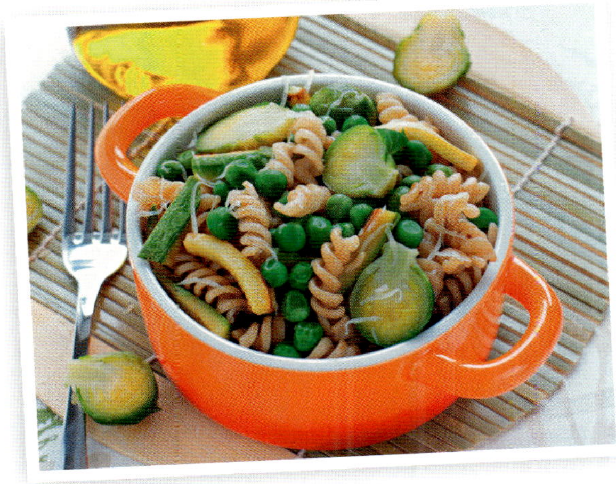

TAG 32

Abendessen

Avocado-Tomaten-Salat

ZUBEREITUNG

1. Die Tomaten waschen und halbieren. Blattsalate waschen, trocken schleudern und in mundgerechte Stücke zupfen.

2. Avocado halbieren, entkernen, schälen und in schmale, dünne Scheiben schneiden. Auf einem großen Teller anrichten und mit 1 TL Zitronensaft beträufeln, damit sie sich nicht verfärben.

3. Restlichen Zitronensaft mit Öl, Joghurt, Salz, Pfeffer und Sesam in einer Schüssel mit einem Schneebesen gut verrühren. Blattsalate und Tomaten untermischen. Auf der Avocado verteilen und servieren.

Zutaten

- 4 kleine Tomaten
- 2 Handvoll verschiedene Blattsalate
- 1 reife Avocado
- 2 TL Zitronensaft (frisch gepresst)
- 1 TL Rapsöl
- 2 EL Joghurt (1,5 %)
- Salz
- Pfeffer
- 1 TL Sesamsamen

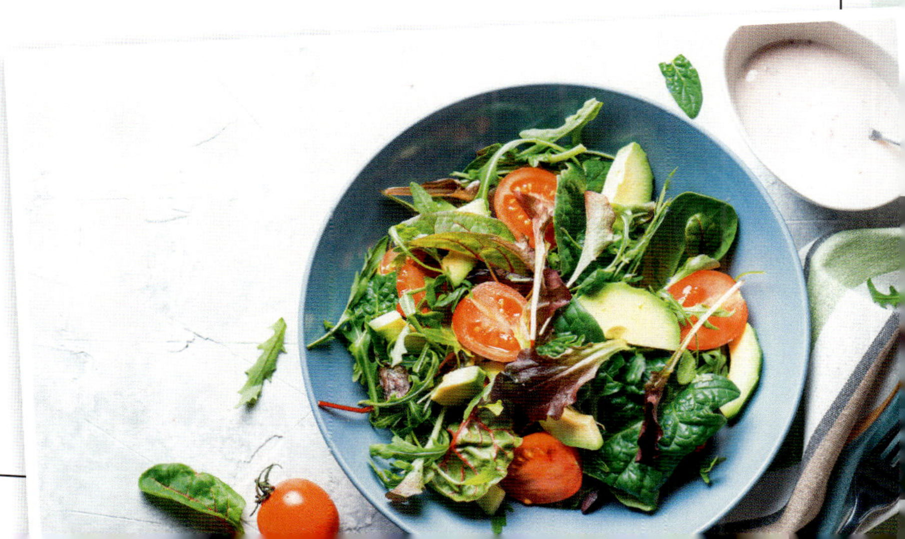

WOCHE 5

TAG 33

Frühstück

Pfirsich-Maracuja-Smoothie

Zutaten

- 2 sehr reife Pfirsiche
- 1 Maracuja
- 3 EL Orangensaft (frisch gepresst)
- 2 EL Joghurt (1,5 %)
- 5 Mandelkerne
- 1 Stiel Minze

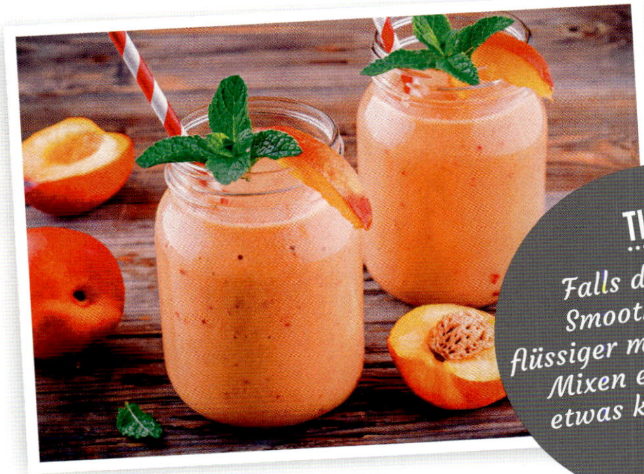

TIPP

Falls du deinen Smoothie etwas flüssiger magst, gib beim Mixen einfach noch etwas kaltes Wasser dazu.

ZUBEREITUNG

1. Die Pfirsiche waschen, halbieren, entsteinen, grob zerkleinern und in den Mixer geben. Maracuja halbieren und das Fruchtfleisch zum Pfirsich löffeln.
2. Orangensaft, Joghurt und Mandelkerne zufügen. Alles auf höchster Stufe cremig mixen. Smoothie in ein Glas gießen, mit Minze garnieren und genießen.

TAG 33

Mittagsmahlzeit

Lachs-Forellen-Creme auf Pumpernickel

Zutaten

- 1 Schalotte
- 70 g Räucherlachs
- 70 g Räucherforellenfilet
- 1 TL Zitronensaft (frisch gepresst)
- 1 TL Frischkäse (20 %)
- Salz
- Pfeffer
- 3 kleine Scheiben Pumpernickel
- etwas frischer Dill

ZUBEREITUNG

1. Die Schalotte schälen und sehr fein würfeln. Lachs- und Forellenfilet klein schneiden. Alles in ein hohes Gefäß geben.

2. Zitronensaft und Frischkäse zufügen und alles mit dem Pürierstab fein zerkleinern.

3. Mit Salz und Pfeffer abschmecken und auf dem Brot verteilen. Zum Schluss mit Dill garnieren.

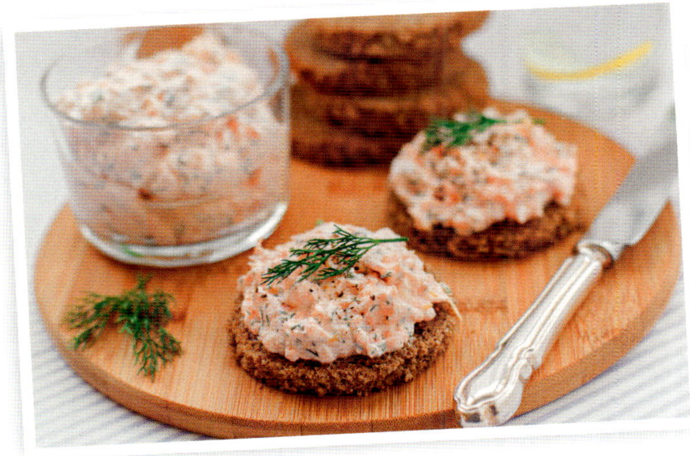

TAG 33

Abendessen

Hähnchenschnitzel mit Bohnengemüse

Zutaten

- 1 Knoblauchzehe
- 1 TL Rapsöl
- Salz
- bunter Pfeffer aus der Mühle
- ½ TL Paprikapulver (edelsüß)
- 1 Hähnchenschnitzel (150 g)
- 2 Handvoll grüne Bohnen
- 1–2 Tomaten
- 2–3 Radieschen
- 50 ml Gemüsebrühe

ZUBEREITUNG

1. Knoblauch schälen und in eine Schale pressen. Öl, Salz, Pfeffer, Paprikapulver sowie 1 EL Wasser zufügen und verrühren. Das Schnitzel damit bestreichen und mindestens 30 Minuten ziehen lassen.

2. Die Bohnen waschen, putzen und in kochendem Salzwasser 5 Minuten garen. Abgießen und beiseite stellen.

3. Tomaten waschen, vierteln und auf einen Teller geben. Radieschen waschen, putzen, nach Belieben halbieren oder vierteln und dazugeben.

4. Eine Grillpfanne ohne Öl erhitzen. Das Schnitzel darin von jeder Seite ca. 4 Minuten garen und auf den Teller legen.

5. Die Gemüsebrühe in der Pfanne aufkochen, gegarte Bohnen dazugeben und 2–3 Minuten garen. Zum Schnitzel geben und genießen.

TAG 34

Frühstück

Lachssandwich mit Tomate und Gurke

Zutaten

- 2 kleine Tomaten
- ½ kleine Bio-Salatgurke
- 2 Salatblätter
- 1 Stiel glatte Petersilie
- 2 kleine Scheiben Vollkornbrot
- 1 EL Frischkäse (20 %)
- Salz
- Pfeffer aus der Mühle
- 60 g Räucherlachs

ZUBEREITUNG

1. Tomaten waschen und in Scheiben schneiden. Die Gurke waschen, putzen und ebenfalls in Scheiben schneiden. Salatblätter und Petersilie waschen, trocken schütteln und zerzupfen.

2. Brotscheiben mit Frischkäse bestreichen, salzen und pfeffern. Eine Brotscheibe mit Salatblättern, Lachs, Tomaten, Gurke und Petersilie belegen und die zweite Scheibe darüber legen.

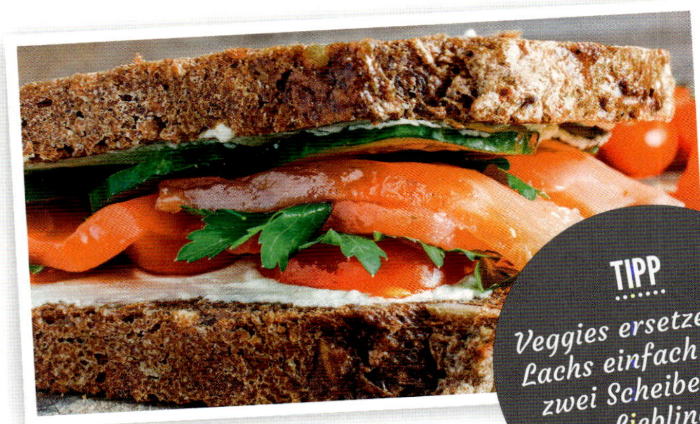

TIPP

Veggies ersetzen den Lachs einfach durch zwei Scheiben von ihrem Lieblingskäse.

WOCHE 5

TAG 34

Mittagsmahlzeit

Senfeier mit Salzkartoffeln

Zutaten

- 2 mittelgroße Kartoffeln
- 2 Eier
- 1 kleine Gurke
- 1 Möhre
- 5 EL Gemüsebrühe
- 1 TL Weißweinessig
- Salz
- Pfeffer
- etwas Petersilie (gehackt)
- 1 TL Öl
- 1 TL Mehl
- 70 ml Milch (1,5 %)
- 1 EL mittelscharfer Senf

ZUBEREITUNG

1. Kartoffeln schälen, waschen, halbieren und in einen Topf geben. Mit Salzwasser knapp bedecken und zugedeckt 15–20 Minuten kochen. Die Eier in einem weiteren Topf hart kochen.

2. Gurke waschen, putzen, schälen und in Scheiben schneiden. Möhre waschen, putzen und fein raspeln. Beides in eine Schüssel geben.

3. Von der Gemüsebrühe 3 EL abnehmen. Mit Essig, Salz, Pfeffer und Petersilie zu einem Dressing verrühren. Unter den Salat mischen. Die Eier unter kaltem Wasser abschrecken und pellen.

4. Öl in einem Topf erhitzen, das Mehl mit dem Schneebesen einrühren und darin anschwitzen. Unter ständigem Rühren die übrige Gemüsebrühe und die Milch dazugießen. Den Senf unterrühren, mit Salz und Pfeffer abschmecken. Die Eier halbieren und kurz in der Senfsoße erhitzen.

5. Die Kartoffeln abgießen und etwas abdämpfen lassen. Mit den Eiern und der Senfsoße anrichten, den Salat dazu essen.

TAG 34

Abendessen

Fruchtige Tomatensuppe

Zutaten

- 1 Zwiebel
- 1 TL Rapsöl
- 70 ml Gemüsebrühe
- 200 g passierte Tomaten
- 3 EL Orangensaft (frisch gepresst)
- etwas Cayennepfeffer
- Salz
- 1 TL Frischkäse (20 %)
- ein paar Basilikumblätter

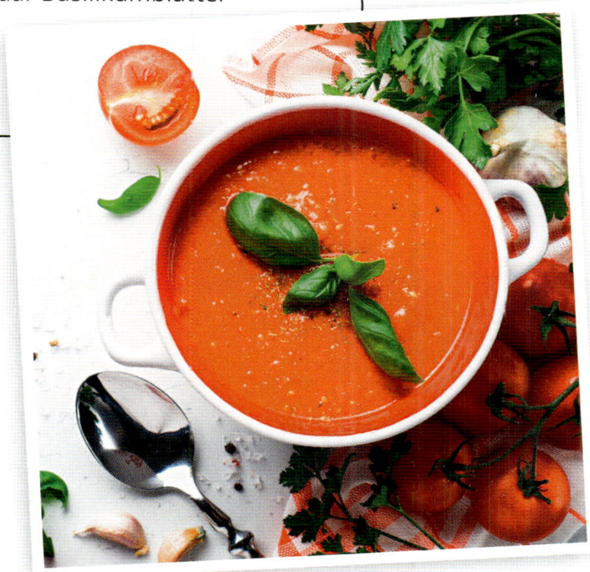

ZUBEREITUNG

1. Die Zwiebel schälen und fein würfeln. Öl in einem Topf erhitzen, Zwiebel darin glasig dünsten. Gemüsebrühe und passierte Tomaten unterrühren und kurz aufkochen.

2. Orangensaft zufügen. Mit Cayennepfeffer und Salz pikant abschmecken. Den Frischkäse dazugeben und die Suppe mit dem Pürierstab oder im Mixer pürieren. Mit dem Basilikum garnieren.

Advanced Week

TAG 35

Frühstück

Bananen-Milchshake mit Zimt

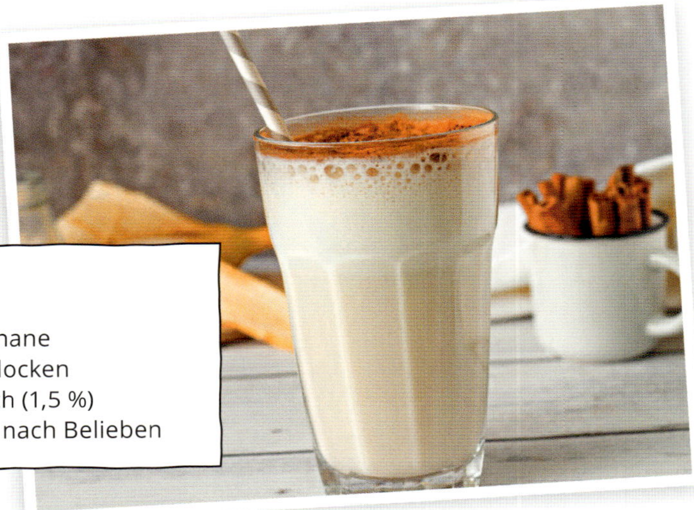

ZUBEREITUNG

1. Die Banane schälen, in grobe Stücke teilen und in den Mixer geben.
2. Haferflocken und Milch dazugeben und alles kräftig mixen, bis der Milchshake schön cremig ist.
3. In ein hohes Glas füllen und dick mit Zimt bestäuben.

Zutaten

- 1 große Banane
- 2 EL Haferflocken
- 200 ml Milch (1,5 %)
- Zimtpulver nach Belieben

TAG 35

Mittagsmahlzeit

Warmer Couscoussalat mit Minze und Basilikum

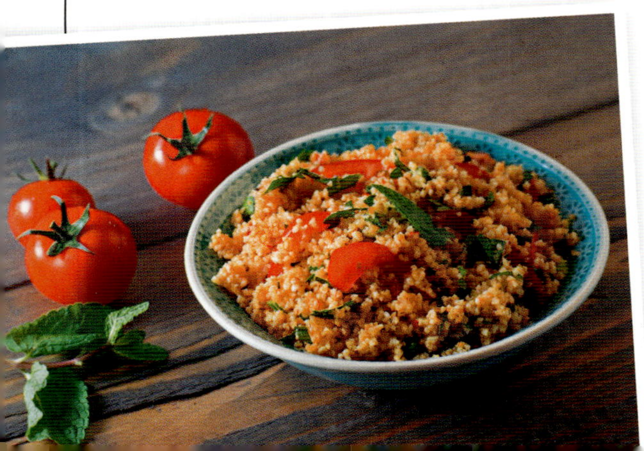

Zutaten

- 2 Schalotten
- 4 Kirschtomaten
- 1 TL Olivenöl
- 1 TL Tomatenmark
- 50 g Couscous
- 100 ml Gemüsebrühe
- 1 Msp. Chiliflocken
- Salz
- je 1 kleine Handvoll Minze- und Basilikumblätter
- 1 TL Zitronensaft (frisch gepresst)
- Pfeffer

ZUBEREITUNG

1. Schalotten schälen und fein würfeln. Tomaten waschen und in sehr kleine Würfel schneiden. Öl in einem Topf erhitzen und Schalotten darin glasig dünsten.

2. Tomatenmark dazugeben und kurz anbraten. Couscous unterrühren und mit Gemüsebrühe ablöschen. Chiliflocken dazugeben, salzen und zugedeckt bei schwacher Hitze quellen lassen.

3. Minze und Basilikum waschen, trocken schütteln und sehr fein schneiden. Mit Zitronensaft und Tomaten unter den Couscous mischen. Mit Salz und Pfeffer nochmals abschmecken und lauwarm genießen.

TAG 35

Abendessen

Möhrensuppe mit Kichererbsen

Zutaten

- 1 Zwiebel
- 1 Knoblauchzehe
- 2 Möhren
- 1 Dose Kichererbsen (265 g Abtropfgewicht)
- 1 TL Olivenöl
- Salz
- Pfeffer
- 1 Msp. Chiliflocken
- ½ TL Kreuzkümmel
- 200 ml Gemüsebrühe
- 1 EL Zitronensaft (frisch gepresst)
- 1 EL fein gehackte Petersilie

ZUBEREITUNG

1. Zwiebel und Knoblauch schälen und fein hacken. Möhren waschen, putzen und fein würfeln. Kichererbsen in ein Sieb gießen, mit Wasser gut abspülen und abtropfen lassen.

2. Öl in einem Topf erhitzen. Alle vorbereiteten Zutaten darin andünsten. Mit Salz, Pfeffer, Chiliflocken und Kreuzkümmel würzen.

3. Die Gemüsebrühe dazugießen und alles zugedeckt ca. 10 Minuten köcheln lassen. Dann die Kichererbsen mit einer Schaumkelle herausnehmen und die übrige Suppe mit dem Pürierstab cremig pürieren.

4. Kichererbsen wieder zufügen. Den Zitronensaft unterrühren, evtl. nachwürzen und mit der Petersilie garnieren.

Deine Rezepte für Woche 6

TAG 36

Frühstück

Pfirsich-Quark

Zutaten

- 75 g Magerquark
- 75 ml Milch (1,5 % Fett)
- 1 TL Agavendicksaft
- 2 reife Pfirsiche

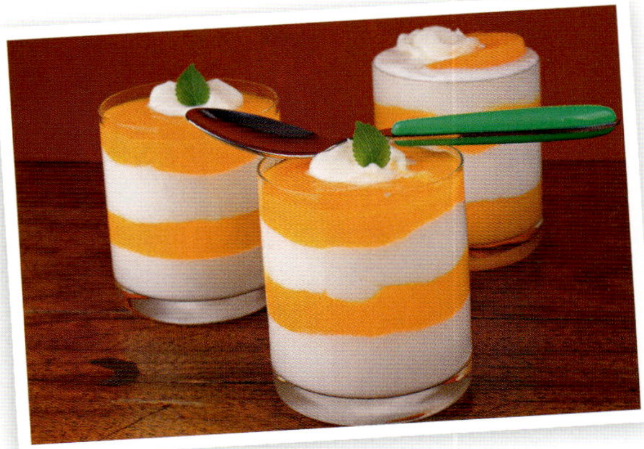

ZUBEREITUNG

1. In einer Schüssel Quark, Milch und Agavendicksaft mit einem Schneebesen gründlich verrühren.
2. Pfirsiche waschen, halbieren, entsteinen und im Mixer oder mit dem Pürierstab pürieren. Mit dem Quark in ein hohes Glas schichten.

TAG 36

Mittagsmahlzeit

Weißkohl-Hack-Eintopf

Zutaten

- 500 g Weißkohl
- 2 Möhren
- 2 mittelgroße Kartoffeln
- 2 Zwiebeln
- 1 TL Rapsöl
- 200 ml Gemüsebrühe
- 150 g mageres Rinderhack (oder Tatar)
- Salz
- Pfeffer aus der Mühle
- 1 EL frisch gehackte Petersilie

ZUBEREITUNG

1. Kohl waschen, putzen, vierteln, vom Strunk befreien und in Streifen schneiden. Möhren waschen, putzen, schälen und in Scheiben schneiden.

2. Kartoffeln schälen, waschen und klein würfeln. Zwiebeln schälen und hacken.

3. ½ TL Öl in einem Topf erhitzen und die Hälfte der Zwiebeln darin glasig dünsten. Mit der Brühe ablöschen.

4. Weißkohl, Kartoffeln und Möhren in den Topf geben. Alles zugedeckt bei mittlerer Hitze 15–20 Minuten garen.

5. In der Zwischenzeit das übrige Öl in einer beschichteten Pfanne erhitzen und den Rest der Zwiebeln darin andünsten. Hackfleisch dazugeben. Salzen, pfeffern und kräftig anbraten. Dann zum Eintopf geben, gut durchmischen und mit Petersilie bestreuen.

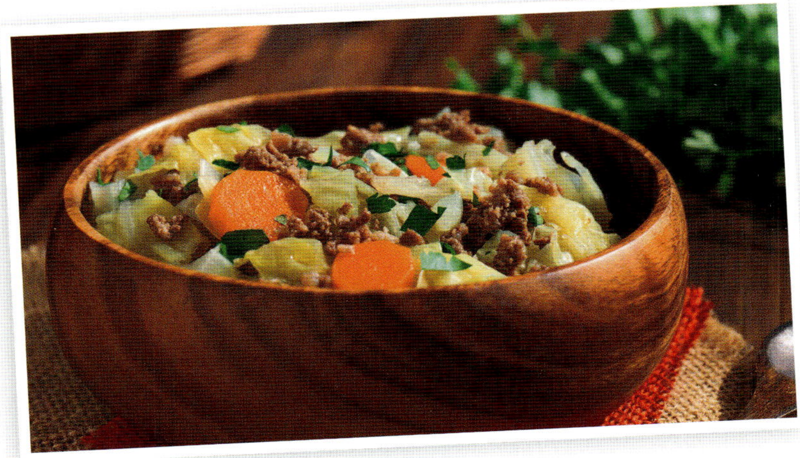

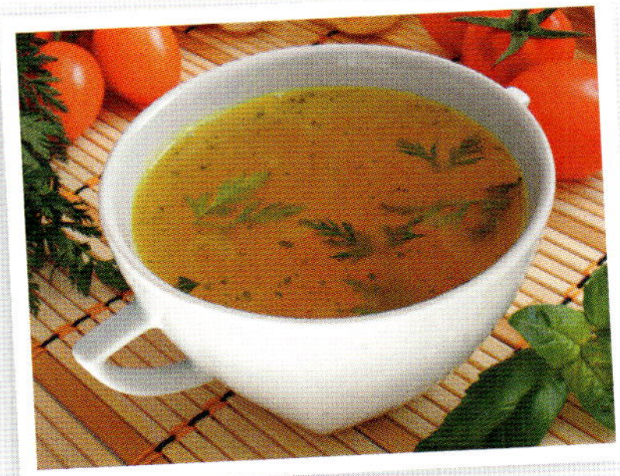

TAG 36

Abendessen

Gemüsebrühe

ZUBEREITUNG

1. Die Gemüsebrühe zum Kochen bringen. Kerbel oder Petersilie waschen, trocken schütteln, Blättchen abzupfen, fein hacken und in die Brühe streuen.

Zutaten

- 250 ml Gemüsebrühe
- 1–2 EL Kerbel oder Petersilie

Booster Week

TAG 37

Frühstück

Buntes Rührei mit Brötchen

Zutaten

- 2 Eier
- 2 EL Milch (1,5 %)
- Salz
- Pfeffer aus der Mühle
- 1 kleine Zucchini
- 1 rote Spitzpaprika
- 1 Tomate
- 1 Schalotte
- 1 TL Olivenöl
- 1 Vollkorn-Dinkelbrötchen

ZUBEREITUNG

1. Eier, Milch, Salz und Pfeffer verquirlen.
2. Zucchini, Paprika und Tomate waschen, putzen und klein würfeln. Schalotte schälen und hacken.
3. Das Öl in einer Pfanne erhitzen und das Gemüse darin kurz anbraten. Verquirlte Eier zufügen und unter mehrmaligem Wenden stocken lassen. Das Brötchen dazu essen.

TAG 37

Mittagsmahlzeit

Fischfilet auf Gemüsebett

Zutaten

- 50 g Basmatireis
- Salz
- 1 Zwiebel
- 2 Zucchini
- 1 TL Öl
- 1 Handvoll Cocktailtomaten
- 1 Lorbeerblatt
- etwas Basilikum, Thymian, Oregano
- Pfeffer
- 200 g Fischfilet (z. B. Kabeljau oder Seelachs; frisch oder TK)
- 1 TL Zitronensaft (frisch gepresst)

ZUBEREITUNG

1. Den Reis nach Packungsanleitung in leicht gesalzenem Wasser garen. In der Zwischenzeit die Zwiebel schälen und fein hacken. Zucchini waschen, putzen und klein würfeln.

2. In einem Topf ½ TL Öl erhitzen, die Zwiebel darin glasig dünsten. Zucchini zufügen und 1–2 Minuten mitdünsten. Tomaten waschen, vierteln und in den Topf geben.

3. Lorbeerblatt und Kräuter zufügen. Salzen, pfeffern und alles ohne Deckel etwas einkochen lassen.

4. Fischfilet im übrigem Öl in einer beschichteten Pfanne anbraten. Mit Zitronensaft und Salz würzen. Auf dem Gemüse anrichten und den Reis dazu essen.

TAG 37

Abendessen

Bunte Gemüsesticks mit Schafskäse-Dip

Zutaten

- 1 gelbe Paprikaschote
- 2 große Möhren
- ½ Salatgurke
- 1 Kohlrabi
- 4 Stangen Staudensellerie
- 50 g Schafskäse
- 3 EL Joghurt (1,5 %)
- 1 Knoblauchzehe
- je ½ Bund Petersilie und Dill)
- Salz
- Pfeffer

ZUBEREITUNG

1. Das Gemüse waschen, putzen, gegebenenfalls schälen und jeweils in fingerdicke Stifte schneiden.

2. Schafskäse und Joghurt in ein Gefäß geben und mit dem Pürierstab zu einer cremigen Masse verarbeiten. Den Knoblauch schälen und durch die Knoblauchpresse dazu pressen.

3. Die Kräuter waschen, trocken schütteln, fein hacken und unterrühren. Mit Salz, Pfeffer und den übrigen Gewürzen abschmecken und zu den Gemüsesticks essen.

TIPP

Da das Prinzip »Gemüse all you can eat« gilt, ist die oben angegebene Gemüsemenge nur ein Anhaltspunkt. Du kannst also je nach Hunger und Appetit auch mehr davon zubereiten.

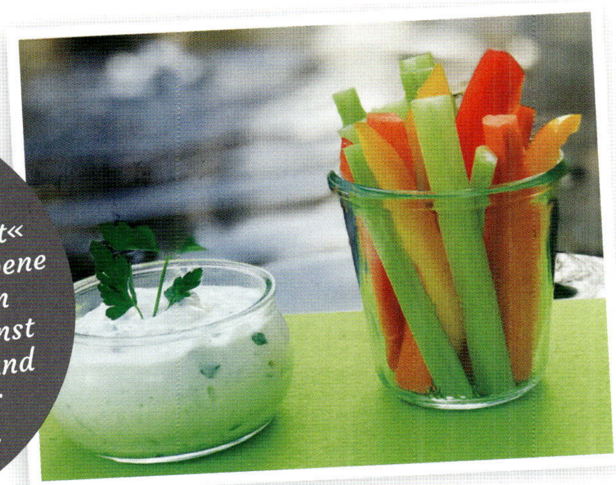

Booster Week

TAG 38

Frühstück

Apfel-Mandel-Smoothie mit Zimt

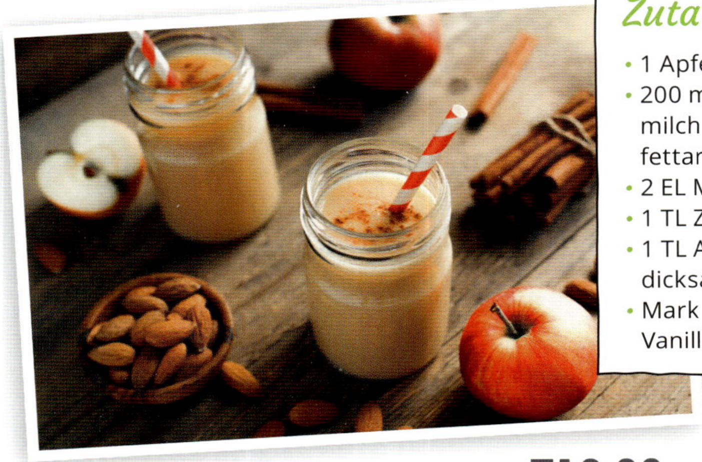

Zutaten

- 1 Apfel
- 200 ml Mandelmilch (oder fettarme Milch)
- 2 EL Mandeln
- 1 TL Zimtpulver
- 1 TL Agavendicksaft
- Mark von ¼ Vanilleschote

ZUBEREITUNG

1. Den Apfel waschen, vierteln, vom Kerngehäuse befreien und grob würfeln.
2. Mit den restlichen Zutaten im Mixer fein pürieren.

TAG 38

Mittagsmahlzeit

Veggie-Lasagne

Zutaten

- 2 Tomaten
- 1 Aubergine
- 1 Handvoll Champignons
- 1 Schalotte
- 1 TL Olivenöl
- 2 TL Mehl
- 50 ml Milch (1,5 %)
- 150 ml Gemüsebrühe
- Salz
- Pfeffer aus der Mühle
- 1 Prise Muskatnuss
- 6 Lasagneblätter (ohne Vorkochen)
- 2 EL Parmesan (frisch gerieben)
- Basilikum nach Belieben

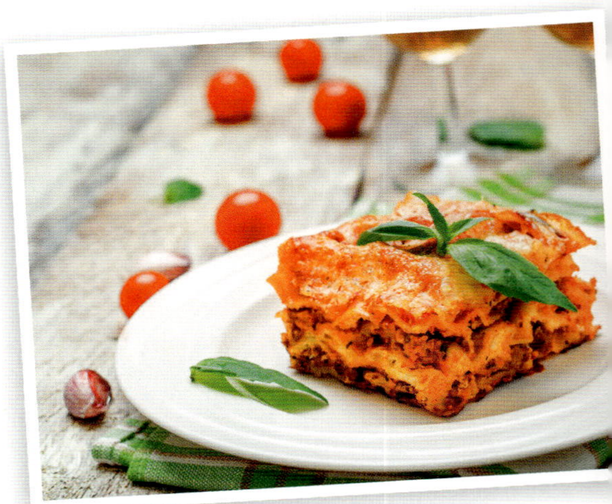

ZUBEREITUNG

1. Den Backofen auf 200° C (Umluft: 180° C, Gas: Stufe 3–4) vorheizen. Tomaten waschen und würfeln. Aubergine waschen, putzen und sehr klein würfeln. Pilze putzen, sauber reiben und ebenfalls fein würfeln. Die Schalotte schälen und hacken.

2. ½ TL Öl in einem Topf erhitzen und Schalotten darin glasig dünsten. Das Mehl unter ständigem Rühren zufügen und kurz anschwitzen. Mit Milch und 100 ml Brühe ablöschen, gut verrühren. Mit Salz, Pfeffer und Muskat würzen. Die Soße beiseite stellen.

3. Restliches Öl in einer beschichteten Pfanne erhitzen. Das vorbereitete Gemüse darin andünsten. Mit der übrigen Brühe ablöschen und unter gelegentlichem Rühren 4–5 Minuten dünsten.

4. Etwas Soße in eine feuerfeste Form gießen. Die Gemüsefüllung, die Soße und die Lasagneblätter im Wechsel einschichten. Dabei mit Lasagneblatt und Soße abschließen. Parmesan überstreuen und im vorgeheizten Ofen auf mittlerer Schiene 35–40 Minuten backen. Nach Belieben mit Basilikum garnieren.

TAG 38

Abendessen

Linsensalat mit Tomaten

ZUBEREITUNG

1. Die Linsen nach Packungsanleitung ca. 35 Minuten in der Gemüsebrühe garen.

2. Frühlingszwiebeln waschen, putzen und klein schneiden. Möhren waschen, putzen, schälen und würfeln. Tomaten waschen und ebenfalls in Würfel schneiden.

3. Alles mit den abgetropften Linsen in eine Schüssel geben. Essig, Öl und Zitronensaft zufügen. Kräftig salzen, pfeffern und alles gut vermischen.

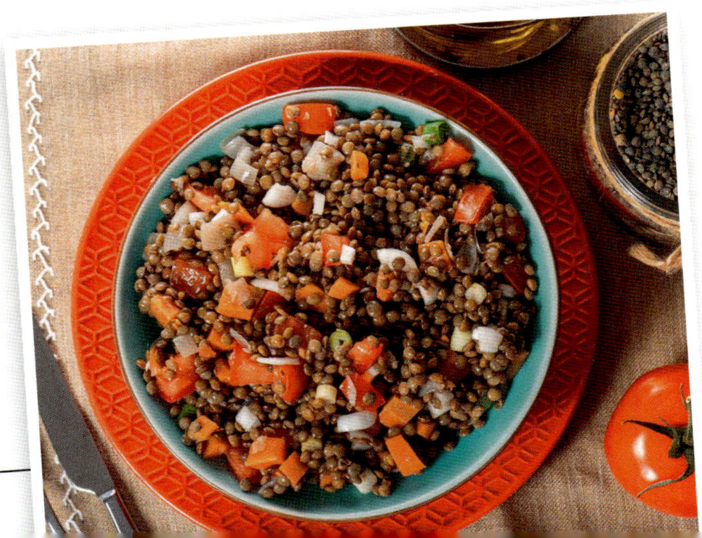

Zutaten

- 70 g kleine Linsen
- 200 ml Gemüsebrühe
- 2–3 Frühlingszwiebeln
- 2 Möhren
- 3 Tomaten
- 1 TL Weißweinessig
- 1 TL Rapsöl
- 1 TL Zitronensaft (frisch gepresst)
- Salz
- Pfeffer frisch gemahlen

Booster Week

TAG 39

Frühstück

Warmer Birnen-Smoothie

Zutaten

- 1 Birne
- ½ cm frischer Ingwer
- 200 ml Milch (1,5%)
- 1 TL Haferflocken
- 10 Mandelkerne

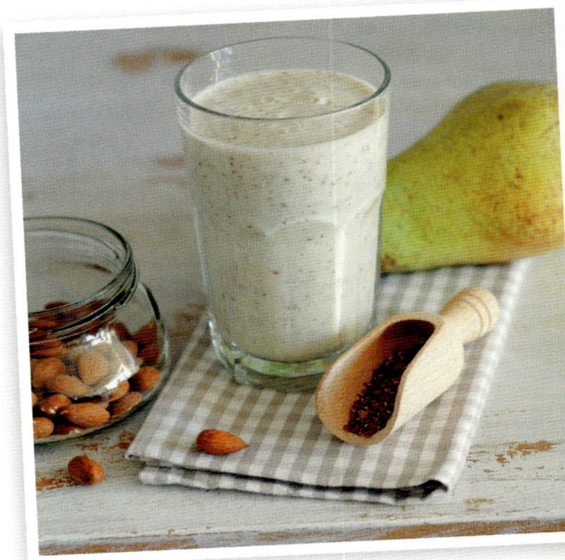

ZUBEREITUNG

1. Birne waschen, vierteln, vom Kerngehäuse befreien und in den Mixer geben. Ingwer schälen und zufügen.

2. Milch in einem Topf erhitzen, aber nicht kochen. Mit Haferflocken und Mandeln in den Mixer geben, alles kräftig mixen und in ein Glas umfüllen.

TAG 39

Mittagsmahlzeit

Healthy Cheeseburger

Zutaten

- 1 Zwiebel
- 1 Tomate
- 1 Stück Salatgurke (ca. 10 cm)
- 2 Salatblätter
- 150 g Rinderhackfleisch
- 1 TL Magerquark
- Salz
- Pfeffer
- Paprikapulver
- 2 TL gemischte Kräuter (TK)
- 1 TL Rapsöl
- 1 Vollkorn-Burger-Brötchen
- 1 TL Tomatenmark
- 1 Scheibe Käse (30 g)

ZUBEREITUNG

1. Die Zwiebel schälen und halbieren. Die eine Hälfte fein würfeln, die andere in Ringe schneiden.

2. Die Tomate waschen und in Scheiben schneiden. Gurke putzen, schälen und ebenfalls in Scheiben schneiden. Salatblätter waschen und gut trocken tupfen.

3. Zwiebelwürfel mit Hackfleisch, Quark, Gewürzen und Kräutern in eine Schüssel geben. Alles gut durchmischen und zu einem flachen Burger formen. Im erhitzten Öl von beiden Seiten braun braten.

4. Inzwischen Brötchen erwärmen, halbieren und mit Tomatenmark bestreichen. Die untere Brötchenhälfte mit Salatblättern, Frikadelle, Käse, Tomate, Gurke und Zwiebelringen belegen. Die obere Brötchenhälfte darauf legen und anrichten.

TIPP

Das Rinderhack kannst du auch mit einer vegetarischen Hackfleischalternative ersetzen. Du möchtest ganz auf Brot verzichten? Dann ersetze das Brötchen durch zwei große, dicke Auberginenscheiben, die du in 1 Teelöffel Öl anbrätst.

TAG 39

Abendessen

Fisch-Carpaccio

TIPP

Wer keinen Fisch mag oder es vegetarisch liebt, kann statt des Fischfilets auch hauchdünne Scheiben gehobelten Kohlrabi nehmen. Die Zitrone dann durch 1 kleine Bio-Orange ersetzen.

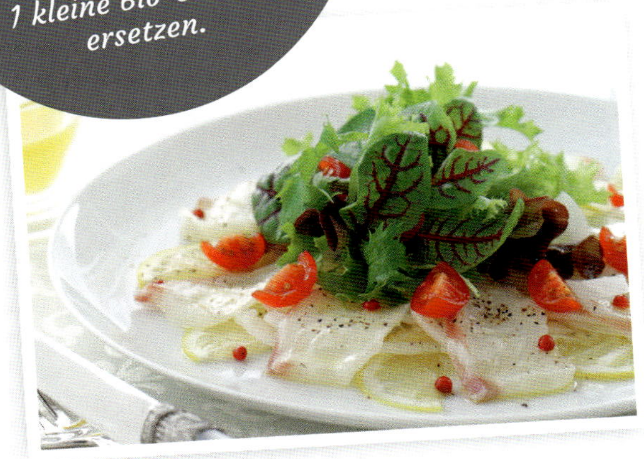

Zutaten

- 150 g sehr frisches Fischfilet (Sushi-Qualität; z. B. Zander, Kabeljau)
- 1 große Bio-Zitrone
- 6 Kirschtomaten
- 1 große Handvoll gemischte Blattsalate (nach Belieben)
- 1 TL heller Balsamico
- 1 TL Olivenöl
- Salz
- Pfeffer aus der Mühle
- einige rote Pfefferbeeren

ZUBEREITUNG

1. Das gut gekühlte, sehr frische Fischfilet mit Küchenpapier trocken tupfen, von evtl. vorhandenen Gräten befreien und mit einem scharfen Messer in dünne Scheiben schneiden. Auf einem großen Teller kreisförmig anrichten und kalt stellen.

2. Die Zitrone waschen, trocken reiben und halbieren. Eine Hälfte auspressen und den Saft über das Fischfilet träufeln. Die andere Zitronenhälfte in dünne Scheiben schneiden.

3. Die Tomaten waschen und je nach Größe vierteln oder sechsteln. Blattsalate waschen, trocken schleudern und – wenn nötig – putzen.

4. Balsamico mit Öl, Salz und Pfeffer in einem Schraubglas kräftig schütteln und das so entstandene Dressing unter die Blattsalate mischen.

5. Die Zitronenscheiben zwischen den Fischfiletscheiben anrichten, Tomaten mit den Pfefferbeeren dekorativ darauf verteilen. Den Salat in die Mitte setzen und sofort genießen.

Booster Week

TAG 40

Frühstück

Vitamin-Booster-Smoothie

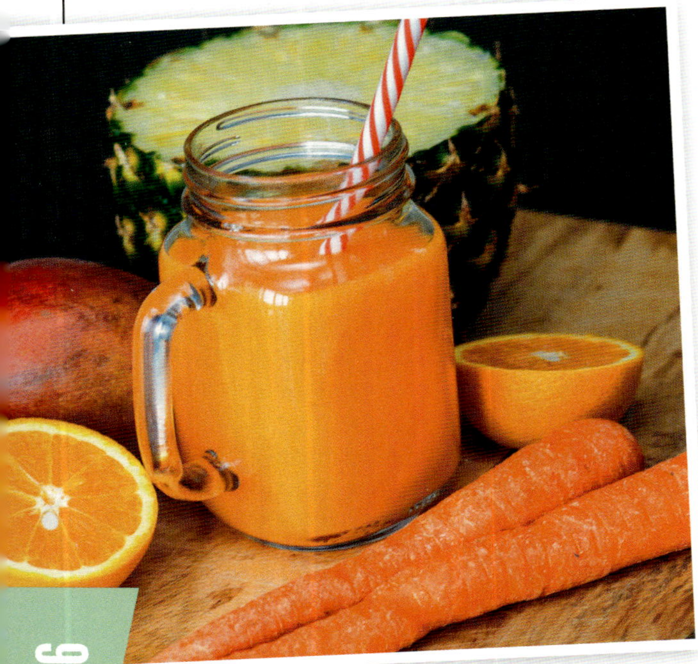

Zutaten

- ½ Ananas
- ½ Mango
- 1 Möhre
- 1 Orange
- 1 Limette
- 1 Stück Ingwer (1–2 cm)

ZUBEREITUNG

1. Ananas schälen, vom Strunk befreien und grob würfeln. Mango-Fruchtfleisch vom Stein schneiden. Möhre waschen, putzen, schälen und grob zerteilen. Alles in den Mixer geben.
2. Orange und Limette halbieren, auspressen und den Saft mit 150 ml Wasser in den Mixer gießen.
3. Ingwer schälen, zufügen und alles auf höchster Stufe zu einem cremigen Smoothie pürieren.

TAG 40

Mittagsmahlzeit

Gefüllte Paprikaschoten

Zutaten

- 2 kleine Paprikaschoten
- 1 TL Rapsöl
- 1 Zwiebel, fein gewürfelt
- 1 Knoblauchzehe, durchgepresst
- 150 g mageres Rinderhackfleisch (oder Tatar)
- 2 Fleischtomaten, klein gewürfelt
- ½ Chilischote, fein gehackt
- Salz
- Pfeffer
- 100 ml Gemüsebrühe

ZUBEREITUNG

1. Von den Paprikaschoten jeweils einen Deckel abschneiden. Schoten aushöhlen und waschen.

2. Öl in einer Pfanne erhitzen, Zwiebel und Knoblauch darin glasig dünsten. Hackfleisch oder Tatar dazugeben und braun anbraten. Tomaten zufügen und 3–4 Minuten andünsten. Mit Chili, Thymian, Salz und Pfeffer würzen.

3. Die Brühe in einen kleinen Topf geben. Paprikaschoten hineinsetzen und mit der Hackfleischmischung füllen. Den Deckel jeweils wieder aufsetzen und zugedeckt etwa 10 Minuten bei mittlerer Hitze schmoren.

TIPP

Die Paprikaschoten schmecken auch mit einer vegetarischen Füllung klasse! Probier z. B. Diese Variante: 1 Handvoll fein gehackte Champignons mit je 1 fein gehackten Zwiebel und Möhre in 1 TL Öl gut anbraten. 1 Scheibe Käse in feine Streifen schneiden, in die Pfanne geben, gut untermischen und wie das Hackfleisch oder Tatar weiter verarbeiten.

TAG 40

Abendessen

Käseteller mit Birne und Walnüssen

Zutaten

- 2 Birnen (nicht zu fest)
- 100 g Feta
- 1 TL Olivenöl
- 2 EL Apfelessig
- 1 EL Apfelsaft
- 1 Msp. Senf
- 3 Walnüsse
- 1 Handvoll Rucola
- Salz
- Pfeffer aus der Mühle

ZUBEREITUNG

1. Birnen waschen, vierteln, jeweils vom Kerngehäuse befreien und in dünne Scheiben schneiden. Den Feta ebenfalls in dünnere Scheiben schneiden und beides auf einem großen Teller dekorativ anrichten.

2. Rucola waschen, trocken schütteln und in eine Schale geben. Das Öl mit Essig, Apfelsaft, Senf, Salz und Pfeffer in ein Schraubglas geben. Gut verschließen, kräftig schütteln und das Dressing unter die Rucola mischen.

3. Den Salat in die Mitte des Tellers geben. Die Walnusskerne hacken und darüber streuen.

TAG 41

Frühstück

Birnen-Porridge mit Granatapfel

ZUBEREITUNG

1. Die Birne waschen, vierteln, vom Kerngehäuse befreien und in sehr kleine Stückchen schneiden.

2. Milch mit 50 ml Wasser, Haferflocken und Salz in einem Topf unter ständigem Rühren zum Kochen bringen. Birnenstücke zufügen und zugedeckt bei schwacher Hitze ca. 6 Minuten köcheln lassen.

3. Inzwischen den Granatapfel vierteln und die Kerne herauslösen. Porridge in eine Schale füllen, Granatapfelkerne darüber geben und genießen.

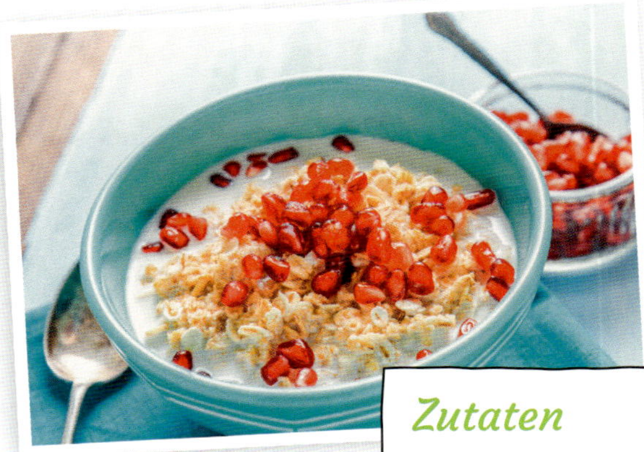

Zutaten

- 1 kleine reife Birne
- 100 ml Milch (1,5 % Fett)
- 50 g Haferflocken
- 1 Prise Salz
- 1 kleiner Granatapfel

TAG 41

Mittagsmahlzeit

Hackfleischbällchen mit Gemüse-Couscous

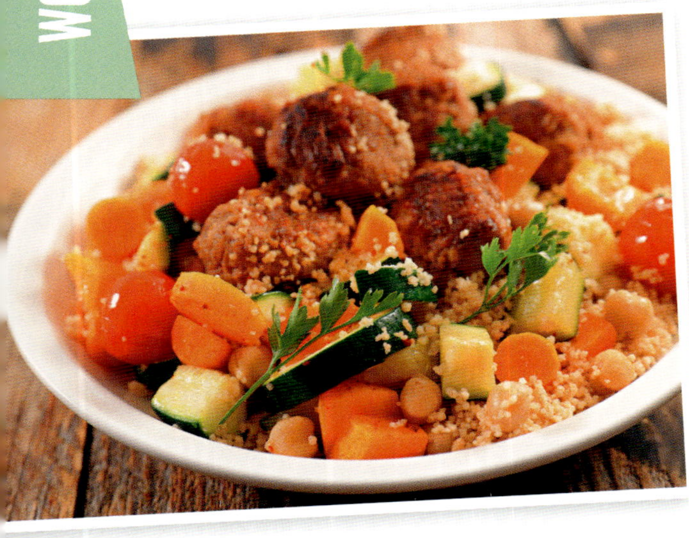

Zutaten

- 5 kleine Kirschtomaten
- 1 Möhre
- 1 kleine Zucchini
- 1 Zwiebel
- 1 TL Olivenöl
- 3 EL Kichererbsen (aus der Dose)
- 40 g Couscous
- 100 ml Gemüsebrühe
- 100 g Tatar oder mageres Rinderhack
- ½ TL Sambal Oelek
- etwas frische Petersilie (fein gehackt)
- Salz
- Pfeffer

ZUBEREITUNG

1. Die Tomaten in einer Schale mit kochendem Wasser übergießen. 30 Sekunden ziehen lassen, dann kalt abschrecken und jeweils die Haut abziehen.

2. Die Möhre waschen, putzen, schälen und in dünne Scheiben schneiden. Zucchini waschen, putzen und in kleinere Stücke schneiden.

3. Die Zwiebel schälen, fein würfeln und ½ TL Öl in einem Topf glasig dünsten. Möhren, Zucchini und Tomaten zufügen, unter Rühren 3–4 Minuten mitdünsten.

4. Kichererbsen in ein Sieb geben, gründlich abspülen und abtropfen lassen. Mit Couscous und Gemüsebrühe zum Gemüse geben. Alles kurz aufkochen lassen, dann vom Herd nehmen und zugedeckt quellen lassen.

5. Das Fleisch mit Sambal Oelek, Petersilie, Salz und Pfeffer gut vermischen. Mit angefeuchteten Händen kleine Bällchen aus der Masse formen.

6. Restliches Öl in einer beschichteten Pfanne erhitzen, die Hackbällchen darin unter gelegentlichem Wenden in ca. 8 Minuten braun braten. Couscous auf einen Teller geben und die Hackbällchen darauf anrichten.

TAG 41

Abendessen

Gefüllte Sushi-Gurke mit Lachs

ZUBEREITUNG

1. Lachsfilet salzen, pfeffern und im heißen Öl von beiden Seiten anbraten. Bei mittlerer Hitze ca. 5 Minuten durchgaren. Dann vom Herd nehmen und abkühlen lassen.

2. Avocado halbieren, entkernen, das Fruchtfleisch mit einem Löffel aus den Hälften lösen und mit dem Essig in ein hohes Gefäß geben.

3. Zwiebel schälen, fein würfeln und mit dem Wasabi zufügen. Mit dem Stabmixer pürieren und beiseite stellen.

4. Die Gurke waschen, putzen und in ca. 3 cm dicke Scheiben schneiden. Das Innere jeweils mit einem kleinen Löffel entfernen.

5. Das Lachsfilet mit den Fingern in Stückchen teilen. Mit der pürierten Avocado-Mischung in die Gurkenscheiben füllen. Auf einem Teller anrichten, mit Sojasoße und Ingwer genießen.

Zutaten

- 100 g Lachsfilet
- Salz
- Pfeffer aus der Mühle
- 1 TL Rapsöl
- 1 reife Avocado
- 1 TL Weißweinessig
- 1 rote Zwiebel
- 1 große Bio-Salatgurke
- 1 TL Wasabi
- Sojasoße
- etwas eingelegter Ingwer

TAG 42

Frühstück

Hafer-Shake mit frischen Himbeeren

Zutaten

- 1 kleine Banane
- 2 Handvoll Himbeeren
- 200 ml Milch (1,5 % Fett)
- 2 EL Haferflocken

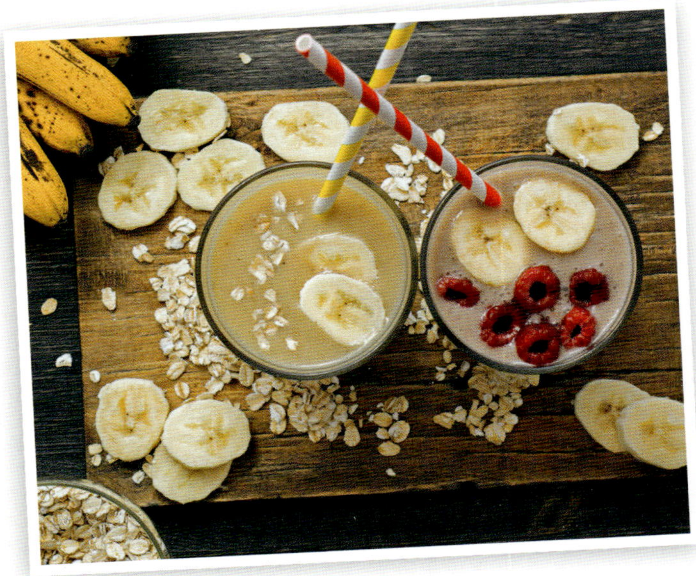

ZUBEREITUNG

1. Die Banane schälen, in grobe Stücke teilen und in den Mixer geben. Einige schöne Himbeeren beiseite legen, den Rest ebenfalls in den Mixer geben.
2. Milch und Haferflocken zufügen und alles cremig aufmixen. In ein Glas füllen und mit den übrigen Himbeeren garnieren.

TAG 42

Mittagsmahlzeit

Fisch-Pfanne mit Zucchini

Zutaten

- 2–3 mittelgroße Kartoffeln
- 200 g Seelachsfilet
- 1 TL Zitronensaft (frisch gepresst)
- Salz
- Pfeffer
- 2 Zucchini
- 1 Handvoll Kirschtomaten
- 1 Zwiebel
- 1 Knoblauchzehe
- 1 TL Olivenöl
- 1 EL gehackte Petersilie (TK)

ZUBEREITUNG

1. Kartoffeln waschen, in einem Topf mit Wasser bedecken, zum Kochen bringen und ca. 20 Minuten garen.

2. Inzwischen das Fischfilet würfeln und in eine Schüssel geben. Mit Zitronensaft, Salz und Pfeffer würzen.

3. Zucchini waschen, putzen und würfeln. Tomaten waschen und halbieren. Zwiebel und Knoblauch schälen und fein würfeln bzw. Durchpressen.

4. Öl in einer Pfanne erhitzen, Zwiebeln und Knoblauch darin glasig dünsten. Zucchini dazugeben und anbraten. Tomaten zufügen, kurz andünsten, mit Salz und Pfeffer abschmecken.

5. Fischwürfel auf das Gemüse legen und zugedeckt bei mittlerer Hitze ca. 5 Minuten garen. Die Kartoffeln abgießen, unter kaltem Wasser abschrecken, pellen und mit der Fischpfanne anrichten. Mit Petersilie bestreuen und genießen.

TAG 42

Abendessen

Süßkartoffel-Möhren-Kürbis-Suppe

Zutaten

- 1 kleine Süßkartoffel
- 2 Möhren
- 1 großes Stück Ingwer
- 1 Zwiebel
- 1 TL Rapsöl
- 200 ml Gemüsebrühe
- 2 EL Orangensaft (frisch gepresst)
- 1 Spritzer Zitronensaft
- Salz
- Pfeffer aus der Mühle
- 2–3 Stiele Koriandergrün

ZUBEREITUNG

1. Süßkartoffel und Möhren waschen, schälen und klein würfeln. Ingwer schälen und reiben. Die Zwiebel schälen, hacken und im heißen Öl glasig dünsten.

2. Süßkartoffeln, Möhren und Ingwer dazugeben, 3–4 Minuten mit andünsten. Gemüsebrühe, Orangensaft, Curry und Kreuzkümmel unterrühren. Alles ca. 20 Minuten gar köcheln lassen.

3. Die Suppe mit Zitronensaft, Salz und Pfeffer abschmecken. Mit dem Stabmixer oder im Mixer pürieren. In einen tiefen Teller füllen und mit dem Koriander garnieren.

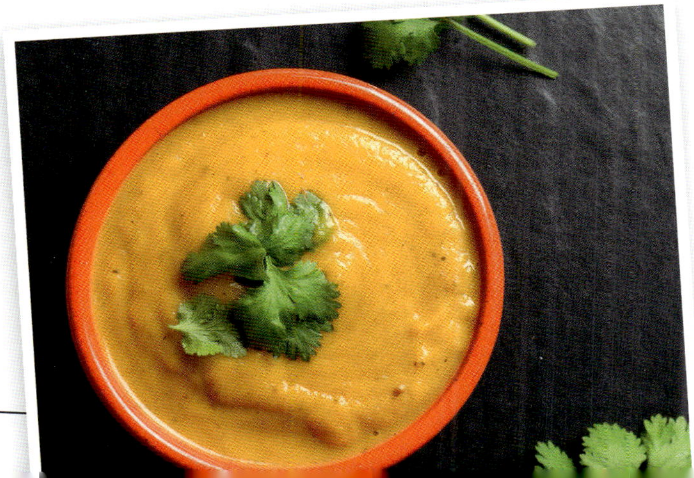

Deine Rezepte für Woche 7

STRENGTHEN WEEK

In dieser Woche stellst du deine Mahlzeiten selbst aus den Rezepten der letzten Wochen zusammen. In der folgenden Tabelle kannst du sie eintragen.

	Frühstück	Mittagsmahlzeit	Abendessen
TAG 43			
TAG 44			

	Frühstück	*Mittagsmahlzeit*	*Abendessen*
TAG 45			
TAG 46			
TAG 47			
TAG 48			
TAG 49			

REZEPTREGISTER

FRÜHSTÜCK

MITTAGSMAHLZEIT

ABENDESSEN

BILDNACHWEIS

S. 6, 8: © Silvio de Negri: S. 10: © Mareike Giersberg; S. 11: © Maria Enrici; S. 24: Markovka/Shutterstock.com; S. 25: Ivelin Radkov/Shutterstock.com; S. 31: Tetiana Rostopira/Shutterstock.com; S. 36: Nattapat.J/Shutterstock.com; S. 37: Ann Haritonenko/Shutterstock.com; S. 42: BonNontawat/Shutterstock.com; S. 44: Albina Glisic/Shutterstock.com; S. 47: Anton Mukhin/Shutterstock.com; S. 52: M. Unal Ozmen; S. 55: © Dr. Alexander Stoff, S. 57: Nok Lek/Shutterstock.com; S. 59: Anna Om/Shutterstock.com; S. 60: Lizardflms/Shutterstock.com; S. 61: bitt24/Shutterstock.com; S. 63: Gts/Shutterstock.com; S. 64: Oleksandra Naumenko/Shutterstock.com; S. 67: Bojsha/Shutterstock.com; S. 139: Brian A. Jackson/Shutterstock.com; S. 141: Dominikdmb/Adobe Stock.com S. 142: ©Silke Wagner; S. 143: ma23ma23; S. 145: Inga Nielsen, PHB. cz (Richard Semik); S. 146: ?, Anna Shepulova/Shuttertsock.com; S. 149: Goskova Tatiana/Shutterstock.com; S. 150: Rimma Bondarenko/Shutterstock.com; S. 152: Amallia Eka/Shutterstock.com; S. 155: Foodio/Shutterstock.com; S. 157: ma23ma23/Shutterstock.com; S. S. 158: © Silke Wagner; S. 160: © Silke Wagner; S. 162: © Silke Wagner; S. 168: Liudmyla Yaremenko/Shutterstock.com; S. 171: © Silke Wagner, ma23ma23/Shutterstock.com; S. 172: pilipphoto/Shutterstock.com; S. 174: bitt24/Shutterstock.com; S. 180: © Silke Wagner; S. 185: ma23ma23/Shutterstock.com, © Silke Wagner; S. 186: haoliang/istockphoto.com; S. 188: Shebeko/Shutterstock.com; S. 189: malykalexa777/stock.adobe.com; S. 191: M.Franke/stock.adobe.com; S. 193: © Silke Wagner; S. 194: SherSor/Shutterstock.com; S. 196: lilechka75/stock.adobe.com; S. 199: ma23ma23/Shutterstock.com; S. 200: Moseva Elena/Shutterstock.com; Dar1930/stock.adobe.com; S: 201: Olga Miltsova/Shutterstock.com; S. 202: foment/istockphoto.com, MariaKovaleva/Shutterstock.com; S. 204: HandmadePictures/Shutterstock.com; S. 205: Oleksandra Usenko/Shutterstock.com, nadianb/Shutterstock.com; S. 206: Ekaterina Kondratova/Shutterstock.com; S. 207: Tatiana Vorona/Shutterstock.com; S. 208: artem evdokimov/Shutterstock.com; S. 209: nadianb/Shutterstock.com; S. 210: Ariane Hoehne/Shutterstock.com, Little Hand Creations/Shutterstock.com; S. 212: Stefanie Mohr Photography/Shutterstock.com; S. 213: ma23ma23/Shutterstock.com, Ildi Papp/Shutterstock.com; S. 215: © Silke Wagner; S. 216: Oksana Mizina/Shutterstock.com, Nataliya Arzamasova/Shutterstock.com; S. 217: PHILIPIMAGE/Shutterstock.com; S. 218: Doris Heinrichs/adobe.stock.com; S. 219: nana77777/adobe.stock.com; S. 220: dashkin14/Shutterstock.com; S. 222: marcin jucha/Shutterstock.com; margouillat photo/Shutterstock.com; S. 224: AlekseyIvanov/Shutterstock.com; S. 225: yollopuki/istock.com.

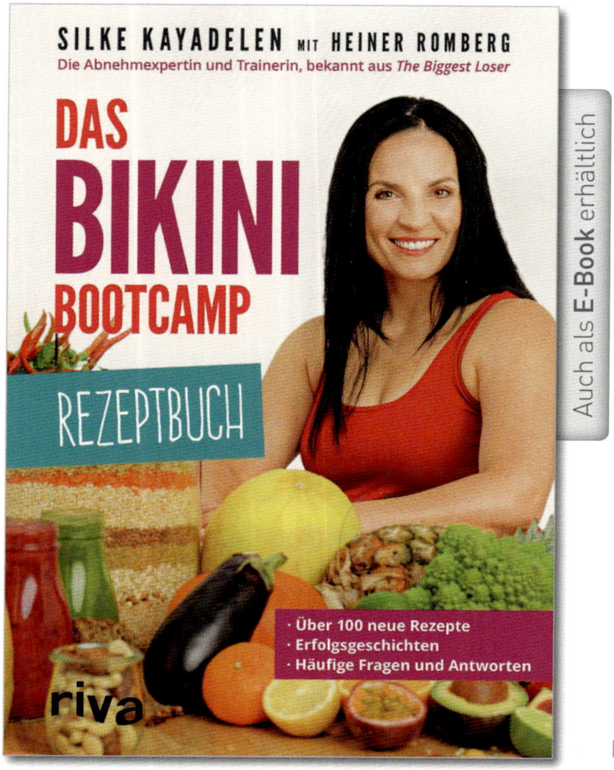

192 Seiten
17,99 € (D) | 18,50 € (A)
ISBN 978-3-7423-0108-6

Silke Kayadelen,
Dr. Heiner Romberg

Das Bikini-Bootcamp - Rezeptbuch

Über 100 neue Rezepte – Erfolgsgeschichten – häufige Fragen und Antworten

Mit ihrem Buch *Das Bikini-Bootcamp* haben die aus der TV-Abnehmshow *The Biggest Loser* bekannte Ernährungs- und Fitnesstrainerin Silke Kayadelen und der Allgemeinarzt Dr. Heiner Romberg einen Bestseller gelandet. Tausende Teilnehmerinnen haben in dem halben Jahr seit Erscheinen des Buches mit dem 21-Tage-Intensivprogramm erfolgreich abgenommen. Über 10.000 von ihnen tauschen sich aktiv in der dazugehörigen Facebook-Community aus, posten ihre Vorher-nachher-Bilder und dokumentieren damit die Wirksamkeit des Programms.

Dieses begleitende Buch enthält über 100 völlig neue Rezepte zum *Bikini-Bootcamp (BBC)*, alle farbig bebildert, darunter Himbeeren-Oatmeal, gefüllte Auberginen mit Hackfleisch, fixe Zucchinispaghetti aglio e olio und Spinatsalat mit Pfirsichen und Schafskäse. Außerdem beantwortet es die wichtigsten Fragen der Teilnehmer
und bietet viele beeindruckende Erfolgsgeschichten von BBClern, die mit dem Programm abgenommen haben und wieder in Form gekommen sind.

riva

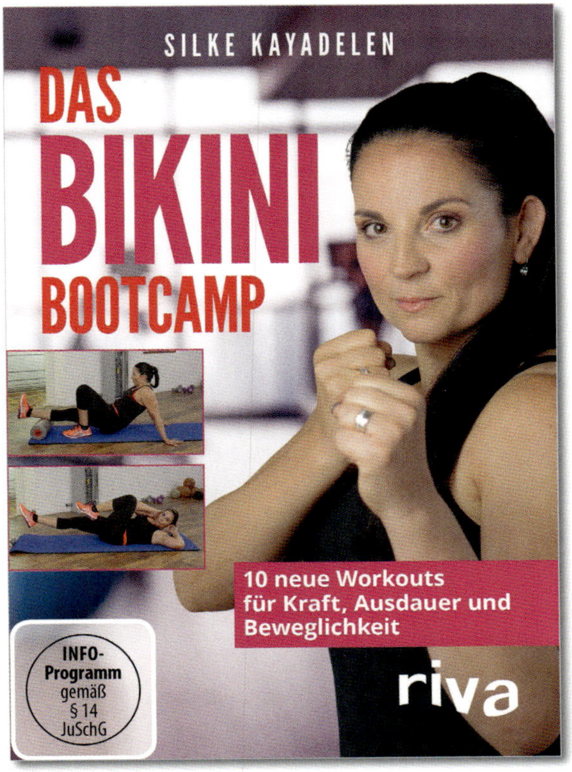

19,99 € (D) | 20,60 € (A)
ISBN 978-3-7423-0407-0

Silke Kayadelen

Das Bikini-Bootcamp

10 neue Workouts für Kraft, Ausdauer und Beweglichkeit

Das *Bikini-Bootcamp* hat sich zu einer wahren Fitnesssensation entwickelt. Mit ihrem 21-Tage-Intensivprogramm haben die Ernährungs- und Fitnesstrainerin Silke Kayadelen, bekannt aus der TV-Abnehmshow *The Biggest Loser*, und der Allgemeinarzt Dr. Heiner Romberg Tausenden Teilnehmerinnen einen völlig veränderten Körper und ein ganz neues Lebensgefühl verliehen.
Auf www.das-bikini-bootcamp.de und in der großen Facebook-Gruppe zum *Bikini-Bootcamp* finden sich viele beeindruckende Erfolgsgeschichten von BBClern, die mit dem Programm zum Teil viel mehr als die eine versprochene Kleidergröße abgenommen haben. Jene, die schon länger mit dabei sind, erhalten mit dieser DVD endlich neue Trainingsideen.
Die 10 Workouts lassen sich optimal in das *Bikini-Bootcamp* integrieren – können aber auch völlig unabhängig vom Bikini-Bootcamp oder einem anderen Abnehmprogramm fürs Training zu Hause und unterwegs genutzt werden. Die beliebte Silke Kayadelen führt selbst durch alle Workouts, die schwerpunktmäßig Kraft, Ausdauer oder Beweglichkeit trainieren und maximal 15 Minuten dauern.
Mehr Informationen zum Bikini-Bootcamp: www.das-bikini-bootcamp.de

riva

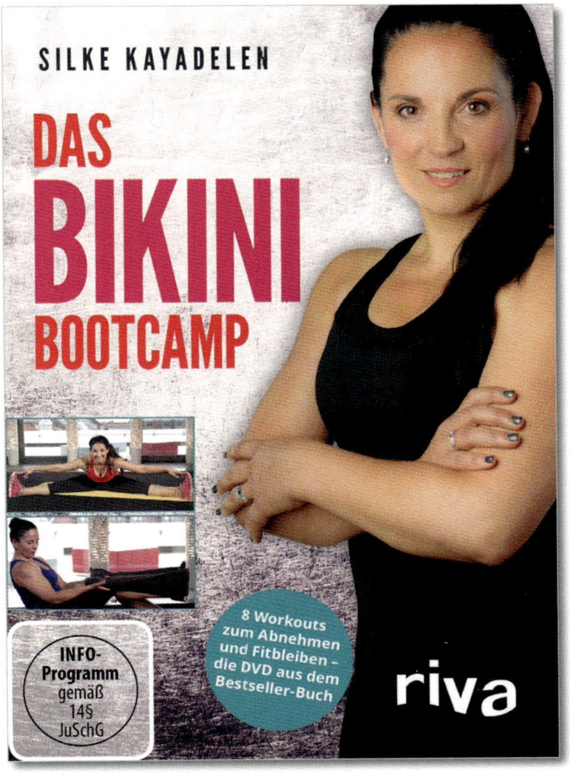

19,99 € (D) | 20,60 € (A)
ISBN 978-3-7423-0422-3

Silke Kayadelen

Das Bikini-Bootcamp

8 Workouts zum Abnehmen und Fitbleiben – die DVD aus dem Bestseller-Buch

Mit ihrem 21-Tage-Intensivprogramm *Das Bikini-Bootcamp* haben die Ernährungs- und Fitnesstrainerin Silke Kayadelen, bekannt aus der TV-Abnehmshow *The Biggest Loser,* und der Allgemeinarzt Dr. Heiner Romberg Tausenden Teilnehmerinnen einen völlig veränderten Körper und ein ganz neues Lebensgefühl verliehen.
Das Bestseller-Buch enthält eine Trainings-DVD, die nun auch separat erhältlich ist für alle jene, die gerne mit Silke Kayadelen trainieren oder Trainingsinspiration verschenken möchten.
Die insgesamt 8 Workouts sind kurz und knackig und können überall durchgeführt werden, weil sie keinerlei Geräte erfordern.
Mehr Informationen zum *Bikini-Bootcamp*:
www.das-bikini-bootcamp.de

riva